医院
人力资源管理
方案与案例集

张 英　余健儿　朱 胤　区淑莲 / 主编

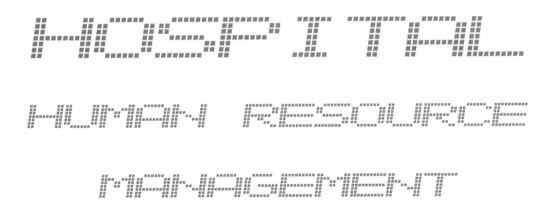

U0252537

清华大学出版社
北京

内 容 简 介

《医院人力资源管理方案与案例集》共分上、下两卷,上卷介绍了医院人力资源管理方案包括了人力资源规划、组织架构设计、定岗定编、岗位设置、中层干部竞聘、人事制度改革、培训规划、员工成长通道及管理、专业技术职称聘任、薪酬体系、绩效工资分配与考核、职能科室绩效考核、综合目标考核、医院行风建设与医德医风考评、护理人力资源管理以及医务人员薪酬满意度调研与问题分析研究报告等,全方位的展现了医院各项人力资源管理方案的具体应用。下卷采用医院人力资源管理案例列举了医院应用人力资源管理理论、工具与方法所取得的成效;可作为医院管理高级研修班、医院管理专业研究生以及相关培训班的教材,也可供医院管理人员以及相关研究者学习借鉴参考。

图书在版编目(CIP)数据

医院人力资源管理方案与案例集 / 张英等主编. — 北京:清华大学出版社,2021.9
(医院人力资源管理书系)
ISBN 978-7-302-58890-0

Ⅰ.①医… Ⅱ.①张… Ⅲ.①医院 – 人力资源管理 – 案例 Ⅳ.①R197.322

中国版本图书馆 CIP 数据核字(2021)第 159615 号

责任编辑:肖 军
封面设计:吴 晋
责任校对:李建庄
责任印制:朱雨萌

出版发行:清华大学出版社
  网 址:http://www.tup.com.cn, http://www. wqbook. com
  地 址:北京清华大学学研大厦 A 座 邮 编:100084
  社 总 机:010-62770175 邮 购:010-62786544
  投稿与读者服务:010-62776969, c-service@tup.tsinghua.edu.cn
  质量反馈:010-62772015, zhiliang@tup.tsinghua.edu.cn
印 装 者:小森印刷霸州有限公司
经 销:全国新华书店
开 本:185mm×260mm 印 张:29.5 字 数:495 千字
版 次:2021 年 9 月第 1 版 印 次:2021 年 9 月第 1 次印刷
定 价:148.00 元

产品编号:092369-01

编委名单

主　编　张　英　余健儿　朱　胤　区淑莲

副主编　和新颖　杨姝雅　谭冬新　李首强

　　　　　郑伯禄　席家庄　张春晖　蒋越志

编　　委（按姓氏笔画为序）：

　　　王兴玲　山东省泰安市中心医院

　　　王炳臣　山东省立第三医院

　　　区淑莲　广东广意医疗科技有限公司

　　　吕　涛　云南省曲靖市中医医院

　　　朱　胤　中山大学孙逸仙纪念医院

　　　刘小艳　广东医科大学寮步医院

　　　刘晓玲　山东省临沂市妇幼保健院

　　　关晓君　佛山市明熙眼科门诊部有限公司

　　　杜曼莉　广州市花都区妇幼保健院

　　　李首强　广东省卫生经济学会社会办医分会

　　　李小莉　重庆市大足区人民医院

　　　李智军　山东省泰安市中心医院

　　　杨正云　中山大学附属第三医院

　　　杨姝雅　中国航天科工集团七三一医院

　　　杨新志　广东广意医疗养生科技有限公司

　　　肖圣洁　湖南航天医院

　　　肖俊华　四川省资阳市第一人民医院

　　　吴小桥　陕西省汉中市人民医院

　　　何建社　广东省东莞市凤岗医院

　　　余健儿　广东省汕尾逸挥基金医院

张　英　广州市景惠管理研究院

张春晖　中国航天科工集团七三一医院

张艳丽　山东省临沂市妇幼保健院

陈碧环　中信惠州医院

林倩倩　中国航天科工集团七三一医院

林建文　福建省福州儿童医院

罗光雄　云南省曲靖市中医医院

和新颖　西安交通大学第一附属医院

季　敏　中国航天科工集团七三一医院

郑伯禄　福建省福州儿童医院

柳传志　广州市景惠管理研究院

倪敏丽　广州市景惠管理研究院

席家庄　重庆市大足区人民医院

唐　霞　广东三九脑科医院

黄玉强　山东省临沂市妇幼保健院

梁　洁　广州市景惠管理研究院

宿　静　内蒙古乌海市妇幼保健院

隋达魏　山东省青岛圣德脑血管病医院

蒋越志　重庆市大足区人民医院

程仁勇　航空总医院

谭冬新　陕西省汉中市人民医院

序

　　广东省卫生经济学会人力资源分会经过一年多的筹划、编撰、统稿、审定等工作，《医院人力资源管理书系》在清华大学出版社的支持下，陆续出版各部著作，这是人力资源管理分会成立两年来一份非常"厚重"的答卷，是为同道们奉献的一份"知识盛宴"，可喜可贺！

　　《医院人力资源管理书系》由广东省卫生经济学会人力资源分会会长、广州市景惠管理研究院张英院长和广东省卫生经济学会人力资源分会常务副会长、中山大学孙逸仙纪念医院朱胤总会计师担任总主编。各册主编、副主编以及编委有的来自国家卫健委委属委管医院、医科大学附属医院和省属大型医院，有的来自地市级三甲医院和县级二甲医院。为了考虑编者的广泛性和代表性，有的编者还来自北京、福建、山东、陕西、重庆、四川等地的不同医院。这些编者中有的是国家级的卫生经济管理、卫生人力资源管理领域的领军人才和学科带头人，半数以上具有30多年实践经验的一线管理者，有的是有丰富经验的研究与教学人员。不同地域、不同规模、不同类型医院以及研究型、教学型、咨询型、实践型专家的搭配，保证了本书系的写作能够不拘一格，既注重书系的经验性、总结性，又兼顾到了理论性和前瞻性；既考虑了书系的实用性、可操作性，同时也体现了书系的系统性、学术性。让我们看到整个书系不单单是一部工具书、参考书，而是可以成为一套专门用于医院管理培训的教材，成为医院人力资源管理者全面提升业务素质与能力的必备用书。整个书系共动员了近百人参与编撰，其组织、沟通、协作都非常耗时费力，在两位总主编、各位主编、副主编和编委们的努力下，大家齐心协力完成了编撰任务并按期出版，这种团结协作、精益求精的敬业精神值得点赞，令人敬佩。可以说是以实际行动践行了为民服务孺子牛、创新发展拓荒牛、艰苦奋斗老黄牛的精神。

　　《医院人力资源管理书系》各部著作涵盖了医院人力资源管理的人力资源战略性管理、组织结构、岗位分析、定岗定编、胜任力、领导力、人员选拔与招聘、培训教育、绩效管理、薪酬管理、职业发展管理、员工关系管理以及文化建设等各个模块，并对医院近年来的人力资源管理政策与制度进行了梳理，对人力资源数据的综合应用给出了方法，提供了涵盖多个模块的人力资源管理案例与具体实施方案。书系的各部著作高屋建瓴、层次清晰、结构严谨，相互之间遥相呼应，全面展现了医院人力资源管理的知识体系和技能方法，作为国内第一套医院人力资源管理书系，体现出了它应有的出版价值。

卫生经济研究是以我国医药卫生体制改革为基础，紧紧围绕人力资源、物资资源、财经资源、技术资源和信息资源等各种卫生资源的开发筹措、计划配置、使用管理、调节评价全过程的研究，重点探索卫生供给与需求的矛盾规律，分析卫生资源的投向和投量、投入与产出、效率和效益。谈到资源，人是第一个最为活跃的资源，是生产力三要素之首。毛泽东主席在《唯心历史观的破产》一文中指出："世间一切事物中，人是第一个可宝贵的。在共产党领导下，只要有了人，什么人间奇迹也可以造出来。"所以，医院人力资源管理是医院管理的重中之重。抓好了医院的人力资源管理，就抓住了医院管理的牛鼻子。"医院人力资源管理书系"虽然着眼点是在人力资源，但如果把各部著作串起来看，实际上把医院人力资源如何与财、物、技术、信息等核心资源科学配置、精细管理和有效使用进行了精辟的分析，并提供了成熟的理论和可借鉴的经验。

广东省卫生经济学会人力资源分会以专业化的视野和严谨的学术精神，搭建卫生人力资源的研究高地和卫生人力资源管理者的职业发展平台；开展专题的人力资源学术研究，创建和汇聚国家级、省级科研成果，为政府和各级医疗卫生机构提供决策支持，以专业致胜的优势，打造成我省乃至全国卫生领域具有一定学术地位和声誉，开展专业化研究的一流学术团体组织。我希望人力资源分会能够以"医院人力资源管理书系"的出版为契机，团结更多的卫生人力资源管理研究专家和一线的实际工作者，出版更多更好的人力资源管理著作，发表更多更好的人力资源管理论文，开展更多更好的人力资源管理课题，让人力资源管理的学术成果更加丰硕。为健康中国、幸福中国做出应有贡献。

广东省卫生经济学会会长　　陈星伟

2021 年 7 月于广州

前　言

　　人力资源是医院的第一资源。人力资源管理是医院管理的核心和关键。这基本上是没有争议的共识。但如何通过对人力资源进行有效的管理，做到既能放大医务人员个体的价值，又能保证医院组织目标的实现，从而构建和谐美好的人力资源管理生态，却没有一个统一的答案，也没有放之四海而皆准的办法，这正是医院人力资源管理的挑战所在，魅力所在。我们动议编著"医院人力资源管理书系"就是既总结过去医院在人力资源管理方面所取得的经验，更着眼于未来医院人力资源管理的发展趋势，系统总结、梳理、规范医院人力资源管理的学科体系，为广大医院人力资源管理工作者和相关人员提供一套既有理论体系，又有实操方法，同时又有借鉴案例的工作用书，让医院人力资源职业化管理进程走的更快更稳。

　　医院人力资源管理深受社会发展背景和企业人力资源管理理论及经验的影响。1949 年新中国成立至 1978 年，中国实行的是计划经济。在那个时代，用人单位和员工之间的关系完全是隶属与被隶属，服从与被服从的关系。用人统一调配，薪酬以固定工资为主，激励以政治为先导，医院仿佛就是政府部门的附属机构，一切以执行指令为要务。1978 年至 1992 年，中国的经济体制改革从农村家庭联产承包责任制开始，企业逐步开始扩大用人自主权，探索经济激励，落实奖金分配等，但这一阶段的改革仍然是在计划经济框架内的相对比较温和的变革。1979 年 4 月，国家卫生部、财政部、国家劳动总局发布了关于加强医院经济管理试点工作的相关意见，对医院提出了"定任务、定床位、定编制、定业务技术指标、定经费补助"的"五定"，并对经济核算和奖金分配提出了具体的办法，可以说是影响医院人事与分配制度改革的一项重要政策。1989 年 11 月，国家卫生部正式颁布实行医院分级管理的办法，首开医院评价评审先河。1993 年至 2000 年，从社会主义市场经济体制在中国正式确立，到建立现代企业制度，到 1995 年中国首部《劳动法》正式实施，到养老、医疗、工伤、失业以及生育、住房等各项社会保障制度的建立，这些都为劳动力市场的运行及其作用的发挥创造了条件。这一时期的 1994 年国务院发布了《医疗机构管理条例》，1997 年中共中央发布了《中共中央国务院关于卫生改革与发展的决定》等重要文件，将医疗机构的执业管理纳入了法制化轨道，对卫生改革的重大问题进行了厘清和界定。2000年至2020年，互联网的兴起，人们择业观念的改变，各项改革的持续深化，给我们的生活带来了翻天覆地的变化。2009年4月中共中央出台了《中共中央国务院关于深化医药卫生体制改革的意见》，后续又相继出台了有关公立医院改革、卫生事业单位岗位设置、人事与分配制度改革、薪酬制度改革、医共体建设、互联网医院建设、药品器械招标采购、医疗保险支付制度改革等一系列改革政策与方案，为医院的改革与发展提供了充分的政策保障和制度支持。可以说，这20年来的医疗卫生改革，打出了总结经验、科学论证、试点探索、全面推进等"组合拳"，描摹出了医疗卫生改革的"全景图"。经过改革开放40年来医疗服务体系建设、20年来医院能力建设、10年来深化医药卫生体制改革的实践探索，公立医院已经到了从"量的积累"转向"质的提升"的关键期，今后必须把发展的着力点放到提升质量和效率上。可以说，医院的改革方向、目的、路径已经非常明确，关键是如何实施落地。自2021年始，中国的医疗卫生改革将全面进入落地、执行、精细化与全面提升阶段。社会的发展和医疗卫生整体的改革进程，必然伴随着医院人力资源管理理念和思想的变迁，医院的人力资源管理也必须顺应上述的各种变化而进行全面规范和升华。

人力资源管理专业在高校的设置最早是于1993年在中国人民大学设置。人力资源管理硕士专业最早是于2000年设置。到目前为止，我国开办人力资源管理本科专业的高校已经接近500所，开设人力资源管理硕士点和博士点的高校也有数十所。在大学的管理学院、工商学院、公共管理学院等学院里人力资源管理也成为一门非常重要的必修课。原国家人事部于2000年首次设置经济师—人力资源管理专业技术职称考试。从以上发展演变可知，人力资源管理从萌芽到发展也就是20多年的事。根据目前查阅到的，已经出版的医院人力资源管理相关著作、发表的学术论文、课题成果以及医院的管理实践等可以判定，医院人力资源管理的萌芽和兴起基本上是始于2001年，从20年来的发展情况看，医院人力资源管理仍然处于逐步探索、不断实践的过程，许多新的理论、工具和方法还未能在医院广泛应用，有些医院人力资源管理者甚至对一些理念和方法还感到很陌生，因此，我们把2001年至2020年的这20年，誉为是医院人力资源管理的萌芽期，从2021年开始，期望在同行们的努力下能够进入普及与规范期，再经过一二十年的发展，能够进入全面提升期，这样大概需要约半个世纪的时间，医院人力资源管理的学科体系就会比较健全、完善、成熟，而这些，都需要医院人力资源管理同行们的不懈努力，需要相关研究者的深入研究与推广。

　　这20年来，医院人力资源管理在思维模式和管理方法上发生了一些转变，比如，由单纯接收政府人事部门分配人员转变到了主动招聘人才；医院管理干部由行政任命转变到竞聘上岗，并实行任期目标考核；绩效考核由单纯德能勤绩廉的"画叉打钩"，转变到综合评估医疗服务的数量、质量、技术难度、风险责任、成本控制、群众满意度以及社会影响力等；薪酬分配由单纯的"岗位薪级工资＋奖金"转变到了系统设计基本工资和绩效工资体系，并逐步探索形成了年薪制、协议工资制、兼职工资制等一些成熟的模式；在员工发展方面，由过去的要求员工高度服从转变到了协助员工进行职业生涯规划，逐步树立了医院与员工"合作共享"的新时代人力资源管理理念，有的医院还建立了更有活力的合作机制、平台机制；医院由关注员工的使用与贡献转变到了结合医院发展战略和岗位需要进行以培训与能力提升为核心的赋能管理等。总之，20年的变迁，医院人力资源管理无论是理论体系的构建，还是实践案例的积累，都取得了令医疗行业和人力资源管理界瞩目的成绩。医院人力资源管理的理论体系虽然在不断完善，实践案例也越来越丰富，从业者的职业化管理水平也在持续提高，可医院人力资源管理所面临的问题却越来越多，解决难度也越来越大，这与整个社会的经济结构转型、社会组织模式转换、个体意识觉醒等诸多因素相关。医院人力资源管理思维的转变和管理体系的构建也不再是"孤岛"事件，今天的医院人力资源管理已经与社会环境、宏观政策、人们的价值取向、生活方式密切相关，这就要求医院人力资源管理的模式和技术必须能够将变化视为常态，通过继续赋予人力资源管理新的职能来适应各种变化，进而提升整个人力资源管理系统的有效性。正是基于医改政策不断发展变化，人力资源管理面临诸多挑战，人力资源管理工作者业务素质与能力亟待提高等诸多因素，我们组织编写了"医院人力资源管理书系"，目的是系统、全面地介绍医院人力资源管理的新理论、新方法、新经验，旨在通过这套书能够帮助医院人力资源管理者更新管理理念，掌握管理技能，提升人力资源管理的实战能力，更好地承担起推动医院发展的使命与责任。

　　"医院人力资源管理书系"参与编著人员近百名，组织和沟通工作量非常大，但大家对待此项工作充满了激情，在一年多的时间里大家齐心协力，密切协作，圆满完成了写作任务，对于大家的辛勤付出我们深表敬意！在书系的策划、编写和出版过程中，广东省卫生经济学会、清华大学出版社，编著者所在单位的领导、同仁们都给予了非常大的鼓励与支持，在此，我们深表谢意！

　　我们力图通过一套书来全方位地展现整个医院人力资源管理的理论体系、管理理念和核心工具与方法，并能够让此套书系成为医院人力资源管理者的培训教材和工作必备的参考用书。但由于能力和水平所限，书中难免有所纰漏，欢迎阅读者批评指正。让我们一起为中国医院人力资源管理体系的完善与发展作出贡献。

　　张　英（广东省卫生经济学会人力资源分会会长 / 广州市景惠管理研究院院长）

　　朱　胤（广东省卫生经济学会人力资源分会常务副会长 / 中山大学孙逸仙纪念医院总会计师）

2021 年 7 月于广州

目　录

上卷　医院人力资源管理方案

下卷　医院人力资源管理案例

上 卷

医院人力资源管理方案

四川省资阳市第一人民医院人力资源规划报告

四川省资阳市第一人民医院是一所集医疗、科研、教学、预防、保健、康复为一体的地市级三级综合性医院。医院是川北医学院、西南医科大学的教学医院，是资阳市全科医学临床培训基地、执业医师临床实践技能考核基地、四川省住院医师规范化培训内科、外科、急诊科、检验科基地、资阳市紧急救援指挥中心、资阳市临床检验分中心。医院曾先后获部、省、市卫生行政主管部门授予的"全国卫生工作先进集体""国际爱婴医院""爱国卫生先进单位""省级最佳文明单位""社会治安综合治理先进单位""卫生目标管理先进单位"等光荣称号。医院现开放床位1220张，全院员工977名，有高级职称102人。省级重点专科1个、市级重点专科2个和特色专科1个。设临床一级科室17个，二级专科（室）14个，专业组12个；设医技一级科室8个，二级医技科室1个，专业组15个；设一级行政、后勤科室18个，二级行政、后勤科室7个，班组14个。为适应医院发展，实现医院整体的战略目标，资阳市第一人民医院从领导层高度重视医院人力资源管理工作，将人力资源提升到了战略性资源的高度来认识。为此，医院与在医院人力资源管理研究与咨询方面卓有成效的景惠管理研究院达成了战略合作协议，双方合作开展资阳市第一人民医院人力资源管理的规范化建设工作，以全面提升医院的人力资源管理水平，增强人力资源这一基础和核心资源的价值，实现人力资源价值的持续增值，进而推动医院的持续发展和竞争能力的提升。

一、医院在人力资源管理方面存在的主要问题

经过景惠管理研究院的问卷调研、访谈、数据分析以及与国内同类医院人力资源管理状况的对比分析，资阳市第一人民医院在人力资源管理方面存在的问题可概括为以下几个方面：

（一）缺乏系统的、战略性的医院人力资源管理思维，人力资源管理体系不完善

医院人力资源管理一直处于"事务性"管理的阶段，过去的人事部门工作仅仅局限于人员的进出手续办理和日常事务的管理，人力资源管理规划、定岗定编、员工胜任力分析、绩效考核的综合分析以及薪酬分配的合理性评价、现有员工队伍的竞争能力等涉及战略性、远期性和全局性的人力资源管理工作均未开展。尽管医院十分重视学科带头人和业务骨干的招聘与引进，在人员的外出进修学习与培训等方面也给予了比较大的投入，但内部竞争与激励机制缺乏活力，一部分员工甚至是科室主任和学科带头人安于现状，自我满足，自我激励和竞争意识不强，需要医院从整体上构建人力资源管理的系统思维，从管理层面上讲要建立规范化的人力资源管理体系，从战略层面上讲要形成有竞争、有激励、有约束的内部竞争性人力资源管理机制。

（二）人力资源部作为医院的战略支持部门，其作用有待充分发挥

医院人力资源部很少参与医院的战略性决策，没能把人力资源的发展与医院的战略目标紧密地结合起来，基本上陷于日常的事务工作中，由于人手有限，平时基本上忙于应付日常工作，且非人力资源工作也占用了一部分工作时间，人力资源部的职能作用有待充分发挥。这一方面要依赖于医院领导层的高度重视，一方面要依赖于人力资源管理人员专业化水平的提高。

（三）医院缺乏完整的人力资源管理体系，人力资源管理工作停留在经验管理阶段

医院人力资源管理基础工作薄弱，诸如人力资源管理规划、岗位分析、岗位价值评价、定岗定编、人力资源管理制度与流程梳理等人力资源管理的基础工作都未完全开展，没有规范、实用的工作岗位说明书。人力资源的管理和开发缺乏有效依据，很多工作主要凭感觉和经验来决策和处理。

（四）长期以来一直没有对员工的工作负荷情况进行测算，员工绩效考核与绩效工资的发放没有考虑工作负荷，员工对薪酬分配的认可度不高

调研发现，医院近 60% 的员工反映目前任务较多或太多，完成需要花很大力气。40% 的员工认为绩效考核完全是走形式或者考核评价结果与能力业绩无明显关系。64% 的员工认为目前的薪酬分配内部存在不太公平或很不公平的地方，其主要原因是没有考虑工作负荷的问题。因此，在未来的人力资源管理工作中，定岗定编必须作为一项重要工作来做。这一方面是合理确定员工的工作负荷，以平衡员工的工作、生活与家庭，让他们尽可能身心愉悦地完成工作，在工作中体会到职业的成就感；另一方面是为了更合理地预算薪酬和检验薪酬分配的合理性。

（五）没有形成系统完善的培训体系和职业生涯规划体系

近几年来医院非常重视培训工作，不仅重视专业技术人员的培训，同时也重视管理人员的培训。不仅重视送出去培训，也重视请进来培训。但培训缺少调研与规划，对不同类别、不同层次的人员实施哪些方面的培训，对绩效考核不佳的员工如何有针对性地培训等，基本上是凭感觉或经验在做，同时，培训没有与员工个人职业发展有机结合起来，这些都需要进一步的改进和提升。

二、与景惠管理研究院合作，开展人力资源管理规划工作，建立系统规范的人力资源管理体系

基于医院人力资源管理的现状和存在的问题，医院与景惠管理研究院签署战略合作协议，引进专业的第三方协助开展人力资源管理工作，力争用 3 年左右的时间，建立起系统规范的医院人力资源管理体系，让医院的人力资源管理工作走在全国医院的前列。

从 2013 年开始，逐步开展医院组织结构调研与梳理，合理设置职能科室和各个业务科室，梳理科室职责说明书；在全院全面开展定岗定编工作，建立符合医院实

际和操作性强的人员配置标准；对全院各个岗位开展岗位分析工作，编制岗位说明书；建立完善的培训体系；建立符合公立医院特点的综合绩效考核体系；建立符合医疗行业特点和体现竞争性的薪酬分配体系；建立符合个人成长和医院目标实现的员工职业生涯规划体系；建立系统的医院人力资源管理制度和人力资源管理流程；持续强化对医院人力资源管理人员的教育与训练等，全面提升医院人力资源管理的职业化、专业化管理水平。

（一）按照医院实际工作负荷和相关配置要求实施定岗定编，建立医院人力资源配置标准，逐步形成符合医院发展实际的人员编配与动态调整机制

为科学设置医院各科室岗位，推动医院各学科发展，最大限度地满足服务对象的要求，保证医院在适宜人力成本上的正常持续运行，持续提升医院的人力资源素质和综合服务能力，要结合岗位性质、工作量、工作效率、工作种类等因素制定岗位编制，明确医院内各类工作人员的数量、层次及其相互间的比例关系。医院定岗定编工作坚持以人为本，充分考虑现实情况，既要适宜负荷工作，又要考虑员工的身心承受能力；既要提高工作效率节约人力成本，又要确保医疗和服务质量；既要考虑目前工作量情况，又要满足未来规划的人才需求。动态管理定岗定编，科学配置人力资源，以利于优化医院整体运营管理效率。

1. 定岗定编的原则

尊重现实原则：根据医院现有岗位和人员的实际，通过定岗定编合理调整人员结构，对工作负荷与压力进行合理评估与分解，对各岗位员工的工作数量、质量、效率进行合理评价，以增强各级管理人员和全院员工的人力成本控制意识和效率意识。

工作需要原则：定岗定编必须以满足工作需要为根本原则，做到"以事定岗、以岗定人"。按照医院各部门职责范围和临床医技科室业务范围确定岗位名称和编制数。

精简高效原则：坚持因事设岗，因岗设人，精简冗员，使岗位与人员编制在配备上达到优化，在保证医院工作质量的前提下，用较少的人员完成较多的工作任务，从而提高医院工作效率，达到优质高效低耗的目的。

结构合理原则：保证各类人员合理的比例关系和合理的层次结构，使医院人员达到群体组合的最优化，以发挥医院人才群体的最大效能。

定性与定量相结合原则：医院的大部分工作都是可以用数量指标来监测的，但有些工作是无法用数量来衡量的，因此，在定岗定编时，必须要做到定性与定量相结合。

动态调整原则：医院人力资源编制根据医院发展、学科建设、工作效率、经营管理水平等因时因地制宜，实施动态管理，原则上每年调整一次。

2．编制标准（表 1-1）

表 1-1　编制标准

（一）病区床位核定标准	
1．根据住院工作量报表，统计科室实际占用床日数。 2．根据住院工作量报表中的出院患者平均住院日，核定床位数的调节系数（病床周转快的科室相应在编制时予以倾斜） 3．科室核定编制床位＝实际占用床日数 / 统计时间（平均在床患者数）× 调节系数	
平均住院日	调节系数
15 天及以上	0.95
10～15 天（含 10 天）	1
5～10 天（含 5 天）	1.05
5 天以下	1.10
（二）病区医师编制办法	
1．普通病房医师	（1）上午 8：00 至 12：00 共 4 小时，按每名医师管 15 张床计算（新生儿科按 8 张）； （2）下午 14：30 至 18：00 共 3.5 小时，按 40 床编制 1 名医师在岗（新生儿科 25 张）； （3）中午 12:00-14:30,18:00- 次日 8:00，共工作 16.5 小时，按 60 张床编制 1 名医师值班（新生儿科按 35 张）。
2．重症监护病房医师	根据卫生部《三级综合医院评审标准（2011 年版）》重症医学医师人数与床位设置标准编制医师数。
3．手术医师	根据病案统计室提供的报表显示的各级手术例数，通过访谈了解及参考同类医院数据，核定各级手术平均每例耗时数及上台医师数，计算手术工作时间，以编制手术医师人数。
4．管理人员	参照医院实际聘任情况，独立管理的科室单独编制 1 名科主任，其他管理职务不额外单独编制人数。
5．其他	如果科室存在特殊工作量的单独核算，如参与转运患者、急会诊、科内检查项目、体检抽调等。

（三）门急诊医师编制办法	
1. 门诊医师主要参考出诊排班及实际门诊量情况，编制门诊医师人数。 2. 急诊医师按 120 医师 24 小时 3 名医师、门诊及留观 24 小时 2 名医师，另外转住院、转上级医院、社会公益等另外根据工作量时间核算。	
（四）病区护士编制办法	
1. 普通病房护士	（1）责任护理班工作 7.5 小时，按每 10 张床编制 1 名护士（新生儿科按 3张）； （2）办公班工作 7.5 小时，按 45 张床及以下的编制 1 名，45 张床以上的编制 2 名，25 张以下的不独立编制办公班； （3）中午和晚夜班 16.5 小时，按每 30 床编制 1 名护士。
2. 重症监护病房护士	根据卫生部《三级综合医院评审标准（2011 年版）》重症医学护士人数与床位设置标准编制护士数。
3. 门诊护士及其他护士	按工作量和排班需求编制人数
4. 管理人员	参照医院实际聘任情况，独立排班的护理组编制 1 名护士长
（五）医技及其他人员编制办法	
1. 按机器开机运行需要配备的技术人员数量编制人数。 2. 根据工作量及工作效率情况编制人数。 3. 根据工作排班需求编制人数。 4. 参照医院实际聘任情况，设置主任的科室单独编制主任 1 人。	

3. 全院定岗定编结果

经过对全院各个科室的逐一访谈，并结合工作量数据，得出全院共定编 1286 名（按床人比仍然未达到卫生行政部门规定的比例，但按现有人员 977 名计算，已经增加 309 名，预计增长 31.6%，人员的到位需要一个过程），其中临床科室 857 名（医师 324 名，技师 20 名，护理 501 名，工勤 12 名）；医技科室 214 名（医师 58 名，技师 99 名，护理 27 名，工勤 30 名）；职能科室（行政后勤，简称：行后）科室 215 名。

全院实有人员 977 名，占定编总数的 76%，全院整体缺编 24%。在临床人员中，实有医师 224 名，占定编人数的 69%，缺编 31%；实有技师 12 名，占编制人数的 60%，缺编 40%；实有护士 386 名，占编制人数的 77%，缺编 23%；实有工勤人员 10 名，占定编人数的 83%，缺编 17%。在医技人员中，实有医师 33 名，占编制人数的 57%，缺编 43%；技师 75 名，占编制人数的 76%，缺编 24%；实有护理人员 19 名，占编制人数的 70%，缺编 30%。实有工勤人员 18 名，占定编人数的 60%，缺编 40%。全院实有行政后勤人员 200 名，占定编人数的 93%，缺编 7%。

（二）改进医院绩效工资体系与综合绩效考核设计，建立符合公立医院运行特点和医疗行业特点的薪酬分配制度

在景惠管理研究院提供的人力资源管理调研报告中，医院接近 70% 的员工认为绩效考核非常重要，愿意积极参与并投身到绩效考核当中来，同时有 50% 的员工认为目前的薪酬分配不公平或很不公平。调研发现医院员工对目前的绩效工资分配不满意程度较高，同时也对进一步深化改革充满期待。为此，医院全面推进绩效工资体系和综合绩效考核体系的设计，建立符合公立医院运行特点和医疗行业特点的薪酬分配制度。

1. 绩效工资分配

医院的绩效工资分配须建立在各个科室、各个岗位工作负荷测算和定岗定编的基础上，对全院可发放的绩效工资总额进行预算，按照医疗收入的一定比例和在上一年度实际发放绩效工资总额的基础上适度上浮的原则核定全院的绩效工资总额，全院绩效工资总额确定后，再按照相关原则确定临床科室、医技科室和职能科室绩效工资的占比。根据调研结果、兄弟医院经验和专家建议，医院各类人员人均绩效工资分配的高低排序确定为临床—医技—行政后勤，其人均比例为临床∶医技∶行政后勤＝1∶0.85∶0.75。护士人均∶医师人均比例为 1∶1.6。2013 年完成调研访谈，2014 年上半年在通过定岗定编方案的基础上，确定各类人员可发放的绩效工资总额。

2. 绩效考核体系

在确定医疗、医技、护理、行政管理和后勤人员人均绩效工资比例的基础上，分别制定各类别人员的绩效考核体系。与工作的数量、质量、风险、技术难度、成本控制、群众满意度、药品比例控制、次均医疗费用增长速度控制等因素结合起来，建立综合考虑各种因素，使各类人员的收入得到合理平衡的绩效考核分配体系，体现公立医院的公益性和各级各类人员收入的均衡性。

3．考核

在推进临床医疗医技科室绩效考核和完善绩效工资体系设计的基础上，进一步强化对职能科室的考核，尤其是对行政后勤科室的岗位价值进行评价，把行政后勤科室各个人员的岗位价值、从事管理工作的年限、职称、绩效考核结果、领导评价与群众评价等因素综合起来评估管理人员和后勤服务人员的贡献，让全院员工看到医院的考核是动真格的，是下真功夫，从而在全院创造良好的工作氛围。

4．评价与推荐制度

逐步探索重点岗位、核心岗位以及关键岗位和优秀人才、特殊岗位的评价与推荐制度，对于为医院做出突出贡献的人才，建立一套独特的评价与奖励体系，以鼓励优秀人才脱颖而出。对于选出的优秀人才在确定工作目标，明确应开展医疗技术新项目并取得成果的前提下，试行协议工资制，以充分调动优秀人才的积极性和创造性。重视技术创新，增加对创新的激励机制，按照"效率优先，兼顾公平"的原则，将劳动、技术、成果等要素参与到分配中。医院应制定相应的人才引进、培养、激励等相关政策，让有抱负有作为的优秀人才既能够有展示才华的舞台，又能够让他们感受到付出必有回报，在物质和精神两方面都得到肯定。

5．重点指标监控考核制度

建立医院重点指标监控考核制度，突出绩效考核的重点和要点。医院在不同时期有不同的工作重点，自然也有不同的考核要点和指标。在绩效考核中要避免眉毛胡子一把抓，为避免过分强调全面反而忽然重点的问题出现，医院应建立科学的医疗质量评价指标，确定出院患者平均住院日、床位周转次数、每门诊人次费用、每住院人次费用等基本监测指标，明确合理用药基本监测指标、单病种质量指标等，并加大对重点指标的监督考核力度，确保医院的良性运转和社会公益性。

6．职责

各行政后勤科室切实承担起绩效考核的职责，按照职责分工，明确对临床、医技科室考核的重点，进一步明确考核周期、考核内容和考核办法，确保考核工作收到实效。

（三）开展竞争上岗和评聘分开工作，形成有效地内部竞争机制，激发员工活力

1．竞争机制

为了建立有效的内部竞争机制，医院逐步开展全员竞争上岗工作。首先从中层管理干部开始推行，然后在全院各个岗位逐步开展。

2．聘任

目前凡是晋升高一级职称的，基本上都得到了聘任，而且聘任后的考核也比较欠缺，几乎是一聘定终身，这种一劳永逸的做法必然会导致员工产生惰性，影响积极性的发挥，久了就会变得不思进取，不求上进。为此，医院要推行评聘分开制度，制定各级各类人员申报条件，按照岗位设置数量进行考核聘任，同时要加强聘任考核和聘期管理，对不能胜任岗位工作的要有淘汰机制，聘期已满再续聘的仍然要进行严格的考核，形成真正有竞争、有激励、有约束，优胜劣汰的用人机制。

（四）建立完善的医院培训体系，强化员工的继续教育

1．培养机制

制定出台医院培训规划方案，建立多形式、多层次的人才培养机制，设立人才培养专项经费，加大对人才培养的投入。每年都要制定各级各类人员和中层干部培训与进修计划；对医务人员要强化"三基三严"训练，每月组织业务学习；积极申报省级及以上继续教育课题，强化对医务人员进行继续医学教育培训。根据学科发展需要，每年至少选送 30 名以上的学科骨干外出进修深造，重视低年资、低职称有培养前途的青年医师的发展与培养，每年选送 300 人次以上的专业技术人员和管理人员参加各种短训班。

2．加快医院职业化管理队伍建设

医院管理人员职业化是医院管理科学发展的必然要求，管理专业化、职业化是

当前的趋势。医院管理人才是医院人力资源中的重要组成部分，其素质和能力直接关系到医院的经营与发展。从 2013 年开始，有计划、有步骤地组织管理干部参加各类培训或挂职考察交流等，并逐年增加参训人数，保证中层干部每年累计参加职业化的管理培训不少于 20 学时（3 天）。

3．学科带头人的培养

通过理论学习、临床综合能力培养和参与科研课题等方式，加强对学科带头人的重点培养，促进学科带头人专业创新能力和科研管理能力的提高。发现、培养一批有潜力的中青年医师、护师、技师，为医院事业的进一步发展做好人才储备。健全人才管理体制，建立以品德、知识、技能、工作绩效为主要指标的科学人才选拔标准和人才评价标准，形成尊重知识、尊重人才的学术氛围。

4．规范新员工岗前培训

新员工入职须经过入职培训考核合格后，方可上岗。人力资源部会同医教部、护理部等部门编制各级各类新员工的岗前培训大纲和教材，选拔培训教师，把岗前培训工作做的更加规范和系统。

（五）开展员工职业生涯规划，培育员工的职业自豪感和成就感

在规范岗位管理体系，探索建立岗位胜任力模型的基础上，先从个别岗位试点开展员工职业生涯规划工作，让员工看到自己在医院的发展前景。医院积极创造条件为员工的成长创造条件和营造良好的氛围。

（六）做好人工成本预算与规划，根据医院发展情况稳步提高员工的待遇

在做好医院整体预算工作的基础上，做好医院人工成本预算，把医院人员编制、人工成本增长与医院的整体发展状况结合起来，稳步提高员工特别是优秀人才和业绩贡献大的员工的薪酬水平。员工个人实际收入的持续增长，主要依靠调整收入结构，合理增加收入，采取有效措施控制管理费用、医疗耗材等成本，降低人工成本占总成本的比例。

（七）加强员工关系管理与医院文化建设，建立健康和谐、积极向上的人力资源管理环境

1. 教育与培训

加强员工的职业道德和个人修养的教育与培训，定期举办人文知识和传统文化教育，培育具有高尚职业道德和良好个人修养、追求事业、奋进向上的优秀员工队伍。

2. 丰富员工业余活动

通过举行运动会、文艺活动、素质拓展训练等活动，丰富员工业余活动，陶冶员工情操，促进、鼓励医护人员之间进行真诚沟通交流，形成良好的社会风气。

3. 要继续推行院务公开制度

增加医院管理的透明度，使全院员工对医院的建设和发展享有知情权、参与权和监督权。加强与员工的交流和沟通，建立员工对医院管理的建议制度、参与制度、定期交流制度，及时收集员工的意见和建议，正确理解员工的正当"需求"，积极创造条件改善员工的工作条件和福利待遇，切实让员工能够分享到医院发展的成果，增强大家的归属感、使命感和事业心，提高全院员工凝聚力和向心力，促进医院的和谐发展。

（八）相关保障措施

1. 成立医院人力资源管理委员会

为了提升医院人力资源管理的战略地位和确保各项人力资源管理工作的落实，医院成立人力资源管理委员会，由院长直接担任主任委员，院级领导和相关职能科室主任担任副主任委员或委员，负责全院人力资源管理工作的统筹规划和督促落实。人力资源部作为人力资源工作的具体承办和落实部门，负责细化工作目标与任务，对各项工作的完成负有直接责任。

2．形成规范的医院人力资源管理方案、制度与流程体系

人力资源管理工作的规范需要一个过程，医院利用三年左右的时间制定完成各项人力资源管理方案、制度、流程以及应用表格，并不断地调整与完善，直到完全符合医院的管理实际。

3．经费保障

各项人力资源管理工作的落实需要必要的人力、物力与财力的投入，医院每年都要通过严谨的预算核定相应的人力资源管理保障费用，以确保预定目标与任务的完成。

中国医科大学航空总医院
职能处室组织机构优化方案

中国医科大学航空总医院成立于 1972 年，隶属于世界五百强企业——中国航空工业集团公司，历经四十余年发展，医院已成为集医疗、教学、科研、预防为一体的大型公立三级综合医院、中航工业医疗行业龙头医院、北京市北苑地区医疗中心。医院承担着中国航空工业集团公司 50 万员工的职业病防治、医疗保健工作，肩负着大型飞行试验的医疗保障和周边 100 余万居民的医疗保健任务。医院现编制床位 1000 张，有医疗技术人员 1230 人，副主任医师以上职称 239 人，博士后 5 人，博士 43 人，硕士 246 人。医院拥有 3.0T 超导磁共振、320 排高端 CT、全视野数字化乳腺 X 线摄影系统、数字减影血管造影仪（DSA）、数字化 X 光机（DR）、进口高端彩色超声诊断仪等现代化的诊疗设备及楼宇智能自控系统。

医院加强与国际、国内各大医学院校和医疗机构的合作。与中科院生物物理研究所共同成立"中国科学院北京转化医学研究院"；与中国医科大学合作，建立中国医科大学北京临床学院、中国医科大学航空总医院博士后联合培养基地；与华西口腔医学院合作，成立"华西口腔医院 361 分院"；与慕尼黑大学启明湖培训中心合作，成立"航空总医院德国启明湖口腔种植培训中心"；与阜外医院合作成立了心血管技术培训中心；与蒙古国合作，成为北京唯一一家"蒙古国医师来华交流定点医院"；成立了北京市第五家神经病学会诊中心及北京地区"中华医学会麻醉学分会疼痛诊疗培训基地"。医院秉持"尚德精术"的院训，以"身心护佑、健康同行"为使命，坚持以患者为中心，坚持人性化服务，不断优化服务流程，为患者提供高效、便捷的优质服务，努力打造北京最值得信赖的医院。通过强强联合，医院不断引进国际先进医疗技术，向着一流的现代化医院目标不断迈进。

为响应国资委实施中央企业"瘦身健体、提质增效"的工作，贯彻落实中国航空工业集团公司关于进行组织结构优化工作的具体要求，重点解决机构多、层级多、冗员多的问题，航空总医院根据医疗行业的特点，结合国家城市公立医院改革中关于人事分配制度改革的要求，坚持精干高效、管理清晰、因事设岗的原则，合理界定各职能处室的职责，优化人员配置，形成职责清晰明确、管控有力，服务有效的职能处室组织结构和管控体系。本次职能处室组织结构优化方案通过与医院领导人员、职能处室负责人一对一深度访谈，运用科室职责和岗位职责调研表调研，充分掌握、分析医院现有职能处室的设置与职责情况，按照中国航空工业集团公司的专项工作要求，结合医院自身的发展规划和实际管理需要，重新调整、优化、梳理各职能处室的职责，并通过定性与定量相结合的方法对各职能处室定岗定编，编制各职能处室职责说明书和各个岗位的岗位说明书。

一、开展职能处室组织结构优化的相关参考依据

医院作为知识密集、专业性强、管理难度大的组织机构，其职能处室的设置有其自身的规律性和相应的行业规范。本次职能处室组织结构优化调整的主要依据有：《三级综合医院评审标准实施细则（2012 版）》《综合医院分级管理标准——三级》《医院财务制度》《医院会计制度》《关于加强医疗机构财务部门管理职能、规范经济核算与分配管理的规定》《卫生系统内部审计工作规定》《医疗投诉管理办法（试行）》《医疗机构内部价格管理暂行规定》《医疗机构财务会计内部控制规定（试行）》《医院感染管理规范》《医疗卫生机构医学装备管理办法》《北京市二级及以上医疗机构医疗器械管理部门职能设置与人员配备指导意见》集团有关组织机构设置和岗位设置的文件以及景惠管理研究院提供的国内同等规模综合性医院职能处室设置的案例等。

二、医院现有职能处室设置与关键职责概述（表 2-1）

表 2-1　中国医科大学航空总医院现有职能处室设置与关键职责概述

处室名称	二级科室	关键职责
党政办公室	党务办公室	党建工作、党员管理、党风廉政建设、精神文明建设、医院文化建设、医德医风管理
	政务办公室	综合协调、文秘事务、会务管理、服务接待、应急管理、行政车辆管理、文印室管理、综合档案管理
	工会办公室（合署办公）	工会活动、职代会日常工作、员工福利管理、员工活动管理、工会经费管理、帮扶救助管理

处室名称	二级科室	关键职责
党政办公室	团委办公室（合署办公）	共青团组织建设、制度建设、作风建设；团员青年活动管理
	离退休办公室	离退休人员日常管理、离退休人员福利发放、离退休人员活动组织、离退休人员慰问抚恤、离退休人员信息统计
	资产管理办公室	全院固定资产管理
	期刊编辑部	期刊编辑管理
		计划生育工作
发展规划处	市场营销办公室（公关办公室）	医院品牌推广、对外宣传、重大活动摄影摄像、宣传平台建设、通信员管理、VI 标识系统管理、院报编印、宣传资料管理
	社区服务办公室	社区监督管理、社区医务室合作业务拓展、医联体协调、对口支援协助
	运营管理办公室	医院经营管理状况分析、科室运营分析与指导
	绩效管理办公室	绩效工资分配、绩效考核实施
	品质服务办公室	品质服务方案制定、满意度调查、临床科室门牌制作
	志愿服务办公室	志愿管理体系建设、志愿者管理、志愿活动组织
	管理创新办公室	6S 管理、品管圈管理、大型医院巡查督导
	控烟管理办公室	控烟管理、中航工业医院协会会务管理
		医院组织结构设计、医改政策研究、医联体管理、对口支援管理
人力资源处	干部管理办公室	专门负责干部管理工作
		招聘管理、岗位管理、职称管理、薪酬福利管理、培训管理、社会保险管理、劳动关系管理、员工信息管理、人事档案管理
计划财务处		经营计划管理、预算管理、成本核算管理、绩效工资核算管理、资金管理、票据管理、收费管理、财务档案管理、下属公司财务管理
风险管理处	风险管理办公室	风险管理制度建设、业务模块制度梳理、业务流程风险管控、内部审计
	法律事务办公室	法务工作、合同管理
纪检监察处		纪律检查、行政效能监察、信访工作
医务处		医政事务管理、医疗技术管理、医师执业资格管理、临床路径管理、特需医疗管理、三甲创建工作、放射防护管理、对口支援管理、重点专科管理
	质量管理办公室	医疗质量监督控制、医疗安全管理
	医患关系办公室	医疗纠纷处置、医疗责任险管理、医患沟通培训、医疗不良事件管理、诉求中心管理
	病案统计办公室	病案管理、医疗统计
护理部		护理质量管理、护理安全管理、护理教学管理、护理科研管理
	辅医管理办公室	辅医监督管理、洗衣房管理

续表

处室名称	二级科室	关键职责
教育处		教学管理、继续教育管理、住院医师规范化培训管理、进修生管理
科研处		重点学科建设与管理、课题管理、学术论文管理、图书管理、伦理管理、转化医学管理、GCP 认证管理
医院感染管理处		感染监测、感染培训、消毒隔离、感染突发事件管理
疾病预防控制处		传染病管理、健康教育
	预防保健科	儿童保健、妇女保健、疫苗接种、精神病管理、慢病管理
医保物价处		医保管理、物价管理
信息服务中心		医院信息化建设、网络运维、硬件运维、软件运维、服务器运维、信息资产管理
客户服务中心		门诊服务、床位调配
后勤服务中心	总务办公室	动力运行保障（水电气暖）、外包单位监督管理（物业、食堂、电梯、空调）、后勤维修保障、房屋管理（学生宿舍、职工浴室）、绿化环保、安全生产、节能减排管理
	基建办公室	基建工程项目管理、基建档案管理
	医学装备办公室	医学装备固定资产管理、医学装备流程管理（申购论证、验收、安装、调试、养护、质控）、医学装备维修第三方监督、医学装备培训、医学装备档案管理、计量器具管理
	消防保卫办公室	消防安全、治安保卫管理、停车场监督管理
采购服务中心		装备采购、医用耗材采购、办公物资采购
		装备库房管理、高值耗材管理、试剂库房管理、办公耗材库房管理、配送管理

三、医院职能处室设置与优化建议

从医院现行职能处室设置的情况来看，全院 17 个一级职能处室下设了 27 个二级科室，存在着职能部门名称冗多，造成层级多且复杂，导致中层管理职数配置增多，上下级之间责权匹配度不高，一些职责存在重复交叉，归属不明等问题。为此，对职能处室的设置与优化提出如下建议。

1. 职能科室层级设置

明确不再单独设置独立的二级职能科室，原二级职能科室归属纳入一级职能处室的职能范畴，通过岗位明确相应的职责界定。

2．门诊管理职能界定

目前门诊管理归属客户服务中心，但客户服务中心主要承担分诊、导诊、床位调配、电话咨询预约、号源管理、健康教育等工作，门诊的行政和业务管理职能比较弱化。从医院特点和实际情况考虑，日均门诊量 4000 左右，门诊行政和业务管理要求高，应按三级医院的规范化要求设立门诊部。明确门诊承担分诊、导诊管理、门诊号源管理、排班管理、门诊质量管理、电话咨询预约管理等。

3．党政办公室资产管理和编辑管理

根据《医院财务制度》，医院财务管理的主要职责应加强国有资产管理、合理配置和有效利用国有资产，维护国有资产权益；包括固定资产、流动资产、无形资产、对外投资、净资产管理等。《关于加强医疗机构财务部门管理职能、规范经济核算与分配管理的规定》中明确医院财务管理部门承担固定资产及对外投资的财务管理工作。结合访谈，目前党政办的资产管理岗主要承担固定资产总账，考虑工作流程的流畅程度与业务归口，建议资产管理纳入计划财务处。

编辑管理主要承担肿瘤期刊编辑，需要掌握学科的专业知识和期刊编辑技能，应调整至临床专业科室管理或科研处管理较为合适。

4．医院宣传职能归属

医院宣传从性质和内容上可分为党务文化宣传和市场营销宣传。根据集团要求和医疗行业通常分工，一种是整合党务文化宣传与市场营销宣传职能，隶属党政办公室，但职责分离。另一种是，党务文化宣传归属党政办公室；市场营销宣传仍归属发展规划处。考虑医院管理的实际情况，建议采取第二种方式。

5．物价管理定位与归口

根据《关于加强医疗机构财务部门管理职能、规范经济核算与分配管理的规定》第五项职能要求，《医疗机构内部价格管理规定》，原则上财务科下设价格管理部门，明确 1 名财务科负责人主管此项工作。每 500 床配置 1 名专职价格管理人员，其应掌握与医疗收费相关的医药价格政策、具备一定的基本医学知识和财务知识，具有初级以上职称。因此，从规范性讲，应归属计划财务处。

6．发展规划处的职能界定

发展规划处职能原则上关注的是医院层面的战略、规划及发展目标，目前包括市场营销、社区服务、品质服务、志愿服务、运营管理、绩效管理、创新管理等几个部分，管理幅度较大，中层副职岗位较多。通过访谈及实际职能履行情况，建议社区服务岗不再单独配置，由其他岗位兼职承担。

7．三甲评审职能定位

三甲评审的对象是医院，评审内容和指标的落实涉及医院的各个职能处室和业务科室，各类指标由相应责任部门直接负责。一般三甲评审创建由医务处统筹，三甲评审不作为常设的独立管理部门，一般采取项目管理方式。

8．洗衣房管理归属定位

洗衣房一般隶属后勤保障职能序列，洗衣工等隶属工勤岗位序列，调整洗衣房管理至总务处，不再由护理部管理。

9．控烟职能的归属定位

控烟工作隶属公共卫生预防监督管理范畴，一般医院统筹由疾病控制（简称疾控）或预防保健科负责，其他科室进行协助管理。建议控烟职能调整至疾控预防处。

10．医学装备流程管理中的医学装备处与采购服务中心的职责界定

医学装备管理流程的完成离不开医学装备处与采购服务中心，采购是医学装备管理流程中的一个环节，其中主要涉及招标与资质认证等，建议都由采购中心完成；医学装备处注重装备的运行管理与应用效果评价（验收、安装、调试、维护以及设备使用效益分析等）。

11．基建维修与总务维修的职责界定

一般而言，基建是以大型建筑工程为主，适合项目管理；基建注重新建、大型建筑的改造。基建项目结束后的基础修葺、维修，一般由后勤保障部门负责。总务维修与基建维修职能整合，隶属同一个上级，一般会避免职责不清情况。

12．健康教育职责界定

《国家基本公共卫生服务规范》《国家基本公共卫生服务绩效考核指导意见》中明确指出健康教育服务是隶属公共卫生，与儿童保健、孕产妇保健、高血压、糖尿病、传染病、重性精神病、老年人健康等 11 项内容都归属公共卫生。医院常规做法，健康教育职能一般归属公共卫生管理部门，本院建议归属疾病控制处。健康教育涉及提供教育资料、设置教育宣传栏、健康咨询活动、健康讲座、个体化社区健康服务等，需要多部门配合，现有客服人员、宣传人员等承担配合协助职能；不是统筹管理职能。

医院内部员工健康体检等工作不是常规性工作，建议统筹纳入疾病控制处负责统筹，工会等协助配合。

13．床位调配职责界定

床位调配涉及临床业务资源配置，单纯护理人员无法承担此项职责。不建议再单独设置配置人员，出现床位调配问题，可由医务处协调沟通。

14．弱电管理职责界定

一般医院弱电系统涉及网络、电话、监控、门禁、报警等各个模块，都需要接入医院主网络和数据中心，所有弱电终端的时间必须指向时间服务器，建议弱电的后台技术支持由信息服务中心统筹管理。

15．维修物资采购职责

维修物资的采购效率直接影响维修服务效率，普遍反映维修效率不高的影响因素之一是维修物资、配件的采购效率慢。建议区分采购部门的物资采购清单和各相关职能处室的采购清单，明确不同采购清单的采购流程。确定采购清单的采购渠道中，要根据采购物资的特点来选择网络采购渠道或者市场采购渠道。

四、优化后医院职能处室设置与关键职责概述（表 2-2）

医院职能处室分为四大类设置，即行政管理部门、运营管理部门、业务管理部门和服务保障部门。

设置行政管理部门 3 个，包括党政办公室、人力资源处、纪检审计处；

设置运营管理部门 2 个，包括发展规划处、计划财务处；

设置业务管理部门 6 个，包括医务处、护理部、科研教育处、疾病预防控制处（医院感染管理处，合署办公）、医保管理处、门诊部

设置服务保障部门 6 个，包括信息管理中心、后勤保障处、安全保卫处、医学装备处、采购服务中心、库管中心

表 2-2　中国医科大学航空总医院职能处室优化设置后的关键职责概述

处室名称	关键职责
党政办公室	党务管理（党员管理、党费管理、医德医风、党建事务）、政务管理（督导协调、文秘工作、会务管理、服务接待、行政用车管理）、群团组织事务管理（工会事务、团委事务、离退休事务、计划生育，属于合署办公）
人力资源处	招聘管理、培训管理、岗位管理、职称管理、薪酬福利管理、干部管理、社会保险管理、劳动关系管理、员工信息管理、人事档案管理
纪检审计处	纪检工作、效能监察、风险管控、法务监督、合同管理、内部审计
发展规划处	医改政策研究、运营分析、绩效管理、营销宣传、6S 管理、品管圈管理、满意度监测、志愿者服务管理
计划财务处	经营计划管理、预算管理、资产管理、资金管理、成本核算管理、薪酬核算管理、物价管理、票据管理、收费管理、财务档案管理、下属公司财务管理
医务处	医政管理、医疗质量与安全管理、医疗技术管理、医患沟通管理、病案管理、医疗统计
护理部	护理质量管理、护理安全管理、护理教学管理、护理科研管理、辅医管理
教育科研处	教学管理、继续医学教育、住院医师规范化培训、科研学术管理、期刊编辑管理、图书管理
疾病预防控制处（医院感染管理处）	医院感染管理、传染病管理、健康教育、慢病管理、儿童保健、妇女保健、预防接种、控烟管理
医保管理处	医保政策培训、医保病历质控、医保数据管理、医保窗口管理
门诊部	门诊行政管理和业务管理、分诊管理、导诊管理、预约咨询管理
信息管理中心	医院信息化建设、网络运维、硬件运维、软件运维、服务器运维、信息资产管理
后勤保障处	动力运行保障（水电气暖）、外包单位监督管理（物业、食堂、电梯、空调）、后勤维修保障、房屋管理（学生宿舍、职工浴室）、绿化环保、安全生产、节能减排管理、基建管理
安全保卫处	消防安全管理、治安保卫管理、停车场监督管理
医学装备处	医学装备固定资产管理、医学装备流程管理（申购论证、验收、安装、调试、养护、质控）、医学装备维修第三方监督、医学装备培训、医学装备档案管理、计量器具管理
采购服务中心	装备采购、医用耗材采购、办公物资采购
库管中心	物资耗材库存管理（各库房管理）、物资配送

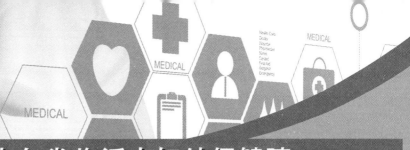

山东省临沂市妇幼保健院职能科室设置优化方案

山东省临沂市妇幼保健院（临沂市妇女儿童医院／山东医学高等专科学校第一附属医院）是一所集预防、医疗、保健、康复、科研、教学为一体的三级甲等妇幼保健机构，国家级爱婴医院。现开放两个院区，共占地220余亩，建筑面积18万平方米。其中滨河院区建筑面积12万平方米，大学院区建筑面积6万平方米。为适应保健院（医院）三个牌子、两个院区一体化运营的总布局，按照《三级妇幼保健院评审标准实施细则（2016年版）》《各级妇幼健康服务机构业务部门设置指南》《三级综合医院评审标准（2011版）》《三级综合医院医疗服务能力指南（2016）》和国家卫生健康委员会有关医疗机构职能科室设置的具体文件要求，以提高医院经营管理能力为导向，以推进各项管理职能优化协同高效为着力点，改革机构设置，优化职能配置，深化转职能、转方式、转作风，提高效率效能，围绕妇女儿童，开展全生命周期的医疗保健服务，为实现"国内一流，省内领先，临床保健融合，信誉度、美誉度、忠诚度俱佳的现代化特色医疗机构"的建院目标提供有力的制度保障。

本次职能部门设置优化的具体方案（表3-1）。

一、关于职能部门调整与设置

（一）组建党务工作办公室。在现党群办的基础上，组建党务工作办公室。党务工作办公室定位为党群系统的综合协调及日常党务工作的办事部门，同时承担组织、统战、精神文明建设等党建的日常事务工作。本着精简效能的原则，将文明办职能纳入党务工作办公室，不再单独设置文明办。

（二）纪检监察室主要围绕纪律检查、行政督查等职能开展工作，分离满意度调研职能到医患关系办公室。《卫生部关于加强卫生行业作风建设的意见的通知》（2004年）提出"建立健全党组（党委）统一领导，行政领导主抓，医政、监督、规财等相关职能部门各负其责，纪检监察纠风机构组织协调和督促检查的纠风工作领导体制和工作机制，实行严格的纠风工作责任制。"《关于加强公立医院党的建设工作的意见》（2018年）规定："建立党委主导、院长负责、党务行政工作机构齐抓共管的医德医风工作机制。"因此，医德医风和行业作风建设的管理职能纳入纪检监察室。

（三）宣传科保持不变。需要强化宣传阵地建设、意识形态宣教等工作。

以上党务工作办公室、纪检监察室、宣传科为党委系统职能部门。工会办公室为群众组织办事部门。团委为群团组织。必要时可合署办公以统筹调度工作人员。

（四）办公室要强化对应急管理工作的重视，明确医院应急管理办公室工作由医院办公室承担。国家卫生和计划生育委员会《三级妇幼保健院评审标准（2016年版）》规定："有职能部门负责应急管理工作，相关人员熟悉应急预案以及本院的执行流程。"）明确全院法务工作由办公室承担。现医改工作由医务科分离至办公室承担。

明确办公室的二级科室为应急管理办公室、医改办公室、督查室。三级科室为法律事务室、档案室、车队。明确区分二、三级科室的目的一是明确管理层级，二是在确定各岗位绩效工资时以此为主要依据确定岗位价值系数。

（五）组建人力资源部。国家卫生和计划生育委员会《三级妇幼保健院评审标准（2016年版）》规定："设置专职人力资源管理部门，组织健全，职责明确。"将原人事科更名为人力资源部，全面履行人力资源规划、组织设置、岗位管理、培训管理、绩效管理、薪酬福利管理、员工劳动关系管理等职能。

人力资源部二级科室为绩效管理科和离退休管理办公室。

（六）财务科更名为财务部。要强化财务管理中的预算管理、计划管理、固定资产管理、运营管理、财务分析等职能。关于价格管理职能，国家卫生健康委员会《关于印发医疗机构内部价格行为管理规定的通知》（国卫财务发〔2019〕64号）中规定："医疗机构要加强内部价格管理部门建设。三级医疗机构应当明确负责内部价格管理工作的部门，并由院领导主管；二级及以下医疗机构应当在相关职能部门中明确价格管理职责。"该通知中关于医疗机构价格管理部门（或专职医疗服务价格工作人员）的主要职能（或职责）中规定价格管理部门的职责有：参与药品、医疗设备、医用耗材的招标采购和价格谈判以及新技术、新疗法在进入医疗机构前的收费论证审核；参与医保基金支付项目和病种的价格谈判工作；对医疗机构新增医疗服务价格项目、新增病种（含疾病诊断相关分组，以下简称DRG）等进行成本测算和价格审核，提出价格建议，并按照规定程序报批，对既有项目价格调整进行报批等，据此规定并结合保健院实际，价格管理职能由财务部承担。

财务部二级科室为物价科、资产管理办公室和运营管理办公室。

（七）审计科保持不变。根据国家卫生和计划生育委员会 2017 年颁布的《卫生系统内部审计工作规定》第十四条规定："各单位符合下列条件之一的，应当根据国家编制管理相关规定，设置独立的内部审计机构，专职审计人员不少于 2 人：二级以上医院；年收入及资产总额均达到 3000 万元以上；所属及分支机构较多；经济活动复杂；管理工作需要。"据此，需要设置独立的审计科开展审计工作。

（八）医疗保险（医保）科保持不变。《三级妇幼保健院评审标准（2016 年版）》要求"有指定相关部门或专人负责基本医疗保障管理工作。"

（九）医务科更名为医务部。医务科目前承担的公共卫生管理职能分离至新成立的公共卫生科，承担的法务与应急管理职能分离至办公室，医改工作分离至办公室承担，医患关系管理工作设置独立的医患关系办公室承担。

医务科设置二级科室病案管理科和医疗统计科。

（十）设置医患关系办公室。根据国家卫生健康委员会《医疗机构投诉管理办法》（2019）规定："二级以上医疗机构应当设置医患关系办公室或者指定部门（以下统称投诉管理部门）统一承担投诉管理工作。"医院设置医患关系办公室负责全院的医疗纠纷预防、患者投诉接待、患者回访、满意度调研等工作。因为按照《医疗机构投诉管理办法》第七条的规定："医疗机构应当提高管理水平，加强医疗风险管理，优化服务流程，改善就诊环境，提高医疗服务质量，防范安全隐患，减少医疗纠纷及投诉。"《三级妇幼保健院评审标准（2016 年版）》要求"有专门部门统一管理投诉。"医患关系办公室对医疗服务应该是一个全面、全程的全方位管理过程。

医患关系办公室设置三级层面的科室投诉管理办公室和满意度测评办公室。

（十一）科教科。承担护理部所负责的护理人员实习管理。设置依据《三级妇幼保健院评审标准（2016 年版）》规定："指定专职部门专人管理医学教育工作。"

科教科设置二级科室教学管理办公室、继续教育办公室和重点实验室。三级科室为技能培训中心和图书室。

（十二）护理部。承担的护理人员实习工作由科教科统一管理，护理部为协作角色。

（十三）感染管理科保持不变。根据卫生部 2006 年颁布的《医院感染管理办法》规定："住院床位总数在 100 张以上的医院应当设立医院感染管理委员会和独立的医院感染管理部门。"

（十四）进一步明确质量管理科为"大质量"管理，全面负责保健院各项质量管理工作的制度建设、方案与标准制定、考核督导、总结分析评价与质量管理工具的应用推广等工作。设置质量管理科的依据是 2016 年国家卫生和计划生育委员会颁布的《医疗质量管理办法》第十条规定："医疗机构应当成立医疗质量管理专门部门，负责本机构的医疗质量管理工作。"

（十五）设置公共卫生科。要按照山东省卫生厅《关于印发山东省医疗机构疾病预防控制工作规范（试行）的通知》（鲁卫疾控发〔2013〕6 号）的要求，设置公共卫生科，负责全院疾病预防控制工作的综合协调与管理。

（十六）设置健康教育科。负责全院健康教育统筹规划、健康教育资料编印发放、健康教育活动开展、健康教育工作督导检查、健康教育效果评价、孕妇学校管理、控烟管理等。

（十七）明确保健部列入职能部门系列。按规范的职能要求履行职责，设置二级科室妇幼信息管理科，三级科室出生证明管理办公室、协会办公室。

（十八）门诊部保持不变。将门诊部人员兼职其他部门工作的，根据职能归属的原则分别归属到相应的职能部门，让门诊部管理人员的工作集中到门诊部的行政管理上来。《三级妇幼保健院评审标准（2016 年版）》要求"有职能部门负责统一预约管理和协调工作。"门诊部要强化预约服务管理工作。

（十九）设置分级诊疗办公室。根据《国务院办公厅关于推进分级诊疗制度建设的指导意见》（国办发〔2015〕70 号）的要求，实现布局合理、规模适当、层级优化、职责明晰、功能完善、富有效率的医疗服务体系构建，真正做到基层首诊、双向转诊、急慢分治、上下联动的分级诊疗模式，保健院需要有专职部门进行统筹规划分级诊疗工作和加强与基层医疗机构的沟通与联动，故需要设置分级诊疗办公室。

分级诊疗办公室设置二级科室医联体办公室。

（二十）信息科承担的微信公众号信息发布等类似宣传信息发布工作由宣传科负责，信息科专门负责信息技术的支持。设置信息科的依据为《三级妇幼保健院评审标准（2016 年版）》"依据规模，设置信息管理专职部门和人员。"

（二十一）医学装备科保持不变。要进一步强化医学装备应用效果的分析评价。

（二十二）设置招标采供部。现招标办要增加采购和统一管理库房职能。根据《卫生系统内部审计操作指南》规定："为规避采购业务中的风险，对其实施有效地控制，首先要求各单位应建立健全采购业务组织架构，同时还要设置与之相匹配的授权审批程序，授权的业务对象与金额要与其自身的权限和职责保持一致。采购与付款业务全过程不得由同一部门或个人办理，应当将采购付款过程中的申请、批准、执行、审核、记录等不相容职务相分离，明确相关部门和岗位的职责权限。须相互分离的职务主要包括：采购预算的编制与审批；采购预算的审批与执行；采购与审批；询价与确定供应商；付款审批、付款执行与会计记录。"按此规定，全院采购物资设备实行统一招标、统一采购、统一库存、统一保障供应。

招标采供部设置二级科室招标科和采供科，设置三级科室卫生材料库和综合物资库。

（二十三）设置后勤保障部。《三级综合医院评审标准（2011 年版）》中规定："有后勤保障管理组织、规章制度与人员岗位职责。"

后勤保障部设置二级科室总务科、基建科、营养膳食科。总务科下设三级科室（考虑院区因素）附院总务科、儿童康复医院总务科和洗涤中心。

（二十四）设置安全保卫科。现保卫科更名为安全保卫科。强化在医务人员执业安全、患者就医安全以及消防、特种设备安全等方面的管理职能。

表 3-1 重新调整和梳理后的医院职能部门：

职能系列	部门名称
党务管理 职能部门	党务工作办公室　　纪检监察室　宣传科 （工会办公室）　　　（团委）
行政与运营管理 职能部门	办公室　人力资源部　财务部　审计科　医疗保险管理科
业务管理 职能部门	医务部　医患关系办公室　科教科　护理部　感染管理科 质量管理科　公共卫生科　健康教育科　保健部 门诊部　分级诊疗办公室
技术保障 职能部门	信息科　医学装备科
后勤保障 职能部门	招标采供部　后勤保障部　安全保卫科

二、梳理和调整后各职能部门的关键职责（表 3-2）

表 3-2　临沂市妇幼保健院职能部门设置与关键职责

序号	部门名称	关键职责
1	党务工作办公室	党委工作综合协调、党委会务管理、党务文秘、党建工作、精神文明建设、文化建设统筹规划、统战工作、普法教育等
2	纪检监察室	党风廉政建设、纪律监督、纪律审查、执纪问责、医德医风建设、行风建设等
3	宣传科	意识形态教育、宣传阵地建设、宣传报道工作、媒体联系协调、宣传资料设计制作、全院标识系统（VI）应用管理、院报编辑出版、网站与微信平台管理、通讯员队伍建设等
4	办公室	综合协调、文秘工作、会务工作、督查督办、应急管理、公务接待、医改工作、公车管理、公务用房、法务管理、档案管理等
5	人力资源部	人力资源规划、组织设置管理、岗位设置管理、招聘管理、员工培训教育、专业技术人员管理、绩效管理、薪酬福利管理、人事信息管理、中层干部管理、人事日常事务管理、离退休工作等
6	财务部	预算管理、收入管理、支出管理、成本管理、核算管理、流动资产管理、固定资产管理、现金票据管理、出纳工作、物价管理、收费管理、财务分析、经济运营管理等
7	审计科	预算执行审计、财务收支审计、投资项目审计、资产审计、专项经费审计、工程建设审计、采购活动审计、领导干部经济责任审计、内部控制评价、风险管理审计及其他所有经济活动事项审计等
8	医疗保险科	医保政策宣传培训、医保制度落实监督、医保数据库维护、医保结算、医保数据统计分析、医保问题协调处理等
9	医务部	医疗人员执业管理、医疗技术准入管理、专项医疗技术管理、医疗质量与安全管理、临床路径管理、医学伦理审查、病案管理、医疗统计、医疗应急管理、日常医政工作等
10	医患关系办公室	医疗纠纷防范培训、医疗纠纷调查处理、全院投诉接待与处理、医疗服务质量管理、志愿者服务管理、患者回访、患者满意度测评等。
11	科教科	科研管理、继续医学教育管理、实习生和进修生教学管理、住院医师规范化培训、学科建设、对外交流管理、技能培训中心管理、图书管理等
12	护理部	护理管理规划、护理质量管理、护理教学培训管理、护理科研管理、护理人力资源管理、护士执业安全管理、护士文化活动组织等
13	感染管理科	医院感染监测、卫生物资的监督审核、医疗废物监督、医院感染培训与考核、抗菌药物临床应用管理等。
14	质量管理科	全院医疗质量与安全体系构建、医疗质量检查督导、质量考核结果汇总分析、质量与安全教育培训、不良事件管理等

续表

序号	部门名称	关键职责
15	公共卫生科	传染病疫情报告、传染病防治管理、传染病诊疗管理、突发公共卫生事件管理、公共卫生项目管理、预防接种服务管理、精神疾病防治管理、疾病监测与报告、实验室生物安全与放射防护等。
16	健康教育科	全院健康教育统筹规划、健康教育资料编印发放、健康教育活动开展、健康教育工作督导检查、健康教育效果评价、孕妇学校管理、控烟管理等
17	保健部	全市妇幼保健规划、妇幼健康服务体系建设、全市妇幼保健工作督导与技术指导、妇幼保健网络管理、妇幼信息管理以及出生证明办理等
18	门诊部	分诊导诊管理、预约服务管理、专家出诊管理、门诊质量与安全管理、门诊日常事务管理等
19	分组诊疗办公室	各级医疗机构协作规划、学科联盟搭建、远程医疗管理、上下转诊管理、医联体建设、相关活动策划与组织、对口支援工作等
20	信息科	信息化建设规划、信息网络安全管理、硬件系统管理、软件系统管理、机房管理、数据统计及上报等
21	医学装备科	医疗设备与卫生材料购置规划、医疗设备保养维修、医疗设备应用评价、医疗设备档案管理、计量设备与压力容器监测管理等
22	招标采供部	招标工作、采购工作、出入库管理、招标采购信息管理、招标采购档案管理等
23	后勤保障部	水电管理、保洁管理、绿化管理、污水处理管理、被服洗涤管理、膳食管理、基建管理、防汛防灾工作、爱国卫生工作、环境安全与设施安全管理等
24	安全保卫科	治安管理、就医安全管理、医务人员执业安全管理、消防安全管理、停车场管理、危险品管理、视频监控管理、报警系统管理等。

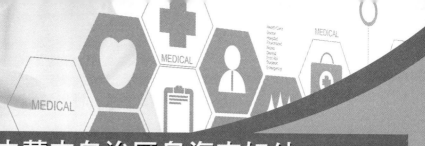

内蒙古自治区乌海市妇幼保健院中层干部竞聘实施方案

为加强我院中层干部队伍建设，提升中层干部的岗位胜任能力，根据公立医疗机构改革的相关政策、《事业单位人事管理条例》《三级妇幼保健院评审标准》等要求，结合我院实际，经院委会研究决定，将于 2016 年 11 至 12 月开展中层干部竞聘工作，对全院中层干部通过竞聘上岗的方式择优选拔聘用，现将有关事宜通知如下。

一、指导思想和基本原则

（一）指导思想

按照现代医院管理制度和人事分配制度改革的相关要求，围绕我院"十三五"发展目标，本着"符合资格条件、严格选拔程序、优化年龄结构、大胆起用新人"的原则，深化干部人事制度改革，建立"能上能下、能进能出"的干部动态化管理机制，促进干部队伍结构优化及整体素质的提高，为保健院优化健康服务、协调、持续发展提供可靠保障。

（二）基本原则

1. 按照公开、公平、公正、竞争、择优的原则。通过中层干部竞聘上岗，达到加强领导、提高效率、增强活力、强化管理、强化执行的目的。

2. 坚持民主集中制的原则。本次竞聘上岗按照集体领导、民主集中的原则进行，在综合个人考核成绩、广泛征求群众意见、组织考察的基础上，由院委会充分讨论决定聘用人选。

3. 坚持德才兼备、群众公认、注重实绩的原则。把乐于奉献、勇于创新、敢于管理、事业心强的优秀干部选拔到管理岗位上来，并注重选拔任用优秀年轻干部。

4. 坚持优化结构的原则。在竞聘上岗中，要考虑老、中、青年龄梯队搭配，同时也要兼顾学科分布以及干部的学历、职称等。

二、竞聘岗位设置

以《三级妇幼保健院评审标准》为依据，设置中层管理干部岗位，具体见竞聘岗位一览表。

三、基本任职条件

根据《三级妇幼保健院评审标准》的要求和医院实际，本次中层干部竞聘上岗任职要求如下：

（一）政治素质要求：

1. 政治素质好。认真贯彻执行党和国家的方针、政策与法律法规，具有较强的改革意识和开拓创新精神。

2. 热爱保健院，自觉维护保健院形象，以实际行动践行社会主义核心价值观和保健院文化理念，事业心强，懂业务，会管理，有胜任科室管理工作的能力。

3. 坚持原则，公道正派，遵纪守法，廉洁自律，求真务实，竞聘前三年考核为"合格"以上档次，且无违纪行为。

4. 群众基础好。团结同志、医患关系和谐，竞聘前三年无重大同事间纠纷和医疗投诉。

（二）任职年龄要求

妇女保健部、儿童保健部、孕产保健部部长、临床保健科室主任、医技科室主任、行政后勤科室主任年龄不超过53周岁（1963年1月1日以后出生）；科室护士长，年龄不超过44周岁（1972年1月1日以后出生）。

（三）学历要求

1. 妇女保健部、儿童保健部、孕产保健部部长、临床保健科室主任、医技科室主任学历本科（2010年1月1日之后参加工作者第一学历为全日制本科）。

2. 科室护士长学历本科（2010年1月1日之后参加工作者第一学历为全日制本科）。

3. 行政后勤科室主任学历大专（2010年1月1日之后参加工作者第一学历为参加全国高等教育招生考试入学的全日制大专）。

（四）职称及工作经历要求：

1. 妇女保健部、儿童保健部、孕产保健部部长职称要求主任医师，从事本专业工作年限10年以上；其他临床保健科室主任要求副主任医师职称，从事本专业工作年限10年以上。

2. 医技科室主任要求副主任医师职称，从事本专业工作年限10年以上。

3. 科室护士长要求主管护师，从事临床护理工作5年以上，其中手术麻醉科、新生儿科护士长要求在本科室从事护理工作5年以上。

4. 行政后勤科室主任职称要求：医务科主任、护理部主任、感染控制（感控）科主任要求相关专业中级及以上职称。其他科室主任对职称不做特别要求，从事管理工作5年以上。

5. 个别岗位现有人员职称达不到上述要求但已取得中级职称的，则设副主任（主持工作）。

（五）其他

办公室主任要求政治面貌为中共党员。

（六）特殊激励政策

为了鼓励具有潜力的优秀青年人才脱颖而出，通过担当重任加快成长，对未超过规定年龄并具备以下条件者可不受上述条件限制，直接报名参加中层干部竞聘，具体情况如下：

1. 第一学历本专业全日制本科，取得本专业初级职称（师级）并从事本专业工作 5 年以上。

2. 获得与本职工作相关的自治区级及以上荣誉称号。

3. 获得自治区级科技进步奖或市级科技进步奖一等奖的科技成果项目主持人。

（七）凡有下列情况者，不得参加竞聘上岗的报名

1. 有违法违纪行为，处理不满五年者。
2. 被认定为医疗事故的主要责任人，处理不满三年者。
3. 竞聘上岗前三年出现年度考核"不合格"者。
4. 因不能胜任岗位工作现正在待岗者。
5. 竞聘上岗前三年医德医风考核等级出现"一般"和"较差"者。

四、竞聘上岗的工作步骤

本次中层干部竞聘具体工作步骤如下：

（一）公布方案（11 月 15 日前）

公布《乌海市妇幼保健院中层干部竞聘实施方案》，开始组织报名。

（二）竞聘者报名与资格审查（11 月 16 至 22 日）

1. 参加竞聘者填写《乌海市妇幼保健院中层干部竞聘报名表》，提交报名表（报名地点设在人力资源科），中层干部竞聘上岗领导小组对报名人员进行资格审查，对符合资格条件者通知做好竞聘的前期工作。

2. 资格审查（基本资格条件占 20 分）。

（三）笔试（占10分）（11月28日）

通过答卷的方式对妇女儿童保健法律法规、规章、制度、保健院管理的基本知识等进行测试。

（四）测评（占20分）（11月29至12月2日）

包括本科室群众测评（占5分），全体中层管理干部测评（占5分），院领导测评（占10分）。

（五）述职演讲（占30分）（12月15至16日）

经资格审查合格人员进行述职演讲，主要内容为个人基本情况、竞聘本岗位的优势、已经取得与本岗位相关的主要成绩、担任本岗位后的主要工作规划与目标、胜任本岗位的不足和努力方向等。每人演讲时间控制在8分钟以内（必须制作PPT）。述职演讲分三个场次进行，即临床保健医技科室主任、护士长和行政后勤科室主任。演讲顺序现场抽签确定。

（六）组织考察（占20分）（12月19至23日）

召开科室群众座谈会、中层以上干部座谈会、高级职称人员座谈会等形式征求意见，并对竞聘人员进行谈话考察。

（七）公示与聘用（2017年1月4至10日）

公示时间为7个工作日。公示结果不影响其聘用的，由院委会行文聘用，本届聘期三年。首次聘用担任中层干部者试用期为半年，试用期满后进行考核，经考核称职者继续任职至聘期期满，考核不称职者解除所聘职务。

五、组织领导和基本要求

本次中层干部竞聘工作直接关系到保健院中层干部队伍建设，对促进保健院建设、发展和稳定具有重大的现实意义。全院各级领导要做好深入细致的思想政治工作，广大干部职工都要以大局为重，以事业为主，正确对待组织上的安排，认真做好和完成保健院的各项工作任务。保健院成立中层干部竞聘工作领导小组，小组下设办公室，办公室设在保健院人力资源科。

六、纪律与监督

1. 在竞聘过程中，严格执行有关纪律，如发现在选拔聘用工作中搞任人唯亲、营私舞弊、拉帮结派、打击报复等情况，一经查实，将对有关责任人根据情节轻重及影响进行批评教育直至纪律处分。

2. 参加竞聘者违反规定，弄虚作假，一经查实，取消资格。

3. 要严格执行组织人事纪律，切实加强对干部选拔任用的监督，单位纪检委员和工会主席全程参与，对违纪行为严肃查处。

附件 1

表 4-1　乌海市妇幼保健院中层干部竞聘岗位一览表

三大部	妇女保健部部长	医技科室	放射影像科主任	行政后勤科室	健康管理科主任
	孕产保健部部长		检验科主任		采供科主任
	儿童保健部部长		病理科主任		医保科主任
临床保健科室	产科主任	行政后勤科室	药学部主任		总务科主任
	妇科主任		办公室主任		基建科主任
	儿科主任		人力资源科主任	护士长	产科护士长
	生殖医学科主任		财务科主任		妇科护士长
	儿童保健科主任		医务科主任		儿科护士长
	妇幼信息管理科主任		护理部主任		手术麻醉科护士长
	麻醉科主任		感控科主任		儿保护士长
	新生儿科主任		信息科主任		新生儿科护士长
	口腔科主任		质量管理科主任		生殖医学科护士长
	产前诊断中心主任		病案管理科主任		静脉注射配药（静配）中心护士长
医技科室	超声影像科主任		设备科主任		供应室护士长

附件 2

表 4-2　乌海市妇幼保健院中层干部竞聘基本资格条件评分标准

考核项目	考核内容	分值
学历 （分值 2）	硕士	2
	本科	1.5
	大专	1
	中专、高中及以下	0.5
	如为后续学历按照此分值的 80%	
职称 （分值 2）	正高	2
	副高	1.5
	中级	1
	初级	0.5
	无职称	0
科研项目 （分值 4）	乌海市一等奖	1.5/ 每项
	乌海市二等奖	1/ 每项
	乌海市三等奖	0.5/ 每项
	自治区一等奖	2/ 每项
	自治区二等奖	1.8/ 每项
	自治区三等奖	1.5/ 每项
论文 （分值 2）	收录在核心期刊《中文核心期刊要目纵览》《中国科学引文数据库》《中文社会科学引文索引》《中国科技论文统计源期刊》的论文	0.5/ 每篇
	由一级学会主管、主办的，国家卫生和计划生育委员会、国家中医药管理局、国家食品药品监督管理局主管、主办的医学专业学术期刊	0.2/ 每篇
荣誉 （分值 4）	自治区级	0.5/ 每项
	乌海市级	0.2/ 每项
工作经验 （分值 4）	担任中层管理岗位工作经验每满一年	0.5 分
专业学术团体任职 （分值 2）	自治区的主任委员	2/ 每个
	自治区的副主任委员	1.5/ 每个
	乌海的主任委员、自治区常务委员	1/ 每个
	市级副主任委员、自治区委员	0.5/ 每个

（计分时间为 2014 至 2016 年，科研项目必须为主持人，论文必须为第一作者）

附件 3

表 4-3　乌海市妇幼保健院竞聘中层干部人员述职答辩评分表

测评维度		个人形象 逻辑思维 内容结构 演讲水平	角色定位 能岗匹配 工作激情 创新能力	管理技能 职责认知 工作思路 工作方法	战略导向 目标制定 计划执行 人才培养	个人胸怀 团队领导 业绩预估 答辩效果	总分值
分值		20	20	20	20	20	100
评分标准	A 档	15~20	15~20	15~20	15~20	15~20	总得分
	B 档	10~14	10~14	10~14	10~14	10~14	
	C 档	5~9	5~9	5~9	5~9	5~9	
	D 档	0~4	0~4	0~4	0~4	0~4	
得分							

附件 4

表 4-4　乌海市妇幼保健院竞聘中层干部人员组织考察评价表

考察维度		廉洁自律、岗位奉献、发挥表率作用情况	工作业绩和聘用后工作业绩预估情况	大局意识、协作精神、团结同志情况	院正职领导、分管领导评价情况	科室群众评价（科室员工座谈会）情况	总分值
分值		20	20	20	20	20	100
评分标准	A 档	15~20	15~20	15~20	15~20	15~20	总得分
	B 档	10~14	10~14	10~14	10~14	10~14	
	C 档	5~9	5~9	5~9	5~9	5~9	
	D 档	0~4	0~4	0~4	0~4	0~4	
得分							

附件 5

表 4-5   乌海市妇幼保健院领导对竞聘中层干部人员测评表

如你对被测评人员在所调查的项目方面表现优秀请在 A 上打"√",良好在 B 上打"√",一般在 C 上打"√",基本合格在 D 上打"√",不合格在 E 上打"√"。

姓名 \ 测评内容	领会领导意图、贯彻工作指令方面	统筹规划、综合协调、组织观念方面	培养人才、创新能力、执行能力方面	处理人际关系能力及冲突管理方面	职业道德、廉洁自律方面
	A B C D E	A B C D E	A B C D E	A B C D E	A B C D E
	A B C D E	A B C D E	A B C D E	A B C D E	A B C D E
	A B C D E	A B C D E	A B C D E	A B C D E	A B C D E

记分方法:A 记 20 分,B 记 15 分,C 记 10 分,D 记 5 分,E 记 0 分,累积分除以参与评估人数为实际得分。

附件 6

表 4-6   乌海市妇幼保健院中层干部对竞聘中层干部人员测评表

如你对被测评人员在所调查的项目方面表现优秀请在 A 上打"√",良好在 B 上打"√",一般在 C 上打"√",基本合格在 D 上打"√",不合格在 E 上打"√"。

姓名 \ 测评内容	个人影响力、个人品德方面	管理能力或管理潜力、带领团队能力方面	廉洁自律、职业道德、医患关系方面	业务能力、技术水平与创新能力方面	综合协调、团结协作方面
	A B C D E	A B C D E	A B C D E	A B C D E	A B C D E
	A B C D E	A B C D E	A B C D E	A B C D E	A B C D E
	A B C D E	A B C D E	A B C D E	A B C D E	A B C D E

记分方法:A 记 20 分,B 记 15 分,C 记 10 分,D 记 5 分,E 记 0 分,累积分除以参与评估人数为实际得分。

附件 7

表 4-7   乌海市妇幼保健院科室群众对竞聘中层干部人员测评表

如你对被测评人员在所调查的项目方面表现优秀请在 A 上打"√",良好在 B 上打"√",一般在 C 上打"√",基本合格在 D 上打"√",不合格在 E 上打"√"。

姓名 \ 测评内容	爱岗敬业、以身作则,表率作用方面	管理能力或管理潜力、大局意识和团队协作方面	专业技术水平、带教能力、科研能力方面	廉洁自律、职业道德、服务艺术、医患关系方面	个人魅力、凝心聚力、带领团队发展科室方面
	A B C D E	A B C D E	A B C D E	A B C D E	A B C D E
	A B C D E	A B C D E	A B C D E	A B C D E	A B C D E
	A B C D E	A B C D E	A B C D E	A B C D E	A B C D E

记分方法:A 记 20 分,B 记 15 分,C 记 10 分,D 记 5 分,E 记 0 分,累积分除以参与评估人数为实际得分。

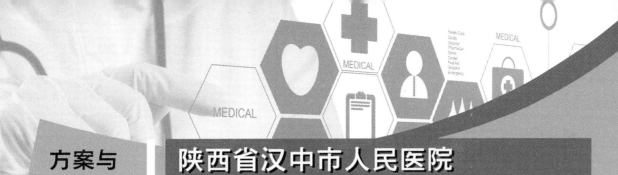

方案与
案例5

陕西省汉中市人民医院
人事制度改革实施方案

根据有关深化医药卫生体制改革的文件精神，为进一步优化医院人力资源配置，加强人才队伍建设，规范管理措施，拓宽服务功能，夯实发展后劲，结合医院实际，制定《汉中市人民医院人事制度改革方案》如下：

一、指导思想

坚持公立医院的公益性，坚持德才兼备的用人标准，适应事业单位人事制度改革要求，为优化医疗卫生资源配置，提高医疗卫生服务质量奠定基础。通过引入竞争机制，建立政事职责分开、单位自主用人、人员自主择业、政府依法管理，配套措施完善的分类管理体制，为推动卫生改革和医院发展提供强有力的组织保证和人才支持。

二、改革目标

建立符合医院可持续发展和工作特点的岗位管理聘用制度，全面推行以聘用制和岗位管理制度为重点的人事管理制度，形成人员能进能出，职务能上能下，待遇能高能低，人才结构合理，优胜劣汰，有利于优秀人才脱颖而出，充满生机和活力的用人机制和重实绩、重贡献的分配机制。

三、改革原则

1. 坚持党管干部的原则。
2. 尊重知识，尊重人才的原则。

3. 公开、公平、公正、择优的原则。

4. 按需设岗，以岗择人，竞争上岗，按岗聘用，实行全员聘用的原则。

5. 考试与考核相结合的原则。

6. 以岗定薪，按岗取酬，岗变薪变的原则。

四、改革范围

1. **改革的人员范围**　正式在编在册的管理人员、专业技术人员和工勤人员。

2. 成立汉中市人民医院人事制度改革领导小组。

组长：医院党委书记、院长。

副组长：各分管院级领导。

成员：党委办公室主任、院办公室主任、人力资源部主任、医务部主任、护理部主任、门诊部主任、财务部主任、核算部主任。

领导小组下设办公室，办公室设在人力资源部，人力资源部主任兼任办公室主任，负责办理日常事务。

五、改革的工作任务

（一）科学合理进行岗位设置

根据陕办发〔2007〕18号《陕西省事业单位设置管理实施意见（试行）》的通知、汉区办发〔2007〕53号转发《汉中市事业单位岗位设置管理实施意见（试行）》的通知，按照"总量控制，结构调整、精简高效"的原则，根据我院现有编制以及医院长足发展需求，人才结构和人才培养等多种因素，科学、合理设置部门、科室，按学科发展势头合理划分专业，根据科室承担的责任、风险、负荷等因素进行定岗定编，合理配置人员。

（二）实行全员聘用制度和岗位管理制度

根据岗位设置、岗位聘用方案，按照公开竞争、择优聘用、平等自愿、协商一致的原则，医院与管理人员、专业技术人员、工勤人员签订《聘任书》和《聘用合同》，明确双方的责、权、利，保证双方的合法权益。打破行政职务、专业技术职务终身制，由身份管理转向岗位管理。对管理人员、专业技术人员、工勤人员的聘期同步，聘期三年，期满后根据考核情况和相关程序择优重新聘用。

1. 院领导的聘任

医院院长、副院长的聘用，按照《汉台区公立医院管理委员会章程》及《汉台区公立医院院长选拔任用及管理考核办法》规定的程序进行。

2. 中层聘任

①医院行政职能部门、临床医技科室的中层干部及护士长采取在全院范围内逐步推行公开竞聘产生。按照本人申请、面试演讲、民主测评、组织考察、择优聘用的程序进行。实行两年一聘，竞争上岗实行中层干部任期目标责任制，院长和中层干部签订任期目标责任书，聘任期满根据考核结果决定解聘或续聘。②财务、采购、人事等重点部门的中层干部原则上连任不得超过四年。

3. 管理人员聘任

职能部门的一般管理人员实行竞争上岗，由科室聘任。重点部门重点岗位二年实行轮换岗位制度。

4. 专业技术人员聘任

专业技术人员实行专业技术职务聘任制。实行评聘分开，竞争上岗、择优聘用、定期考核。考取或评审获得的任职资格仅作为岗位聘任的条件之一，不与个人报酬待遇挂钩。医院根据业务发展和学科建设情况，确定各类专业技术职称的人员编制，并制定严格的专业技术职务聘任考核办法，通过考核和竞争确定最终聘任人选。由医院聘任的专业技术人员按所聘任的职称与薪酬待遇挂钩。

5．工勤人员实行岗位聘任制

医院工勤岗位按需设岗，对工勤人员根据专业工种、岗位等级，实际能力等条件，实行竞争上岗、择优聘用、定期考核。工勤人员取得岗位技术等级，可作为岗位聘任的主要条件之一，不与个人报酬待遇挂钩。医院根据工作需要确定工勤人员编制，由医院聘任的工勤人员按所聘任的技术等级与薪酬待遇挂钩。

（三）新进人员实行公开招聘制度

根据《陕西省事业单位公开招聘工作人员办法》，在编制空缺和岗位空缺的基础上，内部人员无法增补的，拟定公开招聘计划，上报人事部门，按照规定程序向社会公开招聘。

（四）优秀人才及实用人才引进

根据医院的岗位需求建立优秀人才及实用人才引进管理办法，制定引进条件，落实优惠政策，积极引进学科带头人、高学历人才、实用性人才。以提高医院整体医疗质量技术水平。对于引进的优秀人才，经过评估并签订任期目标责任书，可以实行协议工资制。

（五）聘后管理

1．建立健全完善的绩效考核制度

依据《汉中市人民医院绩效考核实施方案》《汉中市人民医院绩效薪酬分配方案》对管理人员、专业技术人员和工勤人员按照德、能、勤、绩、廉全面进行考核，并把考核结果作为续聘、辞聘、解聘、晋级、晋升、评先、评优、分配、奖励的主要依据。①中层干部原则上1年考核1次，对考核成绩排名最后三名予以诫勉谈话，连续两次考核不合格的予以解聘。②专业技术人员1年考核1次（述职考核、年度考核），1年考核不合格者不晋升薪级工资，不予晋升晋级。连续两年考核不合格者分流至工勤岗位工作。任原职称满5年的、符合订立聘用到退休合同条件的，可以保留原国家规定的工资待遇，不满 5 年的享受现岗位工资待遇。

2．落聘管理

根据《汉中市人民医院落聘、待岗及分流方案》中层管理干部落聘不再享受原岗位待遇。①专业技术人员落聘。高、中级职称人员落聘享受低一级职称的工资待遇（高职低聘），初级人员落聘待岗培训学习 3 个月，其间只发给基本工资，3 个月后只发给基本工资的 70%，均不享受绩效工资；待岗学习期满（包括临床实践）由科主任提名可继续按程序聘用，期满仍不能聘用者，医院按照实际情况重新调整工作岗位。②管理人员、工勤人员落聘按照《汉中市人民医院落聘、待岗及分流方案》执行。

（六）建立解聘、辞退制度

1．解聘

根据陕人发［2006］19 号《陕西省事业单位聘用合同管理办法》文件精神单位可以按照规定的程序解聘职工，职工也可以按照聘用合同辞聘。对不能完全履行聘任合同，又暂不够解聘条件的人员，可实行诫勉、转岗，限期改正，逾期不改的予以解聘。

2．解除合同

受聘人员在试用期内被证明不符合本岗位要求又不同意医院调整工作岗位的；连续旷工超过 10 个工作日或者 1 年内累计旷工超过 20 个工作日的；违反工作规定或操作规程，发生责任事故，或者失职、渎职，造成严重后果的；严重扰乱工作秩序，致使医院、科室工作不能正常进行的；被判处拘役、有期徒刑、缓刑以及有期徒刑以上刑法收监执行，或者被劳动教养的，严重违反法律、法规和规章制度的其他情形。受聘人员有以上情形之一者，医院将随时与受聘人员解除合同。

3．根据国家人事部《全民所有制事业单位辞退专业技术人员和管理人员暂行规定》的通知精神

连续两年岗位考核不能完成工作任务，又不能服从组织另行安排或重新安排后

在 1 年之内仍不能完成工作任务的；无正当理由连续旷工时间超过 15 天，或一年内累计旷工时间超过 30 天的；损害医院经济权益，造成严重后果以及严重违背职业道德，给医院造成极坏影响的；无理取闹、打架斗殴、恐吓威胁单位领导，严重影响工作秩序和社会秩序的；违反工作规定或操作规程，发生责任事故，造成严重经济损失的；犯有其他严重错误的专业技术人员和管理人员可以辞退。

4. 中层干部解聘条件

全院所有受聘中层干部在聘期内不能履行工作职责，完成任期目标；组织能力、协调能力、管理水平差导致科室管理混乱；不能正确处理医院、科室和个人利益之间的关系，无正当理由不服从工作安排，或因管理不善造成工作失误的；严重违反法律、法规和规章制度以及职业道德和医学伦理道德的情形。受聘中层有以上情形之一者，医院将随时与受聘中层解除聘用合同。

5. 专业技术人员和工勤人员解聘条件

科室受聘的专业技术人员及工勤人员在聘期内不能履行所聘岗位职责，经过培训或调整工作岗位，仍不能胜任的；缺乏大局意识，无协作精神，工作质量不高，常有差错过失发生，患者及工作人员投诉较多；劳动纪律涣散，不能完成本职工作。受聘人员有以上情形之一者，医院可随时与受聘者解除劳动合同。

（七）人员分流和未聘人员的安置工作

根据《汉中市人民医院落聘、待岗及分流方案》执行。

六、工作要求

（一）统一思想，提高认识，强化领导。要讲政治，顾大局，求稳定，医院人事制度改革工作涉及面广、政策性强。关系到每个人切身利益，各科室要高度重视改革对医院建设和发展的重要性和必要性，积极参与，协调好各方关系，确保该项工作顺利进行。

（二）密切配合、分工协作、稳步推进。医院人事制度改革是一项较为复杂的系统工作，在实际操作中将会出现一些问题和矛盾，为此全院上下要相互配合，形成合力，加强沟通，共同解决难题，处理好改革、发展、稳定三者的关系，引导职工树立正确的工作理念，确保人事制度改革稳步推进。

（三）严肃纪律、加强监督。人事制度改革要以党纪、政纪做保证，切实增强职工的政治意识、责任意识、大局意识。严格执行国家政策，严守改革纪律，严格执行议事规则，圆满完成改革任务。

（四）本方案职代会通过后实施，未尽事宜，在以后的工作中予以补充完善。

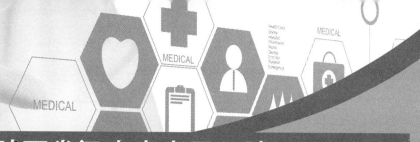

方案与案例6

陕西省汉中市人民医院落聘、待岗及分流安置方案

为进一步加快公立医院改革步伐，优化医院人力资源配置，加强医院人才队伍建设，根据《陕西省深化卫生事业单位人事制度改革实施意见》《汉台区公立医院人事制度改革指导意见》和有关政策规定，结合医院实际制定《汉中市人民医院岗位落聘、待岗及分流安置方案》如下：

一、指导思想

深入贯彻陕西省深化医药卫生体制改革精神，扎实推进医院管理体制和内部运行机制改革，实行岗位管理和资格准入制度，积极稳步地推进全员聘用工作。在人员进口上实行公开聘用制度；在内部管理上实行竞争上岗、岗位聘用和岗位绩效工资制度；在人员出口上规范解聘、辞退、辞职和退休制度，畅通出口，确保稳定。推动医院各项业务又快又好的发展。

二、安置原则

1．坚持公开、公正、公平、竞争的原则。

2．坚持"科学设岗、内部消化"为主的原则。

3．坚持职工素质和工作效率相结合的原则。

4．坚持增收节支、开源节流、减员增效的原则。

5．结合现有科室编制人数，超编人员全部待岗或分流，科室编制空缺，一律竞聘上岗，采取多种方式分流安置。

三、分流范围

1. 不具备合法执业资格。
2. 连续两年未取得合法执业资格的医护人员。
3. 无法胜任本科室工作的落聘人员。

四、落聘、待岗及分流安置办法

（一）落聘人员管理

1. 中层干部落聘，不再享受原职务待遇。可以竞聘普通管理岗位或专业技术岗位。

2. 落聘的普通管理人员，如工勤岗位有空缺，可以竞聘工勤岗位。工勤岗位仍落聘的，进入待岗。

3. 落聘的专业技术人员，可到同专业的其他科室应聘，如落聘，进入待岗。

4. 工勤人员落聘，也可到同类其他科室应聘，落聘进入待岗。

5. 待岗期间由人力资源部统一组织培训，学习各项规章制度。专业技术人员由医教部、护理部负责培训，管理人员、工勤人员待岗三个月内只发放基本工资，待岗半年内发放基本工资的 60%，均不享受绩效工资；高、中级职称专业技术人员待岗期间，享受低一级职称的工资待遇（高职低聘）；初级人员待岗培训学习 3 个月，其间只发给基本工资，3 个月后只发给基本工资的 70%，均不享受绩效工资；待岗学习期满（包括临床实践）由科主任提名可继续按程序聘用。仍不能胜任工作的，转岗分流。

6. 待岗超过半年者年度考核视为不合格，次年不能调整 1 级薪级工资。

7. 待岗学习期间不到医院上班者，按照《全民所有事业单位辞退专业技术人员和管理人员暂行规定》的通知执行，并停发一切工资待遇。未经批准，待岗人员到外单位工作的，视为自动离职。

（二）分流安置

对待落聘人员的安置是关系到医院发展和稳定的一项重要工作，根据医院工作需要和各类待聘人员的不同情况，医院采取培训再聘，院内转岗，院外流动等多种途径。

1. 培训再聘

经学习培训考试考核成绩优秀者，原科室同意聘用可以再聘。本人也可自费外出学习进修，在此期间发放基本工资，学习期满，成绩优秀者择优聘用。

2. 院内转岗

根据待聘人员的专业特长、能力和表现，安排到医院缺编岗位。

3. 院外流动

待岗期间不服从组织安排或待岗调整仍未聘的人员，责令其在六个月内调离或辞职，逾期未办理调离或辞职手续的，医院予以辞退。

4. 提前离岗优惠政策

在人事制度改革聘任期间，医院实行院内提前离岗优惠政策。男年满55周岁；女，干部年满50周岁，工人年满47周岁，本人要求提前离岗的；本人申请、医院同意行文上报，经主管部门同意，并报人社局批准（高级职称的需经组织部同意），可以办理提前离岗手续。其离岗全额发放本人工资（基本工资＋100%绩效工资）。办理离岗手续时一次性发放给本人（但最多不超过60个月），调资晋级按在职人员正常进行。到达退休年龄后，由医院按规定办理退休手续，并享受退休人员的相应待遇。在此期间，符合病退条件的，可按现行政策办理病退。

5. 离岗手续

因身体有病，不能胜任本职工作（符合国家病退条件人员），由本人自愿申请不参与竞聘的，经医院复查核实，报医院人事改革领导小组批准后，可办理离岗手续。

离岗期间，享受基本工资及 70% 绩效工资。调资晋级按在职人员正常进行。到达退休年龄后，由医院按规定办理退休手续，并享受退休人员的相应待遇。

五、分流人员工资待遇

1. 工龄 10 年以下（含 10 年）享受基本工资的 60%。
2. 工龄 11～15 年（含 15 年）享受基本工资的 65%。
3. 工龄 16～20 年（含 20 年）享受基本工资的 70%。
4. 工龄 21～25 年（含 25 年）享受基本工资的 75%。
5. 工龄 26～30 年（含 30 年）享受基本工资的 80%。
6. 工龄 31 年以上（含 31 年）享受基本工资的 85%。

以上基本工资为岗位＋薪级（护理人员加工资构成部分中的 10%）。不享受绩效工资。

7. 分流人员需与医院签订《分流协议书》，调资、晋级按在职人员程序正常进行，达到法定退休年龄后，由医院按规定办理退休手续，并享受退休人员相应待遇。

六、审批程序

1. 符合分流范围和离岗人员，由本人申请，科室同意，上报办公室，经院务会议研究批准后方可离岗。
2. 凡医院在岗的各类工作人员在医院实行聘任制度时，必须参加竞争上岗，凡不参加竞争上岗或参加竞争上岗不服从组织安排的，不享受本规定的相关政策。
3. 专业性较强或特殊岗位不宜实行分流的可暂不实行本办法。

七、本方案经职代会通过后实施，与人事改革政策有违背的，以上级文件为准，本办法由解释权归医院人事改革领导小组

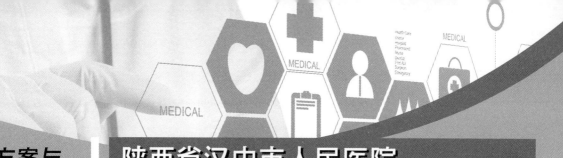

陕西省汉中市人民医院
定岗定编方案

　　为了进一步深化公立医院人事制度改革，建立公立医院人事管理制度，增强医院的生机与活力，不断提高公立医院医疗服务水平。按照《汉中市事业单位岗位管理实施细则（试行）》的通知文件精神，结合医院实际情况制定岗位设置方案。

一、总体目标

　　全面推行人员聘用制度和岗位管理制度，建立符合医院工作特点的人事管理制度，实现固定用人向合同用人的转变，身份管理向岗位管理转变，逐步健全人员能进能出、岗位能上能下、待遇能高能低、人才结构合理，有利于优秀人才脱颖而出，充满生机与活力的人事管理制度。

二、基本原则

　　坚持公开、平等、竞争、择优的人选原则；坚持德才兼备；以德为先的用人标准；坚持尊重知识、尊重人才、尊重劳动、尊重创造的人才导向；坚持效率与公平并重的分配机制；

三、门诊、临床、医技具体科室设置

1. 门诊科室原设 19 个

　　新增设 3 个：神经内科、肛肠科、整形科。

2．现设科室 22 个

急诊科、呼吸内科、消化内科、心血管内科、神经内科、内分泌肾病科、呼吸内科、小儿科、普外科、骨外科、泌尿外科、神经外科、心胸肿瘤外科、整形外科、妇产科、肛肠科、疼痛康复科、皮肤科、中医科、耳鼻喉科、眼科、口腔科。

3．临床科室原设 17 个

增设 5 个科室：神经内科病区、心血管 2 病区、产科病区、新生儿病区、体检中心。现科室设置 22 个。

4．医技原设 6 个科室

增设 1 个：供应室。现设科室 7 个。

5．行政后勤原设 20 个

现增设 3 个：工会办公室、宣传教育科、收费结算管理部。现设科室 22 个。

6．外设机构 1 个

北井巷社区卫生服务站。

四、岗位类别

根据《陕西省卫生事业内设机构和人员编制的指导意见》《汉台区编制委员会关于汉台区区级公立医院及乡镇卫生院机构编制方案》，县级公立医院编制原则上按床位与编制 1：1.5 的比例核定进行设置。设管理岗位、专业技术岗位、工勤岗位共计 900 个，其中管理岗位 63 个，占 7%；专业技术岗位 792，占 88%；工勤岗位 45，占 5%。

1．管理岗位设置（表 7-1）

表 7-1　管理岗位设置

名称	正科	副科	科员	合计
设置比例	3%	6%	91%	100%
岗位人数	2	4	57	63

2．专业技术岗位设置（表 7-2）

表 7-2　专业技术岗位设置

名称	正高	副高	中级	初级	合计
设置比例	2%	18%	40%	40%	100%
岗位人数	32	126	317	317	792

3．工勤岗位设置（表 7-3）

表 7-3　工勤岗位设置

名称	技师	高级工	中级工	初级工	合计
设置比例	5%	20%	45%	30%	100%
岗位人数	1	10	20	14	45

五、岗位条件

根据《汉台区事业单位岗位设置实施工作有关各项的通知》精神，结合我单位工作实际，管理岗位、专业技术岗位和工勤岗位的共同基本责任条件是：

（1）遵守宪法和法律。

（2）具有良好的品行及职业道德。

（3）具备岗位所需的专业、能力和技能条件。

（4）身体健康，能适应岗位工作要求。

（5）对实行职（执）业资格制度管理的岗位，要符合国家对职（执）业资格的要求；

（6）能认真贯彻执行各项医疗法规政策要求，熟悉各项医疗操作日常及工作流程，履行本岗位工作职责，遵守本单位各项规章制度。能自觉遵守劳动纪律无迟到、早退、旷工现象，年度考核为合格。

（7）以学历、工龄、领导岗位、论文撰写、继续教育、出勤情况、思想表现、医德医风和工作业绩等九个方面进行量化考核评价，总分为100分，荣誉表彰另加分。专业技术岗位等级竞聘按量化考核评价标准评分，名次由高到低排列。按照岗位空缺竞聘上岗。

各类别各级岗位在具备上述共同条件的同时，必须具备以下条件：

1. 管理岗位

认真贯彻执行党的路线方针政策，具有一定的政策水平，分析解决解决问题和文字表达的能力，并具有一定的管理工作经验，认真贯彻医疗卫生法规，熟悉医院工作流程，具备指导、监督临床工作的能力，履行完成岗位说明书的任务及职责。

2. 专业技术岗位

（1）正高级专业技术岗位：①正高级三级条件：大学本科及以上学历，取得正高专业资格，受聘在正高专业技术岗位工作5年以上；每年继续教育20个课时以上；有较高的学术和技术水平，解决工作中疑难问题，任四级期间取得了显著的业绩，并具备下列条件之一：获得市级以上科技成果或推广奖；省级以上刊物发表论文5篇以上；主持的技术研究成果或推广成果取得显著的社会效益和经济效益；发展过正式出版的专著（10万字以上）。②正高级四级条件：大学本科以上学历，取得正高级专业技术资格，受聘于副高五级5年以上，每年继续教育不低于20个课时；有较高的学术和技术水平，能解决工作中的疑难问题，任五级期间取得了显著的业绩，并具备下列条件之一：获得市级以上科技成果或推广奖；省级以上刊物发表论文4篇以上；主持的技术研究成果或推广成果取得显著的社会效益和经济效益；发表过正式出版的专著（8万字以上）。

（2）副高级专业技术岗位：①副高级五级：大学专科及以上学历，取得高级专业技术资格，受聘于副高六级5年以上，每年继续教育不低于15个课时；有较高的学术和技术水平，任六级期间工作业绩明显，并具备下列条件之一：获得市、县级以上科技成果或推广奖；在省级以上刊物发表论文3篇以上；主持的技术研究成果或推广成果取得一定的社会效益和经济效益；发表过正式出版的专著和实用指导专著（5万字以上）。②副高级六级：大学专科（含中专）及以上学历，取得副高级专业技术资格，受聘于七级 5 年以上，任职以来具备下列条件之一：获得县级以上科技成果或推广奖；在市级以上刊物发表论文 3 篇以上；市级"三一一人才"或"市级有突出贡献拔尖人才"；年度考核两次优秀以上。③副高级七级：大学专科（含中专）及以上学历，取得副高级专业技术资格，能够担负七级所应承担的专业技术工作。

3．中级专业技术岗位

①中级八级：中专及以上学历，受聘在九级岗位工作 4 年以上，并具备以下条件之一：能独立地担负起所从事的专业技术工作；任九级期间工作业绩突出；任职期间主持、参与过技术研究或推广，获得过上级部门及单位以上奖励的年度考核两个优秀以上。②中级九级：中专及以上学历，受聘在十级岗位工作 4 年以上，并具备以下条件之一：能独立地担负起所从事的专业技术工作；任十级期间工作业绩突出；任职期间主持、参与过技术研究或推广（含教研、教改成果）获得过上级奖励的；任职后年度考核、单项考核被评过优秀的；取得过上级部门以上荣誉称号的。③中级十级：中专及以上学历，取得中级专业技术职务任职资格，能够担负起十级所承担的专业技术工作。

4．初级专业技术岗位

①初级十一级岗位：中专以上学历，取得初级专业技术资格，符合助理级任职资格，符合助理级任职资格条件，并具备下列条件之一：大学本科毕业在十二级岗位工作 2 年以上；大学专科毕业在十二级岗位工作 4 年以上；中专毕业在十二级岗位工作 8 年以上。②初级十二级岗位：中专以上学历，新聘任在助理级专业技术岗位的人员；大学本科及以上学历参加工作见习期间取得初级专业技术任职资格的人员。③初级十三级岗位：大中专毕业生见习期满取得初级专业技术任职资格人员。

5．工勤岗位

（1）技师岗位

1）通过政府人事部门工考办技师技术等级考试、考核，并具技师工作基本理论和岗位工作技能。

2）熟练掌握技师岗位的各项工作流程。

3）认真履行技师岗位职责，完成岗位说明书的各项内容及工作任务。

（2）高级工岗位

1）通过政府人事部门工考办高级工技术等级考试、考核，并具高级工工作基本理论和岗位工作技能。

2）熟练掌握高级工岗位的各项工作流程。

3）认真履行高级工岗位职责，完成岗位说明书的各项内容及工作任务。

（3）中级工岗位

1）通过政府人事部门工考办中级工技术等级考试、考核，并具中级工工作基本理论和岗位工作技能。

2）熟练掌握中级工岗位的各项工作流程。

3）认真履行中级工岗位职责，完成岗位说明书的各项内容及工作任务。

（4）初级工岗位

1）通过政府人事部门工考办初级工技术等级考试、考核，并具初级工工作基本理论和岗位工作技能。

2）熟练掌握初级工岗位的各项工作流程。

3）认真履行初级工岗位职责，完成岗位说明书的各项内容及工作任务。

六、岗位聘任

岗位设置和管理方案批准后，事业单位根据核准的岗位设置方案和岗位职责、任务、任职条件，按照《陕西省事业单位聘用合同管理暂行办法（陕人发〔2006〕19号）等国家、省、市、区有关文件规定的程序和"竞聘上岗、按岗聘用、合同管理"的原则聘任工作人员。并签订聘用合同，明确岗位等级等事项。

七、岗位补充

单位岗位因聘用人员退休、终止或解除合同等出现人员空缺影响工作时，须通过主管部门向人事部门申报人员补充计划，按《陕西省事业单位公开招聘工作人员办法》办理。人员补充要根据具体岗位的条件和要求，在单位或本系统内部通过竞聘上岗和轮岗交流的方式调剂解决，也可根据工作需要和现有人员状况，按照有关规定和工作程序面向社会公开招聘。

八、岗位管理

事业单位工作人员管理按照《陕西省事业单位聘任合同管理办法》（陕人发〔2006〕19号）等有关规定执行。

根据单位事业发展和工作需要，岗位设置需做调整的，管理岗位的最高等级和结构比例根据事业单位的规格和隶属关系，按照干部人事管理有关规定和权限确定。凡经调整的事业单位岗位设置方案须经本单位职工代表大会或职工大会审议通过，按岗位设置审批程序，经主管部门和人事部门审核，报市人事审批后方可组织实施。

附件：1. 汉中市人民医院医院行政后勤科室岗位设置比例表（表7-4）

2. 汉中市人民医院临床医技科室岗位设置比例表（表7-5）

表7-4   汉中市人民医院医院行政后勤科室岗位设置比例表

科室	主任	副主任、护士长	干事、会计、出纳	备注		实有人员
				已设岗	空岗	
党委办公室	1	/	1	2	0	2
宣传教育科	1	/	3	4	2	2
工会办公室	1	/		1	1	0
审计部	1	/		1	0	1
医院办公室	1	/	5（司机2人）	6	0	6
人力资源部	1	/	2	3	0	3
财务科	1	/	7	8	2	6
医务部	1	1	4	6	2	4
质控部	1	/	3	4	1	3

科室	主任	副主任、护士长	干事、会计、出纳	备注		实有人员
				已设岗	空岗	
护理部	1	1	3	5	-3	8
门诊部	1	2	1	4	1	3
医保合疗部	1	1	9	11	0	11
感染管理部	1	/	2	3	0	3
物资采供部	1	/	4	5	1	4
信息病案管理部	1	/	12	13	0	13
预防保健部	1	/	4	5	0	5
核算办	1	/	1	2	0	2
收费结算中心	1	/	29	30	1	29
后勤保障部	1	/	29	30	2	28
基建办	/	2	2	4	0	4
设备科	1	/	7	8	0	8
保卫部	1	/	3	4	0	4

表 7-5　汉中市人民医院临床医技科室岗位设置比例表

科室	床位数	医师设置数	现有医师人数	空缺医师人数	护理设置人数	现有护理人数	空缺护理人数
消化内科	40	11（胃镜室2人）	12	-1	18（胃镜室2人）	16	2
心血管科一病区	48(ccu8张)	12（ccu3人）	8	4	20	19	1
心血管科二病区	40	13（心电图4人）	8	1	16	15	1
神经内科	40	9	8	1	16	16（辅助2，轮转1）	3
内分泌肾病科	40	10	8	2	16	19（辅助2人、血透3人）	2
呼吸内科	40	10	8	2	16	19（转科3人、辅助2人）	2

科室	床位数	医师设置数	现有医师人数	空缺医师人数	护理设置人数	现有护理人数	空缺护理人数
普通外科	46	12	11	1	18	21（辅助2人）	-1
骨外科	48	11	11	0	19	14（辅助1人）	6
泌尿外科	32	9	8	1	13	13	0
神经外科	34	9	7	2	14	15	-1
心胸肿瘤外科	40	10	8	2	16	17（辅助2人）	1
整形外科	26	8	6	2	13	13（辅助1人）	1
妇科	40	16（门诊5人）	20（援藏援非2人）	9	42（门诊3人）	36（产房13人）	6
产科	40	13（门诊2人）					
小儿科	40	13（门诊2人）	12	1	22（留观5人、微量元素1人）	19	3
眼科	10	8（门诊2人）	8	0	6（门诊2人）	12	0
耳鼻喉科	12	8	6	2	5		
口腔科	2	6	3	3	1		
肛肠科	20	7	5	2	8	7	1
手术麻醉科	7	14	12	2	18	22	-4
急诊科		16	14	2	26	26（门诊换药2人、门诊注射3人）	0
体检中心		10	8	2			
放射科		22	21	1	2	2	0
超声科		15	12	3			
检验科		26	22	4	1	1	0
病理科		8	4	4			
药剂科		43	36	7			
输血科		5	7	-2			
供应室					15	14	1

说明:（职称比例：正高：副高：中级：初级＝1：2：4：8）

广意医疗养生科技集团
培训规划方案

　　广意医疗养生科技集团是由广意集团控股并管理的一家集医疗养生为主业的医疗健康产业集团。广意集团始建于 1980 年，是一家国家级高新技术民营企业，经过 30 多年的沉淀，广意集团以全资、控股并行的多种经营模式，拥有 12 家下属公司，其业务涵盖通信电缆、机械设备、高尔夫球场、金融押运、医疗健康、房地产等领域。广意医疗养生科技集团目前拥有顺德新容奇医院、美瑞乳腺专科医院、贝尔美医学美容医院、乐善居高端颐养院、广意健康会以及银山高尔夫俱乐部等医疗和养老机构。顺德新容奇医院始建于 1958 年，前身是顺德县第二人民医院，2005 年转制由广意集团控股，成为中国第一批公立医院转制成功典范。新容奇医院 2015 年开放病床数 532 张，门诊量 100 多万人次，年营业额超过 3 亿元，是综合性二级甲等医院，2013 年评为广东民营医院可持续发展 20 强、中国民营医院竞争力 100 强。美瑞乳腺专科医院是广东省首家经政府批准设立的，集医疗、保健、健康管理、塑形为一体的专业化、规范化、现代化的中西医结合乳腺专科医院。乐善居高端颐养院是广意集团旗下连锁养老机构品牌，是佛山地区首家医养结合的高级养老院、顺德唯一一家通过验收的护理院。贝尔美医学美容医院是顺德地区规模最大的整形美容专科医院，医院定位于专业、健康、时尚，力求打造成为五星级特色的"临床＋健管"的平台式美容专科医院。广意健康会是广意集团旗下健康管理公司，负责整合广意集团高端医疗资源，以及广东地区医疗专家资源，引入西方先进的私人医师保健制度，并融入中医养生及健康重建的理论方法，恪守私隐保密原则，为客户提供优质的私人医师及健康管理服务。银山高尔夫俱乐部为岭南地区唯一全松林高尔夫球场。着眼未来，广意医疗养生科技集团将以立足中国，放眼世界，创国际品牌，做百年广意为愿景，致力于打造集医疗、养老、休闲、度假为一体的健康产业集团，并通过延伸服务产业链形成自己的品牌和特色。

　　为了实现广意医疗养生科技集团的愿景和战略目标，集团高层将人才培养、科技兴企作为重要的战略举措，为此，集团对所属各医疗机构培训管理的规范化情况、培训效果以及员工的培训意愿进行了充分的前期调研和沟通，根据调研和沟通结果，制定本规划报告。

本规划报告共分为两个部分：第一部分为集团培训现状分析报告；第二部分为集团培训规划建议报告。

第一部分　集团培训现状分析报告

为了更好地明确广意医疗养生科技集团的培训需求重点，了解当前集团培训组织实施的执行情况，进行了以问卷调查、高层和中层访谈、实际培训内容调查、资料查看、实地查看等方式为主的培训现状调查，综合各个渠道的信息并进行综合分析，编制得出此调查分析报告。

一、集团人员结构现状及分析

根据调查统计，从学历、职级、职称和工龄四个维度来看，集团人员整体结构状况如下。

（一）集团人员学历分布情况（表 8-1）

表 8-1　人员学历结构分布图

集团属下机构	在职总人数	各单位人员学历分布占比			
		大专学历（人）	占在职总人数比例	本科及以上学历（人）	占在职总人数比例
集团总部	64	9	14.06%	47	73.44%
乐善居	42	6	14.00%	7	17.00%
贝尔美	28	9	32.14%	4	14.29%
美瑞	29	24	82.76%	8	27.59%
创意健康	7	3	42.86%	4	57.14%
新容奇医院	867	336	38.75%	349	40.25%
总计	1037	387	37.32%	419	40.41%

根据上图统计结果显示人员的学历结构基本能够适应目前集团的发展要求，大

专以上学历占比在 77.73%，其中本科以上学历占比 40.41%。而在整体的学历分布中，由于集团职能部门大多属管理岗位，对于学历要求相对较高，因此集团总部整体的学历水平也较高，本科以上学历人数占比达 73.44%。从实地了解情况来看，集团今后需要大力引进高层次核心人才和具有博士、硕士学位的潜力型人才，尤其是在医疗专业技术方面的人才需要大力引进。

（二）集团人员职级分布情况（表 8-2）

表 8-2　人员职级结构分布图

集团属下机构	在职总人数	基础层（人）	占在职总人数比例	骨干层（人）	占在职总人数比例	中坚层（人）	占在职总人数比例	核心层（人）	占在职总人数比例
集团总部	64	35	54.69%	8	12.50%	10	15.63%	11	17.19%
乐善居	42	35	83.33%	3	7.14%	3	7.14%	1	2.38%
贝尔美	28	23	82.14%	2	7.14%	2	7.14%	1	3.57%
美瑞	29	19	65.52%	7	24.14%	2	6.90%	1	3.45%
创意健康	7	5	71.43%	1	14.29%	0	0.00%	1	14.29%
新容奇医院	867	578	55.74%	197	19.00%	86	8.29%	6	0.58%
总计	1036	695	67.02%	218	21.02%	103	9.93%	21	2.03%

说明：1. 核心层：总经理、副总经理、院长、副院长、总监等。2. 中坚层：学科带头人、经理、主任、副主任、主任医师、副主任医师、教授、副教授等。3. 骨干层：主管、组长、护士长、副护士长、主治医师、研究生等。4. 基础层：住院医师、医助、专员、护士、临床辅助岗位、工勤岗位等

根据上图统计结果显示，集团基础层在集团总人数中的占比为 67.02%，骨干层的占比为 21.02%，中坚层的占比为 9.93%，核心层的占比为 2.03%。人员职层结构相对比较合理。

（三）集团医护类人员职称分布情况（表 8-3）

表 8-3　人员职称结构分布图

集团属下机构	在职总人数	初级（人）	占在职总人数比例	中级（人）	占在职总人数比例	副高级以上（人）	占在职总人数比例
乐善居	17	14	82.35%	2	11.76%	1	5.88%
贝尔美	28	7	25.00%	1	3.57%	0	0.00%

续表

集团属下机构	在职总人数	初级（人）	占在职总人数比例	中级（人）	占在职总人数比例	副高级以上（人）	占在职总人数比例
美瑞	20	15	75.00%	2	10.00%	3	15.00%
创意健康	1	0	0.00%	0	0.00%	1	100.00%
新容奇医院	620	304	49.03%	165	26.61%	53	8.55%
总计	686	340	49.56%	170	24.78%	58	8.45%

　　根据上图统计结果显示，集团目前中级、高级职称人数占比较低，除新容奇医院外的各单位中初级职称及没有职称的人员比重过大。为提升整体人员素质结构层级，在日常管理中要关注中高层次专业技术人才的培养和引进。

（四）集团人员工龄分布情况（表 8-4）

表 8-4　人员工龄结构分布图

集团属下机构	在职总人数	1 年之内（人）	占在职总人数比例	1-3 年（人）	占在职总人数比例	3 年以上（人）	占在职总人数比例
集团总部	64	21	32.81%	28	43.75%	11	17.19%
乐善居	42	14	33%	24	57%	4	10%
贝尔美	28	13	46%	14	50%	1	4%
美瑞	29	12	41.38%	17	58.62%	0	0.00%
创意健康	7	3	42.86%	4	57.14%	0	0.00%
新容奇医院	867	55	6.34%	102	11.76%	710	81.89%
总计	1037	118	11.38%	189	18.23%	726	70%

　　根据上图统计结果显示，目前集团 3 年以上人员在职人数占比达 70%，就整体来说人员的稳定性较好，然而从各单位情况来看，除新容奇医院外其余各单位一年内新员工所占比重过大，这说明除新容奇外，其他单位的基础层人员流动性较大，在日常的管理中要做好基础层的稳定与激励工作。从培训的角度来说，对于新入职的员工要加强集团文化理念的普及与宣讲，要注重广意创业史的教育，同时也要充分了解年轻员工的职业发展需求和心理需求，从物质和精神层面引导和激励他们融入广意大家庭创业立业。

二、培训课程需求及执行情况分析

（一）培训课程需求反馈

根据培训需求调查问卷统计结果，关于集团员工培训需求的核心课程反馈结果如下：

1. 你认为新进入集团，最急需哪些方面的培训（图 8-1）。

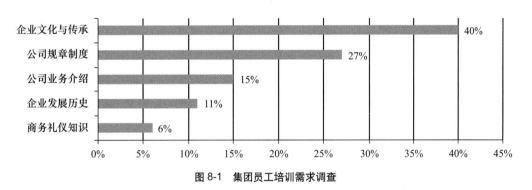

图 8-1　集团员工培训需求调查

2. 近一年内你自己最希望接受的培训有哪些（图 8-2）。

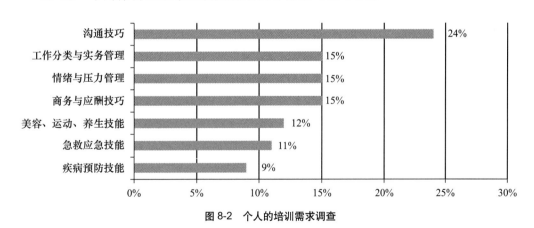

图 8-2　个人的培训需求调查

3. 你认为个人的培训需求重点在于哪些方面（图 8-3）。

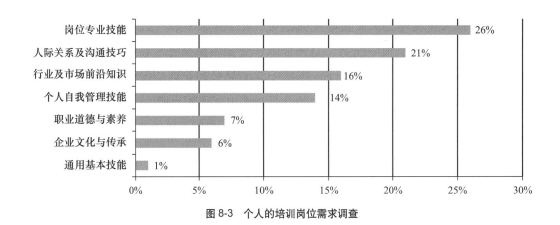

图 8-3 个人的培训岗位需求调查

（二）培训课程需求分析

从培训需求调研的情况来看，对于集团员工的培训需求重心要从以下三个方面予以关注：

1. 对于新入职员工而言 最急需的培训课程是企业文化和规章制度类的培训内容。从集团角度出发，我们一方面要在入职培训中强化对于制度文化类内容的培训，另外一方面在部门内部要做好自身的制度流程建设，提升部门工作的流程意识，并且在部门内部做好部门相关制度的内训，提升新进员工的稳定性和向心力。

从调研情况来看，目前集团培训对象的划分、内容设置还未成体系，很多培训的依据性不足，培训的开展随意性大。如国家卫生和计划生育委员会《新入职护士培训大纲（试行）》（国卫办医发〔2016〕2 号）对新入职护士的培训内容、方式、培训时间、考核办法等均作了明确规定，但从所能查到的相关资料来看，各医疗机构并未严格按此规定执行。新员工岗前培训内容缺少复苏技术、岗位职责、医疗差错报告、关于电话用药医嘱的规章制度等内容的培训。对相关人员也缺少新设备和操作的培训。

2. 从员工的意愿程度来看 集团员工对沟通技巧方面的课程需求最大，其他需求量较大的课程有工作分类及实务管理等。这也从侧面反映出人际沟通问题可能是制约部门管理和员工个人业绩提升的一个瓶颈，在下一阶段的培训计划与安排中应予以关注。

3. 从员工对下一阶段培训需求重点的预期来看 大部分员工认为岗位专业技

能、人际关系及沟通技巧、情绪与压力管理、职业生涯规划、职业道德修养等内容应该是下一阶段的重点，这反映出集团专业技能培训和在岗培训频率较低或者覆盖面较窄。这就要求我们在培训管理中要结合部门岗位的专业需求有针对性地开展培训，同时要逐步建立起各部门的在岗培训机制。

（三）2015-2016 年培训课程执行情况及现状分析

根据集团人力资源部收集的 2015-2016 年度培训执行情况以及分项调研问卷统计的数据反馈，关于近两年来医养总部及各主体单元的培训频次情况各异（表 8-5）。

表 8-5　总部及各主体单元的培训情况

单位 / 培训次数	岗前培训（次）	医师培训（次）	护理人员培训（次）	医技人员培训（次）	工勤人员培训（次）	中层管理干部（次）	职能部门培训（次）
集团总部	入职培训月度每次	0	0	0	5	1	1
新容奇医院	12	41	38	8	0	6	7
贝尔美	入职培训月度每次	68	47	48	65	11	0
美瑞	入职培训月度每次	20	20	15	1	1	2
明熙	0	1	2	12	11	12	0
乐善居	1	11	4	8	4	0	0

根据上述统计数据反馈的结果我们可以看出就培训课时总量和培训次数而言，集团在以下三个方面表现较为突出：第一，集团整体培训课时总量较少，与员工个人需求相比有较大的提升空间；第二，集团总部各职能单位培训课程及次数过低，仅有 7 次，反映出集团职能部门培训工作的缺失；第三，培训主要集中在医护类及业务类课程当中，对于岗前培训、企业战略培训、经营管理培训、制度培训、文化培训、职业精神教育等较为欠缺。而造成这三大特征的原因有以下四点：第一，对于培训缺乏一个明确、系统的组织分工，关于集团与下属各主体，人力资源部门与业务部门的分工与权责缺乏一个清晰且权威的界定。第二，没有一个完善的培训调研和计划体系，很多单位未做培训调研，也未做统一的培训年度计划，更无法找到内部培训的需求点。第三，没有系统且详尽的培训制度和流程来提供指引，对于培训管理工作较为粗放。第四，培训考核缺乏有效地跟踪与反馈，有些培训考核流于

形式甚至缺乏应有的考核。这四个方面既是导致培训内容不够丰富和课时频次较低的原因，同时也是集团培训管理工作提升和改善的目标。

三、培训需求调研情况分析

（一）培训需求调研与收集的渠道分析

目前集团尚未建立起明确、系统的培训需求调研体系，集团人力资源部对于各主体与职能部门的培训需求调研多采用问卷调查的方式进行，信息调研与收集的方式较为单一，缺少访谈、任职资格及绩效反馈等多元化的渠道方式。在新容奇、贝尔美、美瑞等主体单位内部也未单独进行内部的培训需求调研。此外，在贝尔美和美瑞，入职培训由人事行政专员负责，而医疗专业性质的培训需求由医务科室人员负责收集和安排，在新容奇医院，岗前培训和干部培训由人事科负责，而医疗线的培训则由各业务科室自行安排，培训缺乏明确的分工，缺乏统一的归口与管理。

（二）培训需求调研与收集的频次分析

就培训需求调研的频次来看，集团人力资源部一般按照年度进行整个集团培训需求的调研与收集，频次较低，而下属各主体单元在内部的培训需求调研上较为欠缺。就培训需求收集的频次来看，各主体单元情况不一，新容奇医院一般以年度为单位进行收集，对于医疗线的培训主要是由各科室自行安排由人事科进行监督，而贝尔美、美瑞医疗专业线的培训多是不定期由相关医务人员进行收集，缺乏一个固定的流程与规范。

（三）培训计划的编订情况

从培训计划的制定来看，集团人力资源部会制定年度或半年度培训工作计划，而在下属各主体单元中，除新容奇医院有按年度制定培训计划外，其余单位均未制定本单位的年度培训计划。总的来说，总部与各主体之间对于培训计划的制定缺乏一个明确的分工与有效地衔接，缺乏一个系统的培训计划与体系。

四、培训对象及培训内容分析

依据 2015-2016 年度培训执行情况统计的数据反馈，集团基础层员工的培训次数为 166 次，占整个培训次数的 48%，中层员工的培训次数为 109 次，占整个培训次数的 31%，高层员工的培训次数为 74 次，占整个培训次数的 21%。具体各层级培训次数占比如图 8-4 所示。

就目前培训执行情况的统计数据来看，虽然就三个层级培训次数占比来看尚算合理，然而由于对基础层的培训大多涉及医疗线和业务线的培训，这类培训大多属于从业必备的任职资格技能培训而非提升性的培训，所以培训对于大多数基层员工而言属于被动接受，缺乏对基层有效地培训需求收集与针对性的培训，而

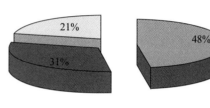

图 8-4　各层级培训次数占比

对于中高层管理人员而言，目前培训依旧呈现出重专业、轻管理的现象，在下阶段的培训计划中，要强化对于中高层管理人员战略管理、医院运营管理、企业文化建设等方面的内容。

在专业技术人员培训内容的制定上，没有按照岗位层级分别制定相应的培训内容。如国家卫生和计划生育委员会《关于开展专科医师规范化培训制度试点的指导意见》（国卫科教发〔2015〕97 号）对专科医师的培训也提出了相应的要求，但调研中未能看到相关医疗机构有详细的培训规划和具体的实施措施。如从 2015 年至 2016 年书面调研护理部开展的培训内容来看，缺少分层培训。《关于印发广东省医院护士岗位管理实施方案（试行）的通知》（粤卫函〔2013〕364 号）规定各医院应根据各层级不同专科护理技术人员的实际需要，建立和完善护士分层岗位培训制度。各层级护理人员的培训内容为① N0 级：侧重岗前培训和岗位培训。岗前培训包括相关法律法规、医院规章制度、服务理念、医德医风以及医患沟通等内容，培训考核合格后才能进入临床一线接受岗位培训（目前没有建立系统完善的考核方式和认证机制）。试用期护士和新护士岗位培训以临床科室带教式为主，包括岗位职责与素质要求、诊疗护理规范和标准、责任制整体护理要求及临床护理技术等。② N1 级：培训内容包括基础理论、基

本技能和基本操作，护理查体与评估，专科护理知识和技能，急危重患者抢救配合技术及相关知识等。③ N2 级：根据临床专科护理发展和专科护理岗位的需要，按照卫生部和省级卫生行政部门的要求，开展专科护理知识和技能培训，提高专业技术水平。④ N3 级：强化专科护理理论及技能、重症监护及危重患者抢救技术及相关知识培训，加强对护理新技术和新业务、护理管理、护理教学和科研、循证护理等相关知识培训。⑤ N4 及以上层级。参加国内外高层次专科护理、护理管理、教学及科研等系列学术活动。按照 JCI 评审标准要求，向患者提供治疗的人员以及医疗机构规定的其他人员都接受复苏技术的培训，并掌握正确的复苏技术。从 2015 年至 2016 年书面调研相关部门的培训内容来看，缺少对医技人员、管理人员以及工勤人员的培训，也缺少相应的考核机制，无法有证据表明参加培训的每位员工是否确实达到了预期的能力水平。

五、培训组织形式分析

（一）培训组织形式需求反馈

根据 2016 年培训需求调查问卷统计结果，关于集团员工对于培训讲师类型、教学方法的反馈结果如下：

1. 集团在安排培训时，你倾向于选择哪种类型的讲师（图 8-5）。

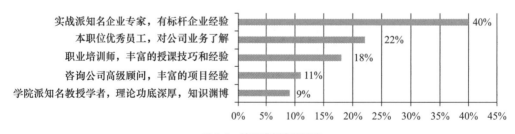

图 8-5　培训讲师类型调查

2. 关于通用技能培训，你认为哪种师资更有效（图 8-6）。

3. 鉴于集团的业务特点，你认为最有效的培训方法是什么（图 8-7），请选出你认为有效地 3 种。

4. 你认为最有效的课堂教学方法是什么（图 8-8），请选出你认为最有效地 3 种。

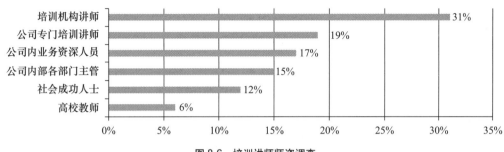

图 8-6 培训讲师师资调查

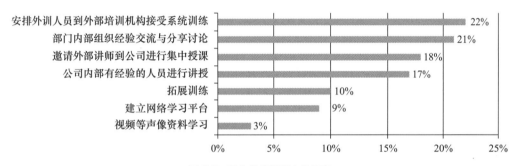

图 8-7 最有效的培训方法调查

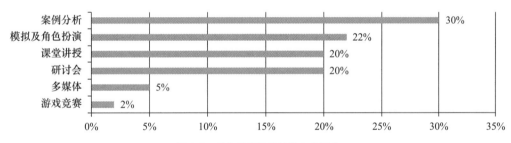

图 8-8 最有效的课堂教学方法调查

（二）培训组织形式需求分析

从 2016 年度培训需求调研的情况来看，集团员工在培训讲师的选择上更倾向于选择外部的培训讲师，而且在外部讲师的选择上，员工偏向于选择有标杆企业经验的实战派知名企业专家。对于内部讲师，员工偏向选择公司内专门培训讲师、公司内业务资深人员或对公司业务了解的本职位优秀员工来担任培训讲师。这就要求培训组织管理者对外要善于选择一些有企业背景的实战派专家来进行授课，另外一方面要求公司的培训组织管理者要充分利用内部人才资源，构建内部专职的培训讲师团队。

而在培训方法的选择上，集团员工认为比较有效地方法主要有两种，一个是安排参加外部培训机构的系统培训，另外一个是在部门内部进行讨论和交流，这两种累计占比达到43%。至于培训课堂教学的方法，集团员工认为最有效地有3种，其中认为案例分析最有效地占比最大，占30%。另外，22%的员工认为模拟及角色扮演培训方法有效，认为研讨会和课堂讲授的方法有效占比一样，各占20%。 这也说明传统的课堂式教学对于员工的吸引力并不大，在集团的培训组织实施中要注重引进一些多元化的教学工具和方式。

（三）培训组织形式执行现况分析（图8-9）

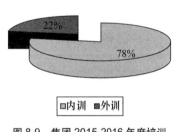

图8-9　集团2015-2016年度培训组织形式占比分布图

从2015-2016年度执行情况来看，集团员工在培训组织形式上内部培训占78%，而且就目前培训执行情况来看，绝大多数还是以较为传统的授课式培训为主，缺少一些多元化的教学工具与方法。一方面可能是由于目前集团的培训工作缺乏专门、专业的人员进行系统的管理，另一方面，可能是由于在各单元内部没有形成良好的学习氛围，对于培训工作的重视程度有待提升。因此在下一阶段的培训管理工作中，一方面要丰富培训组织和授课的形式，将案例分析、角色扮演等多元化的培训方式引入进来，另一方面要提升培训管理工作者本身的专业知识和技能，强化对于培训管理者本身的培训。

六、培训考核执行情况分析

根据人力资源部收集的2015-2016年度培训执行情况以及分项调研问卷统计的数据反馈，在集团2015-2016年度已开展的培训课程中，培训课程的平均参训率在86%左右，然而在实际执行中由于很多单元组织的培训缺乏应有的培训方案所以对于参训人员缺乏明确的界定，也有很多的培训课程在组织实施中缺乏必要的考勤登记，再加之很多会议和项目介绍亦被纳入到整个培训过程中，所以目前统计出来的

86% 的参训率有虚高的成分，经过对各单元实际情况的了解，由于培训缺乏应有的考核，目前人员参训的积极性和参训率并不太理想。

在培训制度的规范性方面，新容奇医院 2017 年 1 月 1 日发布的《员工培训与教育管理规程》（文件编号：RSK -01-01-003）规定医院医教科负责外出进修、短期培训以及学术交流等继续医学教育工作，但同样在 2017 年 1 月 1 日发布的《继续教育及学分管理制度》（文件编号：RSK -01-01-001）中又规定医院医务科 / 护理部负责本院继续教育工作，且继续医学教育学分成绩由医务科汇总、登记，出现的这种职能交叉甚至是模糊或界定不清的情形，均需要全面梳理和重新修订。

在培训考核方面，JCI 评审标准就有相关规定，如已确定向患者提供治疗的人员以及医疗机构规定的其他人员接受心脏生命支持培训，有证据表明员工是否通过了培训，且每人每两年进行一次预期水平的培训。但在提供的相关资料中未能发现有相应的考核记录与通过考核的合格证书发放。JCI 评审标准也规定医疗机构对所有培训项目应有相应监督机制，但集团未建立系统完善的培训监督体系。

从培训效果评估的角度来看，在集团已开展的培训中绝大多数并未对培训效果进行考核与评估，仅有少数课程有安排通过调研问卷调查、笔试、课程心得、现场提问、实操演练等方式进行简单的评估。从培训组织实施的角度，不论是对培训课程的设置还是对培训讲师的讲授、培训流程的安排都缺乏应有的跟踪与反馈，从学员学习内化的角度，目前的培训管理工作在组织实施中对于学员也缺乏应有的考核与激励。这既会导致培训管理中大量有待反馈的核心数据与信息的缺失，也不利于培训成果的追踪，同时也会导致培训管理者无法了解培训工作的重点和改善目标。

七、培训费用及预算现状分析

根据人力资源部收集的 2015-2016 年度培训执行情况以及分项调研问卷统计的数据反馈，经过与各相关责任人的沟通，除新容奇医院按年度由人事科及各业务科室分别向本院财务部门提交培训相关费用进行审核外，其余各单元均无独立的培训费用预算，由于缺乏统一规范的培训计划，大部分单位的培训费用都是按流程进行单独申请，实报实销的方式。此外除了新容奇医院对于培训相关费用有明确的制度和标准外，其余各主体单元缺乏相关的费用制度与标准，对于培训期间涉及讲师、食宿、差旅费用缺乏一个明确且规范的制度标准。

第二部分　集团培训规划建议报告

根据培训调研分析和集团现阶段的培训执行情况，为完善培训体系建设，强化培训成果，实现培训成果向现实生产力的转换。现就广意医疗养老科技集团近期（重点是 2017 年至 2018 年）培训工作总体规划如下。

一、集团各经营单元开展培训情况自查工作

根据对 2015 年和 2016 年集团培训工作情况的调研，结合存在的问题，首先安排各经营单元对照医疗机构和养老机构规范化培训的具体要求，对照相应的标准进行一次自查，自查内容包括按规范化要求应该开展的培训项目是否已经开展，培训的内容、人员范围和频次是否符合相应的规定，培训结束后要求的考核是否按规定进行了考核，各职能部门和业务科室是否按规定要求做了培训计划和总结等。在各经营单元进行自查之前，集团将邀请医院培训专家进行一次自查工作的培训，明确目的、意义和具体的工作方法。

集团人力资源部配合景惠管理研究院项目专家利用 2017 年 4 至 5 月两个月的时间，按照专家提出的培训工作自查办法，对照各项要求进行自查，对未实施的培训项目要分析未实施原因，提出实施措施和进度安排。自查结束后，各经营单元要写出自查工作总结报集团人力资源部，集团人力资源部汇总各单元的情况，并进行总结分析，提出相应的纠正与完善对策，作为培训规划的子规划做出详细的改进计划，并进行逐项落实。

二、建立集团完善的培训组织管理体系与制度体系

调研结果表明，目前集团尽管已经设立了人力资源部，但还未能全面履行统筹

规划和组织领导整个集团培训工作的职能。下一步要明确集团人力资源部就是整个集团培训工作的领导、组织和协调部门,对全集团培训工作的实施效果负直接责任。对各经营单元也要明确培训管理工作的归口部门、具体权限和相应的责任,同时要清晰地界定集团总部与下属各主体单元,人事线和医务线在培训管理工作中的角色定位、权责与分工,明确培训管理工作的主管领导或最终决策人,清晰地界定和明确各单位、各层级在培训工作上的汇报对象。

在培训工作领导与组织管理体系健全的前提下,要逐步建立系统、规范的培训管理制度,明确培训工作的组织实施流程,为培训管理人员提供明确、细化的操作指引。结合现有的组织架构建立各层级的年度培训需求调研和年度培训计划编制体系,明确培训计划的审批流程及培训执行中的监督责任,强化培训工作的规划性,确保各类培训课程的开展有培训计划可依,有时间节点要求。加强对集团各部门内部培训的反馈管理,按月度报表的方式对部门内训进行汇总搜集。今后对培训经费应进行独立的编制预算,并按预算严格执行各项培训支出,规范培训费用的审批与报销。

集团人力资源部配合景惠管理研究院项目专家要在 2017 年 8 月前制定完成《广意医疗养生科技集团培训执行手册》。内容包括集团培训管理组织体系、培训需求调研、培训课程设计、培训实施、经费预算管理、培训考核与效果评价到培训合约等一系列基本的培训制度以及相应的实施流程、培训表格等,让集团的培训工作形成一整套完整的管理体系。

三、建立集团系统的培训课程体系

培训课程是整个培训体系的核心,培训课程是否符合集团的发展目标和员工的成长需求,直接关系到培训的效果和回报。根据问卷调研和访谈情况,建议针对集团总部及所属医疗机构的各层级员工,本着提高素质、提升能力的目的,设置相应的课程体系。具体可包括以下五大培训体系:

高层管理课程:主要针对集团总部副总级以上高管和医院、养老机构副职以上人员。

课程主要以国家医疗、养老政策,医疗、养老机构管理模式与发展趋势,领导者素质修养与领导力提升，战略管理，人力资源管理，营销管理，文化建设，创新管理，危机应对与管理，人际沟通与情商等内容为主。培训目的主要是提高和强化高层管理人员审时度势、适应和推动变革的战略管理能力和统筹协调的领导能力。

中层管理课程：主要针对集团总部职能部门负责人、医院和养老机构科室主任、护士长等中层管理人员。课程主要以中层干部角色定位与执行力提升，营销管理，人力资源管理，文化建设，科室经营管理，科室质量管理，优质服务与医患沟通以及个人情绪管理、时间管理等基本管理技能为主。培训的主要目的是引导中层干部摆正自己的位置，坚定角色认知，掌握科室管理的基本技能与方法，不断提升落实工作任务的执行能力。

储备管理人员课程体系：主要针对 35 岁以下，拟提拔到管理岗位的人员。课程主要以集团企业文化，基本管理知识与技能，管理者素质与修养等内容为主。培训目的主要是提高储备管理人员的忠诚度，增强对企业文化的认同，建立对管理岗位的兴趣并掌握基本的管理技能，提高其胜任未来管理工作所必需的经验、知识和技能，培养集团管理骨干。

全员服务技能培训：主要针对全体一线员工。课程主要以服务技能提升，人际沟通与医患沟通，医学人文素养与职业精神，执行力提升等为主要内容。培训目的主要是塑造一线医务人员良好的哲学思维、职业素养、人文情怀与艺术的服务技巧。

专业技能培训：专业技能是专业人员、管理人员和工勤人员胜任本职岗位所需要的最基本的技能。课程主要是结合岗位要求和继续医学教育的规范化要求完成相应的培训项目，内容包括基本的知识与理论，基本的操作技能，基本的工作作风以及前沿医学知识等。专业技能培训最大的特点是不同岗位类别、不同职级的人员培训内容差异性较大，针对性较强。培训的主要目的是让各类别人员掌握圆满完成工作任务必备的核心知识与技能。

新入职员工培训：主要针对入职 6 个月内的新员工进行培训。课程主要以集团核心文化理念与发展史介绍，所在医疗机构核心文化理念与发展史介绍，所分配科室或部门的情况以及他们将要从事的具体岗位职责学习，基本的医疗法律法规与规章制度，医院人力资源管理制度，职业道德修养，职业安全与防护，手卫生规范与医院感染预防与控制，医疗文书书写制度与规范，医疗保险制度，人际沟通与医患沟通基本技能，人际交往礼仪与服务礼仪等。培训目的是尽快引导员工适应和认同集团以及所属医疗机构的文化，掌握所在岗位的任职资格要求与岗位职责，达到岗位任职的基本要求并能胜任所承担的工作。

　　课程设置完成后，还应针对不同的培训对象、不同的培训内容，探索最适宜的培训方式，在传统的外出进修、短期培训、岗位培训及各类学术交流活动等形式的基础上，尤其是要加强对案例教学、现场模拟、角色扮演以及研讨会等教学方法应用效果的研究，不断提高培训的实效性。

　　集团人力资源部配合景惠管理研究院项目专家要在 2017 年 12 月前制定完成《广意医疗养生科技集团系统培训课程大纲》。内容包括各培训项目的课程题目、教学目的、教学大纲、授课方式、师资选派、教学时间以及考核方式等，每一门课程都要形成完整的闭环式管理。

四、建立集团优秀的培训师队伍

　　培训师资的素质和水平直接影响培训的质量和效果。在培训讲师的选择上，在邀请外部讲师时以实力派企业家和专职培训师为主，而在选择内部培训师时要优先选择集团内部的业绩标杆者和专业标杆者来担任。

　　在外部师资的选择上，集团人力资源部要广开门路，通过各种可信的渠道搜集、了解专业培训师的工作背景与授课经历，凡拟聘任为集团外部讲师的，至少应符合如下基本条件：有医疗工作背景或有实际参加医疗管理咨询辅导的经验；曾担任清华大学、北京大学等知名大学医疗管理研修班的主讲老师；能提供近三年 50 家医疗机构的培训经历；确认邀请前愿意提供本人的授课题目和部分授课 PPT，符合以上条件且来院实际授课一次以上得到集团认可，对方有意愿且能就担任讲师达成协议，可正式确定为集团的外聘讲师。

　　在内部讲师的管理上，主要是修订完善内部培训师的选拔条件与标准、筛选办法、内训师评级办法、授课目标与任务、授课质量与效果评估办法、奖励与退出机制等，从而形成完整的认证与考核体系。

　　构建起集团的外聘讲师和内训师团队后，要作为集团的智囊团充分利用起来，可定期召开相关会议征求管理与发展建议，也可就某一专题进行调研论证，为集团领导决策提供参谋。同时，也可对集团的企业文化和经营管理模式进行调研，从管理理论的角度进行提炼与总结，并形成学术论文发表或学术著做出版，以此也作为提供集团品牌形象的重要途径。

集团人力资源部配合景惠管理研究院项目专家要在 2018 年 6 月前完成外聘讲师的聘请与签约工作，在 2018 年 3 月前完成内训师的重新考核与认证工作。

五、建立集团完善的培训考核与效果跟踪体系

在培训评估体系的建立方面，将引入国际著名学者威斯康星大学（Wisconsin University）教授唐纳德 .L. 柯克帕特里克（Donald.L.Kirkpatrick）于 1959 年提出的柯氏四级培训评估模式（Kirkpatrick Model），简称"4R"，即：Level 1 反应评估（Reaction）：评估被培训者的满意程度；Level 2. 学习评估（Learning）：测定被培训者的学习获得程度；Level 3. 行为评估（Behavior）：考察被培训者的知识运用程度；Level 4. 成果评估（Result）：计算培训创出的经济效益。按此模型并结合集团实际制定相应的调研与评估办法。

在按上述方法进行完整的培训评估的基础上，要按照现代人力资源管理的相关理论，逐步为各系列各个岗位建立胜任力模型，先按照胜任力模型进行能力测评，再结合年度的业绩考核结果，有针对性地设计个性化的培训课程，对于中层管理人员以上的核心骨干，还可探索一对一的培训模式或导师制的带教方式。集团人力资源部配合景惠管理研究院项目专家要在 2017 年 12 月前制定完成《广意医疗养生科技集团培训评估执行手册》。

六、建立广意管理学院全面提升集团培训水平

为全面提升广意医疗养生科技集团的核心竞争力，培养和造就一批能够适应集团未来发展，践行集团核心价值观，引领团队前行的优秀经营管理人才队伍和核心业务骨干队伍，让全集团的培训工作更加的规范化和系统化，集团于 2017 年年底成立广意医疗养老科技集团管理学院（简称"广意管理学院"）。

广意管理学院实行董事会领导下的院长负责制。董事会的职责为：制定管理学院建设与发展规划，审议和批准课程体系设计、师资选聘以及教学方式等；审批年

度经费预算和单项重大培训项目经费预算。审批年度课程开设计划和实施安排；对教学质量与效果进行综合评估，对管理学院工作的改进提出意见与建议；其他有关重大事项的审议与审批等。

管理学院内设机构为学院办公室、评估部和培训部。各部门的关键职责为：

办公室：在院长的领导下负责综合协调工作，以管理学院的名义颁布相关的规章制度、培训安排等；做好培训实施过程中的会场布置、培训设施准备、专家接待等工作。

评估部：在院长的领导下负责培训质量与效果的评估，具体制定管理学院师资授课效果评估办法、学员学习效果评估办法以及组织实施评估等。

培训部：在院长的领导下负责培训需求调研、选聘师资、进行课程设计、制定教学计划、编写教学大纲、实施具体的培训、做好讲义制作、资料翻印、课后交流并管理学员学习档案等工作。

管理学院办公室设在集团人力资源部，负责日常的事务性工作并全面协调管理学院对外与对内的各项工作，即管理学院的全面统筹和具体工作承办由集团人力资源部负责。

从 2018 年 1 月开始，本规划所制定的各项工作计划的落实均移交至广意管理学院全权负责，今后全集团各项培训工作均由广意管理学院负责实施。

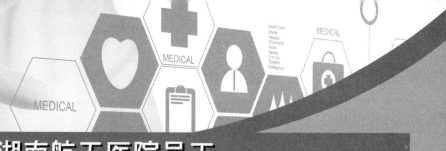

湖南航天医院员工成长通道及管理办法

医院人力资源管理的最终目的不仅仅是为医院开展医疗、科研、教学、保健工作提供符合岗位胜任要求的优秀人力资源，同时还要确保所有员工能够在湖南航天医院这个平台上得到成长，通过将个人的职业兴趣、特长与技能以及社会需求的有机融合来实现个人价值最大化。为此，以员工个人为主导的职业生涯规划和以医院为主导的成长通道管理是提升个人价值、实现医院组织目标的重要管理举措。

职业生涯规划，又叫职业生涯设计，是指个人与组织相结合，在对一个人职业生涯的主客观条件进行测定、分析、总结的基础上，对自己的兴趣、爱好、能力、特点进行综合分析与权衡，结合时代特点，根据自己的职业倾向，确定其最佳的职业奋斗目标，并为实现这一目标做出行之有效地安排。

员工成长通道管理是指医院从组织层面结合员工个人职业生涯规划，在组织结构设计、岗位设置、胜任力模型构建、岗位轮换、竞争机制建立以及绩效考核等方面为员工的成长提供全面的支持，通过相应的制度与机制来确保规划的实施，并能够达到预期目标。

《湖南航天医院员工成长通道及管理办法》从当前医院的实际出发，充分考虑了医院、员工、患者以及社会等诸方面的利益，以确保医院和员工的共赢，并承担应尽的社会责任与义务。

第一章 医院岗位设置系列

第一条 湖南航天医院岗位设置共包括医疗岗位系列、护理岗位系列、技术岗位系列、药师岗位系列、管理岗位系列、工勤岗位系列，共6个岗位系列。

第二条 湖南航天医院各岗位系列层级设置：

1. 医疗岗位设置 助理医师、住院医师、责任医师、主诊医师、副主任、学科带头人、科主任、大科主任。

2. 护理岗位设置 助理护士、护士、责任护士、高级护士、护士长、护理专科带头人、科护士长。

3. 技术岗位设置 助理技师、技师、责任技师、高级技师、副主任、学科带头人、科主任。

4. 药师岗位设置 助理药师、药师、责任药师、高级药师、副主任、学科带头人、科主任。

5. 管理岗位系列 干事、主管、高级主管、三级专务、部门副职、二级专务、部门正职、一级专务、院长助理。

6. 工勤岗位系列 普工、初级技工、中级技工、高级技工、技师、副主任。

第二章 员工晋升与交流通道

第三条 医疗岗位晋升与交流通

1. 医疗人员成长通道示意图（图9-1）

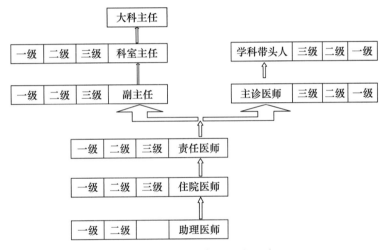

图 9-1 医疗人员成长通道示意图

2. 医疗岗位晋升条件（表 9-1）

表 9-1 医疗岗位晋升条件

岗位分档	级别	任职基本条件
大科主任		作为科主任主持科室工作期间专科发展较快，专业组及人才梯队建设良好，区域影响力较大，开设两个及以上病区，有较好的社会效益和经济效益。（两个及以上病区科室设置大科主任）
科主任	一级	二级科主任满两年，年度考核合格及以上
	二级	三级科主任满两年，年度考核合格及以上
	三级	在副主任岗位或学科带头人岗位工作3年及以上，或主诊医师岗位工作6年及以上，经考核符合晋升条件
学科带头人	一级	二级学科带头人满两年，年度考核合格及以上
	二级	三级学科带头人满两年，年度考核合格及以上
	三级	本科及以上学历者，主任医师职称，本专业工作15年及以上，三甲医院专科工作或进修1年以上，经考核符合晋升条件

岗位分档	级别	任职基本条件
副主任	一级	二级副主任满两年，年度考核合格及以上
	二级	三级副主任满两年，年度考核合格及以上
	三级	本科及以上学历，副主任医师及以上职称，本专业工作10年及以上，三甲医院专科工作或进修1年及以上，经考核符合晋升条件
主诊医师	一级	二级主诊医师满两年，年度考核合格及以上
	二级	三级主诊医师满两年，年度考核合格及以上
	三级	取得主任医师职称，或取得副主任医师职称满两年，或在责任医师岗位上工作满10年，经考核符合晋升条件
责任医师	一级	二级责任医师满两年，年度考核合格及以上
	二级	三级责任医师满两年，年度考核合格及以上
	三级	取得主治医师职称满两年，或在住院医师岗位上工作满10年，经考核符合晋升条件
住院医师	一级	二级住院医师满1年，年度考核合格及以上；取得执业医师证书，博士毕业第一年，经考核符合晋升条件
	二级	三级住院医师满1年，年度考核合格及以上
	三级	取得执业医师证书，本科满1年或硕士毕业第1年，经考核符合晋升条件
助理医师	一级	大学本科及以上学历人员，未取得执业医师证书；二级助理医师满1年且取得执业助理医师资格，经考核符合晋升条件
	二级	大学专科毕业，任职第1年

3. 第1条为按专业发展方向直线晋升，如在职业发展过程中，发现个人职业兴趣发生变化，经考核评估在某一方面具备潜能，或个人有意向某一方向发展并且医院能够提供相应的岗位资源，则可进行员工职业发展通道转换。具体转换原则为：

住院医师可转换通道——医务、质量管理、人力资源、医学装备管理等部门的干事或主管。

责任医师可转换通道——医务、质量管理、人力资源、医学装备管理等部门的高级主管、部门正副职。

主诊医师（副主任）、主任（学科带头人）可转换通道——医务、质量管理等部门的部门正副职。

主诊医师（副主任）、主任（学科带头人）同时可通过扩大工作内容和延伸工作范围的方法，参加医院相关的专业委员会，参加相关学术团体担任学术职务等，增加工作的成就感。

第四条　护理岗位晋升与交流通道

1. 护理人员成长通道示意图（图 9-2）

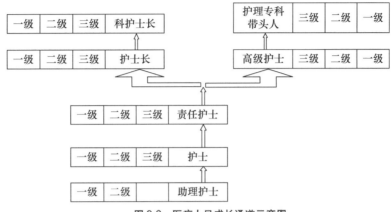

图 9-2　医疗人员成长通道示意图

2. 护理岗位晋升条件（表 9-2）

表 9-2　医疗岗位晋升条件

岗位分档	级别	任职基本条件
科护士长	一级	二级科护士长满两年，年度考核合格及以上
	二级	三级科护士长满两年，年度考核合格及以上
	三级	护士长工作 10 年以上，经考核符合岗位任职基本条件
护理专科带头人	一级	二级护理专科带头人满两年，年度考核合格及以上
	二级	三级护理专科带头人满两年，年度考核合格及以上
	三级	专科及以上学历，副主任护师及以上职称，临床护理岗位工作 15 年及以上，三甲医院工作经历或进修 6 个月以上，经考核符合晋升条件
护士长	一级	二级护士长满两年，年度考核合格及以上
	二级	三级护士长满两年，年度考核合格及以上
	三级	专科及以上学历，主管护师及以上职称，护理岗位工作 10 年及以上（硕士学历 5 年），三甲医院工作经历或进修三个月及以上，经考核符合晋升条件
高级护士	一级	二级高级护士满两年，年度考核合格及以上
	二级	三级高级护士满两年，年度考核合格及以上
	三级	取得主管护师职称满两年，有专科护士证，经考核符合晋升条件
责任护士	一级	二级责任护士满两年，年度考核合格及以上
	二级	三级责任护士满两年，年度考核合格及以上
	三级	取得护师职称满两年，经考核符合晋升条件

续表

岗位分档	级别	任职基本条件
护士	一级	二级护士满1年，硕士毕业第1年，年度考核合格及以上
	二级	三级护士满1年，年度考核合格及以上
	三级	一级助理护士满1年且取得执业护士证书，经考核符合晋升条件；或本科毕业第1年且取得执业护士证书
助理护士	一级	二级助理护士满1年，经考核符合晋升条件；或大学专科毕业且取得执业护士证书；或本科毕业第1年（未取得执业护士证书）
	二级	大学专科毕业，任职第1年。（未取得执业护士证书）

3．第1条为护理人员按专业发展方向直线晋升，如在职业发展过程中，发现个人职业兴趣发生变化，经考核评估在某一方面具备潜能，或个人有意向某一方向发展并且医院能够提供相应的岗位资源，则可进行员工职业发展通道转换。具体转换原则为：

护士可转换通道——护理、质量管理、人力资源、医学装备管理等部门的干事或主管。

责任护士可转换通道——护理、质量管理、人力资源、医学装备管理等部门的高级主管或部门正副职。

科护士长、高级护士（护士长）可转换通道——护理、质量管理、人力资源、医学装备管理等部门正副职。

科护士长、高级护士（护士长）同时可通过扩大工作内容和延伸工作范围的方法，参加医院相关的专业委员会，参加相关学术团体担任学术职务等，增加工作的成就感。

第五条　技术岗位系列晋升与交流通道

1．技术人员成长通道示意图（图9-3）

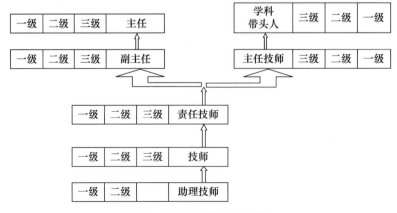

图9-3　技术人员成长通道示意图

2. 技术岗位系列晋升条件（表 9-3）

表 9-3　技术岗位系列晋升条件

岗位分档	级别	任职基本条件
科主任	一级	二级科主任满两年，经考核符合晋升条件。
	二级	三级科主任满两年，经考核符合晋升条件。
	三级	在副主任岗位或学科带头人岗位工作 3 年以上或高级技师师岗位工作 6 年及以上，经考核符合晋升条件。
学科带头人	一级	二级学科带头人满两年，年度考核合格及以上。
	二级	三级学科带头人满两年，年度考核合格及以上。
	三级	专科及以上学历，副主任技师及以上职称，技师岗位工作 15 年及以上，三甲医院工作经历或进修 6 个月以上，经考核符合晋升条件。
副主任	一级	二级副主任满两年，年度考核合格及以上。
	二级	三级副主任满两年，年度考核合格及以上。
	三级	本科及以上学历，主管技师及以上职称，本岗位工作 10 年以上，三甲医院工作或进修半年以上，经考核符合晋升条件。
高级技师	一级	二级高级技师满两年，年度考核合格及以上。
	二级	三级高级技师满两年，年度考核合格及以上。
	三级	取得主管技师职称满两年，或在责任技师岗位上连续工作满 10 年，经考核符合晋升条件。
责任技师	一级	二级责任技师满两年，年度考核合格及以上。
	二级	三级责任技师满两年，年度考核合格及以上。
	三级	取得技师职称满两年，经考核符合晋升条件。
技师	一级	二级技师满 1 年，年度考核合格及以上；硕士毕业第 1 年，经考核符合晋升条件。
	二级	三级技师满 1 年，经考核符合晋升条件。
	三级	一级助理满 1 年，经考核符合晋升条件。
助理技师	一级	本科第 1 年；二级助理技师满 1 年，经考核符合晋升条件。
	二级	大学专科毕业，任职第 1 年。

3. 第 1 条为按专业发展方向直线晋升，如在职业发展过程中，发现个人职业兴趣发生变化，经考核评估在某一方面具备潜能，或个人有意向某一方向发展并且医院能够提供相应的岗位资源，则可进行员工职业发展通道转换。具体转换原则为：

技师可转换通道——医务、质量管理、人力资源、医学装备管理等部门的干事或主管。

责任技师可转换通道——医务、质量管理、人力资源、医学装备管理等部门的部门正副职。

主任（学科带头人）和高级技师（副主任）可转换通道——人力资源、医学装备管理等部门的部门正副职。

主任（学科带头人）和高级技师（副主任）同时可通过扩大工作内容和延伸工作范围的方法，参加医院相关的专业委员会，参加相关学术团体担任学术职务等，增加工作的成就感。

第六条　药师岗位系列晋升与交流通道

1.药剂人员成长通道示意图（图 9-4）

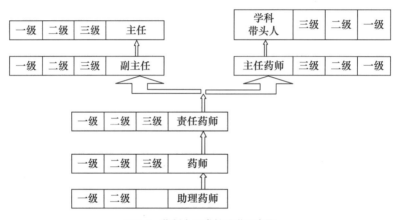

图 9-4　药剂人员成长通道示意图

2.药师岗位系列晋升条件（表 9-4）

表 9-4　技术岗位系列晋升条件

岗位分档	级别	任职基本条件
科主任	一级	二级科主任满两年，年度考核合格及以上。
	二级	三级科主任满两年，年度考核合格及以上。
	三级	在副主任岗位或学科带头人岗位工作 3 年以上，或高级药师岗位工作 6 年及以上，经考核符合晋升条件。
学科带头人	一级	二级学科带头人满两年，年度考核合格及以上。
	二级	三级学科带头人满两年，年度考核合格及以上。
	三级	专科及以上学历，副主任药师及以上职称，药师岗位工作 15 年及以上，三甲医院工作经历或进修 6 个月以上，经考核符合晋升条件。
副主任	一级	二级副主任满两年，年度考核合格及以上。
	二级	三级副主任满两年，年度考核合格及以上。
	三级	本科及以上学历，主管药师及以上职称，本岗位工作 10 年以上，三甲医院工作或进修半年以上，经考核符合晋升条件。

续表

岗位分档	级别	任职基本条件
高级药师	一级	二级高级药师满两年，年度考核合格及以上。
	二级	三级高级药师满两年，年度考核合格及以上。
	三级	取得主管药师职称满两年，或在责任药师岗位上连续工作满 10 年，经考核符合晋升条件。
责任药师	一级	二级责任药师满两年，年度考核合格及以上。
	二级	三级责任药师满两年，年度考核合格及以上。
	三级	取得药师职称满两年，经考核符合晋升条件。
药师	一级	二级药师满 1 年，年度考核合格及以上；硕士毕业第 1 年，经考核符合晋升条件。
	二级	三级药师满 1 年，经考核符合晋升条件。
	三级	一级助理满 1 年，经考核符合晋升条件。
助理药师	一级	本科第 1 年；二级助理药师满 1 年，经考核符合晋升条件。
	二级	大学专科毕业，任职第 1 年。

3．第 1 条为按专业发展方向直线晋升，如在职业发展过程中，发现个人职业兴趣发生变化，经考核评估在某一方面具备潜能，或个人有意向某一方向发展并且医院能够提供相应的岗位资源，则可进行员工职业发展通道转换。具体转换原则为：

药师可转换通道——医务、质量管理、人力资源等部门的干事或主管。

责任药师可转换通道——医务、质量管理等部门的高级主管或部门正副职。

主任（学科带头人）、高级药师（副主任）可转换通道——质量管理、人力资源等部门的正副职。

主任（学科带头人）、高级药师（副主任）同时可通过扩大工作内容和延伸工作范围的方法，参加医院相关的专业委员会，参加相关学术团体担任学术职务等，增加工作的成就感。

第七条　管理岗位系列晋升与交流通道

1．管理人员成长通道示意图（图 9-5）

2．管理岗位晋升条件（表 9-5，对聘任专务管理职务者，具体文件另行制定）

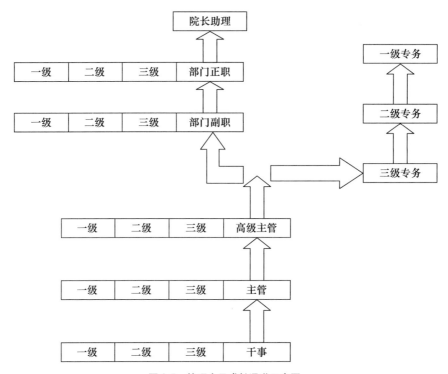

图 9-5　管理人员成长通道示意图

表 9-5　管理岗位晋升条件

岗位分档	级别	任职基本条件
院长助理		担任部门正职满三年，或一级专务满 3 年，有岗位空缺且经考核符合晋升条件。
部门正职	一级	二级部门正职满两年，经考核符合晋升条件。
	二级	三级部门正职满两年，经考核符合晋升条件。
	三级	本科及以上学历，部门副职岗位工作 3 年及以上或高级主管岗位工作 6 年及以上，经考核符合晋升条件。
部门副职	一级	二级部门副职满两年，经考核符合晋升条件。
	二级	三级部门副职满两年，经考核符合晋升条件。
	三级	本科及以上学历，行政管理或专业技术工作 10 年及以上，能运用管理工具较好的开展工作，经考核符合晋升条件。
高级主管	一级	二级高级主管满两年，经考核符合晋升条件。
	二级	三级高级主管满两年，经考核符合晋升条件。
	三级	一级主管满两年，管理岗位或专业技术岗位工作 10 年及以上，精通本岗位相关的法律、政策、管理知识，熟悉管理制度、工作流程，能领导下级岗位人员开展相应的管理工作，经考核符合晋升条件。

岗位分档	级别	任职基本条件
主管	一级	二级主管满两年，经考核符合晋升条件，或博士毕业第 1 年。
	二级	三级主管满两年，经考核符合晋升条件。
	三级	一级干事满两年，熟悉本岗位相关的法律、政策、制度及工作流程，能独立完成本岗位工作，经考核符合晋升条件。
干事	一级	三级干事满 1 年，年度考核合格或硕士毕业第 1 年。
	二级	三级干事满 1 年，年度考核合格或本科毕业第 1 年。
	三级	大学专科毕业，任职第一年。

3. 管理人员如为业务科室交流转岗人员，重新回到业务科室，在有岗位编制的情况下，按相应的任职基本条件安排岗位。离开专业技术岗位超过 3 年（含 3 年）的需要重新考核定级。

第八条　工勤岗位系列晋升与交流通道

1. 工勤人员成长通道示意图（图 9-6）

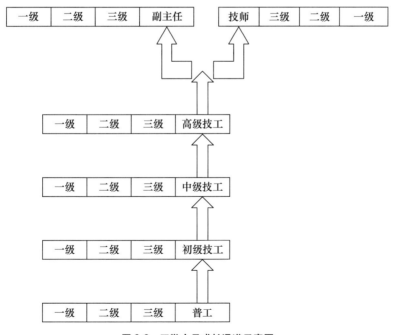

图 9-6　工勤人员成长通道示意图

2．工勤岗位晋升条件（表 9-6）

表 9-6　工勤岗位晋升条件

岗位分档	级别	任职基本条件
副主任	一级	二级副主任满两年，经考核符合晋升条件。
	二级	三级副主任满两年，经考核符合晋升条件。
	三级	在工勤专业岗位工作 15 年及以上，本科以上学历，具有较强的综合协调管理能力，经考核符合晋升条件。
技师	一级	二级技师岗满两年，经考核符合晋升条件。
	二级	三级技师岗满两年，经考核符合晋升条件。
	三级	在工勤专业岗位工作满 15 年及以上，取得技师证书，能够解决本专业疑难复杂问题，经考核符合晋升条件。
高级技工	一级	二级高级技工岗满两年，经考核符合晋升条件。
	二级	三级高级技工岗满两年，经考核符合晋升条件。
	三级	一级中级技工岗满两年，取得高级技工证书，经考核符合晋升条件。
中级技工	一级	二级中级技工岗满两年，经考核符合晋升条件。
	二级	三级中级技工岗满两年，经考核符合晋升条件。
	三级	一级初级技工岗满两年，取得中级技工证书，经考核符合晋升条件。
初级技工	一级	二级初级技工岗满两年，经考核符合晋升条件。
	二级	三级初级技工岗满两年，经考核符合晋升条件。
	三级	一级普工岗满两年，取得初级技工证书，经考核符合晋升条件。
普工	一级	二级普工岗满 1 年，经考核符合晋升条件。
	二级	三级普工岗满 1 年，经考核符合晋升条件。
	三级	任职 1 年内。

3．工勤人员原则上只在本岗位系列进行晋升与流动，如取得了管理人员的相关学历要求与资质，且表现优秀者，可流动到管理人员序列。

第三章　岗位的下降与退出机制

第九条　医院各岗位的下降机制主要为

1．经年度或任职期满考核为不合格或基本合格者。

2．没有按照预期目标完成工作任务目标，且经考核为本人胜任力原因者。

3．违反法律法规或医院相关制度不适宜继续在现任岗位工作者。

4．上级部门或医院规定的其他情形不适宜继续在现任岗位工作者。

第十条　医院各岗位的退出机制主要为

1．达到国家法定的退休年龄者。

2．严重违反法律法规和医院制度被解除劳动合同者。

3．上级部门或医院规定的其他情形需要退出者。

第四章　岗位晋升与职业通道转换的程序及相关政策

第十一条　岗位晋升的程序

1．各岗位系列的晋升按照《湖南航天医院岗位聘任管理办法》执行，专务聘任按《湖南航天医院专务管理办法》执行。

2．对聘任主任、副主任管理职务者，按干部管理相关规定执行。

3．医院各科室护士长由护理部主任提名，报院领导班子会议讨论通过，由院长聘任。

第十二条　职业通道转换程序

1．考虑医院需要、员工个人实际情况及职业兴趣，员工在不同通道之间有转换机会，但必须符合各职系相应职务任职基本条件。

2．职业通道的转换原则上由本人提出，并详细说明职业通道转换的理由和发展方向与职业规划路径，经医院人力资源部审查提出意见后按管理权限上报批准。

3．职业通道发生转换的员工在转换职业后需要进行严格的追踪考核，发现不能胜任转换后的岗位者，应在一年内调整回原岗位。

第五章　员工个人职业生涯发展计划

第十三条　医院员工是自己职业生涯规划和职业通道设计的主体。医院在新员工入职岗前培训时就安排与职业生涯规划相关的课程，引导员工结合医院的岗位设置进行职业通道设计与规划。

第十四条　各岗位员工按照个人自我分析评价、职业目标设定、职业行动计划三步骤进行职业发展通道设计。

1．自我分析评价包括个人价值观、性格特点、能力与特长等方面，通过分析评价确定个人的职业方向。

2．职业目标设定是在自我分析的基础上，确定个人职业发展的通道路径，明确具体目标、实现时限以及相关衡量指标等。

3．按照个人目标，制定具体的行动计划，需要明确所需要的资源、阶段性成果的衡量标志以及达成目标的成果等。

第六章　医院层面的组织保障与政策支持

第十五条　医院成立员工职业生涯规划管理委员会，负责全院员工职业生涯管理的原则、制度的制定，直接指导医院关键人才和业务骨干的职业生涯规划管理，职业生涯规划管理委员会成员由医院领导、人力资源部主任以及相关职能部门主任、业务科室主任和护士长代表及员工代表组成。

第十六条　医院要按照员工个人的职业生涯计划，提供专人辅导、学历提升、外出进修、参观交流、协助组建团队等举措，促进个人目标的实现。

第十七条　医院为全体中层干部和中级职称以上人员建立职业生涯管理（员工成长通道）档案，科室为其他人员建立职业生涯规划管理（员工成长通道）档案，并为每一名员工确定职业发展指导师。每年填写《湖南航天医院员工职业生涯规划表》和业绩考评结果进入个人职业生涯规划管理档案。

第十八条　人力资源部每年应同员工职业发展指导师一起对员工的职业发展情况评估一次，了解员工个人在过去一年中是否按计划落实了自己的职业发展目标，医院是否按约定提供了相应的资源与条件如学习培训、晋升等机会，并为员工下阶段发展提出意见与建议，指导员工对职业发展规划做出修正。

第七章　附　　则

第十九条　本管理办法的拟定和修改由医院人力资源部负责，分管副院长根据分管系列进行审核，经相关会议研讨论证后由院长批准执行。

第二十条　本管理办法原则上每年应该修订完善1次，自公布之日起开始执行。

第二十一条　本管理办法由人力资源部负责解释。

表 9-7　湖南航天医院员工职业生涯规划表

姓名		性别		民族		出生日期	
所学专业		学历 （学位）		颁发院校 与时间			
职　称		获得时间 /颁发机构					
参加工作时间		入职本院时间					
电子邮箱					手机号码		
学习经历	起止时间		学习单位			所学专业	

续表

工作经历	起止时间	工作单位	担任职务

家庭主要成员基本情况（已婚者填写配偶与子女 / 未婚者填写父母与兄弟姐妹）			

职业生涯规划计划表

个人人生理想描述	
个人职业目标概括性描述	
个人价值观概括性描述	
与职业相关的特长与能力	

个人职业生涯目标规划

远期	
中期（5 年）	
近期（2 年）	

个人职业生涯行动计划（包括成长通道的转换）

续表

个人需要提升的能力概述	
需要医院提供的条件与资源支持	
其他有关职业生涯规划的事项	
职业指导师意见	人力资源部意见
医院意见	
本人签字	
	填表时间： 年　月　日

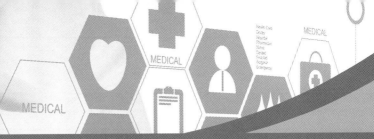

山东省立第三医院专业技术职称聘任实施方案

第一章 总 则

第一条 根据我院"建设特色驰名三级甲等综合医院,建设现代化医疗集团,打造医康养综合体"的目标定位;围绕《山东省立第三医院"十三五期间发展规划(2016-2020)"纲要》、《山东省立第三医院"十三五人力资源建设规划》,为深化我院专业技术职务聘任制度改革,完善专业技术岗位管理制度,保障医院和专业技术人员的合法权益,根据国家和山东省有关规定,结合医院的实际情况制定本办法。

第二条 医院实行评聘分开,竞争上岗,双向选择。本着平等、自愿、协商一致的原则,明确相互的权利和义务,通过签订劳动合同或聘任协议建立合法的劳动契约关系。

第三条 遵循"因事设岗、择优聘任"的原则,按照医院定编岗位职数,采取公开、公平、公正的竞争方式,全面考核评价专业人员的品德、能力与业绩,把符合岗位任职要求的人才选聘到所需要的岗位,营造有利于学科人才梯队建设,有利于优化队伍整体素质,有利于优秀人才脱颖而出的良好氛围。

第四条 专业技术职务以个人业绩量化考核与专家评定相结合的考评形式,择优聘任。高、中、初级职称人员、同类别同级别人员均使用一个评价标准。

第五条 在借鉴同类医院岗位聘任所取得的成功经验的基础上,充分结合山东省立第三医院的实际,对每个岗位制定基本的岗位能力标准,并制定《山东省立第三医院专业技术人员岗位聘任考核标准》作为专业技术职务聘任综合评估评分标准。

第六条 专业技术人员申请聘用专业技术职务,应填写《专业技术职务聘任申请表》等相关表格,同时按要求如实提供有关的资料。

第七条 专业技术职务聘任工作小组负责审核申请聘任人员提供的资料;并按照专业技术职务聘任考核标准对个人业绩进行核计评分,专业技术职务的聘任由医院按照本方案统一组织考核测评。

第二章 岗位聘任适用范围及基本条件

第八条 申请专业技术职务聘任的人员为医院在职的专业技术人员(不包括返聘和兼职人员),必须按照国家和山东省有关规定评审或考试取得相应的专业技术职务任职资格。国家规定必须持有执业证书才能上岗的要同时具备执业证书。

第九条　申报各专业技术职务的人员基本职业素质要求：

一、坚决执行党的路线、方针、政策，严格遵守国家法律、法规及医院规章制度。

二、自觉遵守医德规范，团结协作，服从管理，诚实守信，廉洁行医。

三、爱岗敬业，积极进取，工作认真负责，服务态度好。

四、具有较强的业务能力，能按照相应专业技术职务的任职要求，掌握本专业理论和技能，独立完成本职工作和承担相关的任务。

五、近 3 年年度考核结果为合格或以上者，无违法行为和违反行风建设与医德医风行为，无受医院处分、无医疗事故（责任人），如有则根据情节或医院相关制度实行低聘。

六、上一期专业技术职务聘任期满考核合格（含合格）以上，不合格者根据情况低聘或解聘。

七、身体健康，能坚持正常工作。

第十条　医疗专业基本资质要求

一、医疗正高

1. 已经具有正高职称且上轮被医院聘任，或以正高引进人员不考核学历，如为新参加聘任人员需要取得教育部承认的全日制普通高等学校硕士学位。

2. 聘任者前 3 年至少完成或立项 1 项省级（含省级）以上科研项目。

3. 聘任前 3 年以第一作者发表论文（综述除外）至少 3 篇，其中中华医学会系列中华级期刊或 SCI 期刊至少 1 篇，医院核心期刊目录内至少 2 篇。

4. 担任国家级学术团体职务，北大核心期刊常务编委；担任省级学术团体二级分会副主任委员及以上职务，科技核心期刊副主编；担任省级学术团体二级分会委员职务，济南市学术团体二级分会副主任委员及以上职务、医院核心期刊目录杂志编委。（第 2、3、4 条具备之一即可）

5. 有教学任务的应熟练掌握研究生或本科生课程教学和临床教学工作，在聘任前 1 年能够完成规定的教学工作量及带教任务。

二、医疗副高

1. 已经具有副高职称且上轮被医院聘任不考核学历，如为新参加聘任人员需要取得教育部承认的全日制普通高等学校硕士学位。

2．聘任前 3 年以第一作者发表论文（综述除外）至少 2 篇，均为医院核心期刊目录内。

3．有教学任务的应熟练掌握研究生或本科生课程教学和临床教学工作，在聘任前 1 年能够完成规定的教学工作量及带教任务。

三、医疗中级

1．需要取得教育部承认的全日制普通高等学校硕士学位。

2．聘任前 3 年以第一作者发表论文（综述除外）至少 2 篇。

3．完成在急救中心或社区轮转半年以上。

四、医疗初级

聘任前 1 年本人撰写的病历甲级率达到 95% 以上。

第十一条　医技专业基本资质要求

一、医技正高

1．已经具有正高职称且上轮被医院聘任，或以正高引进人员不考核学历，如为新参加聘任人员需要取得教育部承认的全日制普通高等学校本科学历。

2．聘任者前 3 年至少完成或立项一项市厅级或省级（含省级）以上科研项目。

3．聘任前 3 年以第一作者发表论文（综述除外）至少 3 篇，其中中华医学会系列中华级期刊或 SCI 期刊至少 1 篇，医院核心期刊目录内至少 2 篇。

4．担任国家级学术团体职务，北大核心期刊常务编委；担任省级学术团体二级分会副主任委员及以上职务，科技核心期刊副主编；担任省级学术团体二级分会委员职务，济南市学术团体二级分会副主任委员及以上职务、医院核心期刊目录杂志编委。（第 2、3、4 条具备之一即可）

5．有教学任务的应熟练掌握研究生或本科生课程教学和临床教学工作，在聘任前 1 年能够完成规定的教学工作量及带教任务。

二、医技副高

1．聘任前 3 年以第一作者发表论文（综述除外）至少 1 篇。

2．有教学任务的应熟练掌握研究生或本科生课程教学和临床教学工作，在聘任前 1 年能够完成规定的教学工作量及带教任务。

三、医技中级

1．需要取得教育部承认的全日制普通高等学校本科学历。

2．医师系列聘任前 3 年以第一作者发表论文（综述除外）至少 2 篇，技师系列聘任前 3 年以第一作者发表论文（综述除外）至少 1 篇。

四、医技初级

聘任前 1 年有值夜班的科室，值夜班数不少于科室人均夜班数的 90%。

第十二条　护理专业基本资质要求

一、护理正高

1. 已经具有正高职称且上轮被医院聘任不考核学历，如为新参加聘任人员需要取得教育部承认的护理本科以上学历。

2. 聘任者前 3 年至少完成或立项一项市厅级或省级（含省级）以上科研项目。

3. 聘任前 3 年以第一作者发表论文（综述除外）至少 3 篇，其中中华医学会系列中华级期刊或 SCI 期刊至少 1 篇，医院核心期刊目录内至少 2 篇。

4. 担任国家级学术团体职务，北大核心期刊常务编委；担任省级学术团体二级分会副主任委员及以上职务，科技核心期刊副主编；担任省级学术团体二级分会委员职务，济南市学术团体二级分会副主任委员及以上职务、医院核心期刊目录杂志编委。（第 2、3、4 条具备之一即可）

5. 有教学任务的应熟练掌握本科生课程教学和临床教学工作，在聘任前一年能够完成规定的教学工作量及带教任务。

二、护理副高

1. 聘任前 3 年以第一作者发表论文（综述除外）至少 1 篇。

2. 有教学任务的应熟练掌握本科生课程教学和临床教学工作，在聘任前 1 年能够完成规定的教学工作量及带教任务。

三、护理中级

1. 聘任前 3 年以第一作者发表论文（综述除外）至少 1 篇。

2. 有教学任务的应熟练掌握本科生课程教学和临床教学工作，在聘任前 1 年能够完成规定的教学工作量及带教任务。

四、护理初级

聘任前 1 年有值夜班的科室，值夜班数不少于科室人均夜班数的 80%。

第十三条　管理人员专业基本资质要求

一、管理正高

1. 已经具有正高职称且上轮被医院聘任，或以正高引进人员不考核学历，如为新参加聘任人员需要取得教育部承认的全日制普通高等学校本科以上学历。

2．现至少担任职能科室正职以上职务。

3．聘任前3年以第一作者发表论文至少2篇。

二、管理副高

1．聘任前3年以第一作者发表论文至少1篇。

2．现至少担任职能科室副职以上职务或从事与本专业相关的管理工作10年以上。

三、管理中初级

1．聘任前3年以第一作者发表论文至少1篇。

2．所聘任专业技术职务与本岗位专业对口。

四、管理初级

所聘任专业技术职务与本岗位专业对口。

第十四条　有下列情况之一者，不能被聘任同级职务或续聘同级职务，原则上低聘一级职务。（如副主任医师只能和主治医师一同参加竞聘）

一、近3年发生过医疗事故（因责任原因）。

二、上年度考核不合格者。

三、近三年因严重违反医院规章制度受到行政处分的。

四、不服从医院的调动，不执行领导安排工作，经劝说无效拒不上岗者，或有严重损害医院声誉者。

五、上年度事假累计超过两个月或病假累计超过半年的。

六、违反劳动纪律，上年度旷工3天以上者。

七、有收受"红包"或药品回扣行为，经确认的。

八、长期病休及各种原因等不在岗人员。

第十五条　近3年年度考核连续合格以上，且没有第十四条所述情形，又具备以下条件之一者，可不通过考核和竞争直接聘任相应的专业技术资格。

一、全国和省劳动模范。

二、经批准享受政府特殊津贴的人员。

三、获得省级以上行业奖励或立功人员。

四、已经取得相应专业技术职称的优秀留学回国人员或在国内获得博士学位，符合基本的资质条件者。

五、根据医院发展战略需要或人才储备要求，引进的学科带头人或有显著特长的实用型人才。

六、院级领导按照本人所取得的专业技术职务资格直接聘任。

第三章　聘用程序

第十六条　聘任工作在医院岗位聘任领导小组的统筹安排下，按下列程序进行。

一、聘用程序

专业技术职务聘任以个人业绩量化测评和专家评定相结合的考评形式进行。以《山东省立第三医院专业技术人员岗位聘任考核标准》作为专业技术职务聘任综合评估评分标准。各岗位聘用程序如下：

（一）医院公布岗位聘任实施方案、全院岗位设置职数、任职资质要求、聘任条件及报名时间等事项。

（二）符合聘任条件的人员在规定的时间内提交《专业技术职务聘任申请表》，并经科室负责人审核确认同意，没有提交申请表的视为弃权，同时提交近3年科研、新技术成果、国际SCI索引收录的论文、奖励等相关业绩材料原件或复印件，以科室为单位统一上交。岗位聘任工作小组收到申报人的表格和资料后，对申报人的基本条件进行审核，审核后按照考核标准进行评分。

（三）岗位聘任工作小组汇总各级各类人员得分后报岗位聘任领导小组，岗位聘任领导小组根据业绩量化评分情况，确定初步人选。

（四）确定的初步人选需提交医院领导班子审核批准具体聘任人选。

（五）岗位聘任领导小组确定聘任人选后进行公示，公示时间为7天；

（六）公示无异议后，正式办理相关聘任手续，并签订聘任合同。

第四章　聘任方式

第十七条　聘任方式分为平聘、低聘、高聘、待聘。

（一）平聘：指所聘职务与已取得的技术职务资格同级。

（二）低聘：指与现有专业技术职务资格低一级聘任。

（三）高聘：个别岗位根据工作需要可以高聘，具体方案和标准另行制定。

（四）待聘：指未能聘任上岗而落聘的人员，或被解聘的人员。待聘期限一般为3个月；待聘人员在未确定具体去向前仍在原科室安排临时性工作。在待聘期限内可申请到院内其他有岗位科室试用。试用合格后，可办理平聘或低聘。如待聘期满后，未被聘任，按医院有关规定处理。

第五章　聘期内管理

第十八条　受聘者必须全面履行其岗位职务及义务，在受聘期间，未经批准不得到外单位兼职。

第十九条　受聘者的待遇：

一、平聘人员及低聘人员，按照"岗动薪动"的原则，从受聘的下月起，按所聘专业技术职务及岗位等级享受相应的国家和医院规定的工资福利待遇。

二、待聘人员待聘期待遇：给予待聘期工资，标准为本人工资总额的 70%，不享受医院和科室的绩效工资。年度考核不得评为优秀等级，亦不得参加各项评先活动，延迟 1 年申报专业技术职称，1 年内不安排外出进修学习。

第二十条　履行聘任合同期间，如违法乱纪受处分、依法追究刑事责任、违反聘任合同书相关条款者，其聘任合同自行解除。

有下列情形之一者，医院可解除所聘职务，并相应终止、解除聘任合同：

一、调离本院或辞职、退休、死亡、自动离职者。

二、连续旷工超过 3 个工作日或者 1 年内累计旷工超过 3 个工作日的。

三、未经医院同意，受聘人员擅自出国或者出国逾期不归的。

四、违反工作纪律或者操作规程，发生责任事故，或者失职、渎职，造成严重后果者。

五、严重扰乱工作秩序，致使医院不能正常工作的。

六、在聘期内被证明不符合聘用岗位要求，又不同意医院调整其工作岗位的。

七、国家法律法规另有规定的。

第六章　附　　则

第二十一条　严格按照专业技术职务任职条件和考核结果择优上岗。不符合条件者，即使有空岗，也不能上岗。

第二十二条　各类专业技术职务的聘期一般为 3 年。

第二十三条　受聘专业技术职务的人员在任职期内按受聘的职务享受国家规定相应标准的工资和本院规定的绩效工资、福利待遇。

第二十四条　受聘人员应按医院相应的任职要求完成工作任务，并接受医院聘期内的绩效考核。

第二十五条　对于本办法国家另有规定的，从其规定。本院过去的有关规定与本方案不一致的，按本方案执行。

第二十六条　本方案由医院岗位聘任领导小组（具体执行部门为人力资源部）负责解释和全程监督。

第二十七条   本方案经医院职工代表大会审议通过，自公布之日起执行。

附件：

附件 1   山东省立第三医院各级各类专业技术人员聘任指标核定办法

一、医疗各层级专业技术职务比例设置原则

医疗专业技术人员岗位设置为主任医师、副主任医师、主治医师和住院医师。各科室按照定编人数配置的比例为：主任医师 10%、副主任医师 20%、主治医师 30%、住院医师 40%。其中，特殊情况下的配置增减办法为：

1. 2018 年全年人均手术量排名前两名的科室，高级和中级职称人员可各增加 1 名。

2. 急诊科、儿科、ICU 高级和中级职称人员可各增加 1 名。

3. 根据山东省医保平台提供的 DRG$_S$ 统计情况，CMI 值、总权重数排名明显高于省内同级医院或在本院内明显领先者，高级和中级职称人员可各增加 1 名。

4. 同时符合上述多项配置增减办法的最多增减 1 次。

二、医技各层级专业技术职务比例设置原则

医技专业技术人员岗位设置为主任医师、副主任医师、主治医师和医师；主任技师、副主任技师、主管医师和技师；主任药师、副主任药师、主管药师和药师。

各科室按照定编人数配置的比例为：主任医师 10%、副主任医师 20%、主治医师 30%、医师 40%。

主任技师 10%、副主任技师 20%、主管技师 30%、技师 40%（药学人员参照执行）。

其中，特殊情况下的配置增减办法为：

1. 2018 年业务规模比 2017 年增长 30% 以上的科室，高级和中级职称人员可各增加 1 名。

2. 2018 年业务规模比 2017 年增长未超过 10% 的科室，高级和中级职称人员各减少 1 名。

三、护理各层级专业技术职务比例设置原则

护理专业技术人员岗位设置为副主任护师以上、主管护师、护师和护士。各科室按照定编人数配置的比例为：副主任护师以上 10%、主管护师 30%、护师 30%、护士 30%。其中，特殊情况下的配置增减办法为：

1. 急诊科、儿科、ICU 高级和中级职称人员可各增加 1 名。

2. 以整理护理文书资料或一般服务性岗位为主，无临床护理操作的岗位，不设高中级护理专业技术岗位。

四、管理各层级专业技术职务比例设置原则

管理各层级专业技术岗位不确定具体比例，但需要遵循以下原则：

1. 副高以上职称只在职能部门副主任及以上级别岗位设置。

2. 中级不超过科室员工（不含主任／副主任）总人数的 50%。

3. 聘任中级专业技术职务实际工作年限需要在 5 年以上。

4. 聘任初级专业技术职务实际工作年限需要在 2 年以上。

附件 2 医疗专业正（副）高专业技术职务聘任考核标准

表 10-1 医疗专业正（副）高专业技术职务聘任考核标准

考核指标	权重	基本考核办法
学历学位	5	博士 5 分，硕士 3 分，本科 1 分
晋升职称年限	5	自晋升主任医师（副主任医师）起每满 1 年计 0.5 分
履职年限	5	自实际聘任主任医师（副主任医师）起每满 1 年计 1 分
论文发表	5	按医院论文考核办法计分（参考学术水平条件和量化赋分标准）
科研项目	5	按医院科研考核办法计分（参考学术水平条件和量化赋分标准）
新技术项目	3	为新技术项目负责人，1 等奖 3 分，2 等奖 2 分，3 等奖 1 分；院级每立项 1 项 0.2 分；最高计分不超过 3 分，同一项目不重复计分
学术地位	5	医院支持加入的学术团体目录：担任国家级学术团体职务，北大核心期刊常务编委以及相当于此级别学术职务以上的有一项计 5 分；担任省级学术团体二级分会副主任委员及以上职务，科技核心期刊副主以及相当于此级别学术职务以上的有一项 4 分；担任省级学术团体二级分会委员职务，济南市学术团体二级分会副主任委员及以上职务、医院核心期刊目录杂志编委以及相当于此级别学术职务以上的有一项计 2 分。（如多个学会任职，可以累积计分，但最高计分不超过 5 分）
管理职务	6	担任科室主任计 6 分、副主任 4 分、专业组长 2 分
知名专家和普通专家门诊数量	10	全年出知名专家和普通专家达到全院出门诊高级职称人员平均的 70% 以上计 5 分，上升 1%，计 0.2 分，下降 1%，扣 0.2 分
会诊	5	全年会诊达到 10 次得 4 分，每增加 1 次，计 0.2 分，每下降 1 次，扣 0.2 分
诊疗能力（内科）手术量（外科）	10	内科系统：按本人（或本医疗组）所管患者的例数和 CMI 值计分，所管患者例数 ×0.5×CMI 值最高者计 10 分，其他人员与最高值对比后得分，计算公式为本人得分 ÷ 最高得分 ×10 外科系统：按主刀手术计分，主刀四级：4 分 / 例、三级：3 分 / 例、二级：2 分 / 例、一级：1 分 / 例，其他人员与最高值对比后得分，计算公式为本人得分 ÷ 最高得分 ×10
带教情况（人才培养）	5	带教（第一带教人）硕士 1 名计 5 分，带教（第二带教人）硕士 1 名计 2 分，承担理论教学任务计 2 分，获校院级优秀教师计 1 分（可以累积计分，但最高计分不超过 5 分）
上 1 年度考核结果	6	上 1 年度考核优秀计 6 分，合格计 3 分
获奖情况	5	聘任前 3 年获得国家级奖项每项得 5 分，获得省级奖项每项得 3.5 分，获得市级奖项每项得 2 分，获得院级奖项计 1 分（所得奖项必须与本职工作相关，包括荣誉称号，记功，大赛获奖，国家省市先进个人等）
出国进修	5	聘任前 3 年出国进修每 1 个月计 0.5 分
医德医风	5	按医院相关职能部门考核结果计分
医院领导班子评价	10	通过测评表由医院领导班子成员进行评估

附件 3

表 10-2　医疗专业中级专业技术职务聘任考核标准

考核指标	权重	基本考核办法
学历学位	5	博士 5 分，硕士 3 分，本科 1 分
晋升职称年限	5	自晋升主治医师起每满 1 年计 1 分
履职年限	5	自实际聘任主治医师起每满 1 年计 1 分
论文发表	3	按医院论文考核办法计分（参考学术水平条件和量化赋分标准）
科研项目	3	按医院科研考核办法计分（参考学术水平条件和量化赋分标准）
新技术项目	2	为新技术项目负责人，1 等奖 2 分，2 等奖 1.5 分，3 等奖 1 分；院级每立项 1 项 0.2 分；最高计分不超过 2 分，同一项目不重复计分
管理职务	6	担任科室主任计 6 分、副主任 4 分、专业组长 2 分
出勤情况	8	全年出勤达到 230 天以上，每少 1 天扣 0.05 分
值夜班情况	8	全年值夜班达到全院主治医师平均夜班数的 80% 得 8 分，每增加 1 个夜班计 0.05 分，每减少 1 个夜班扣 0.05 分
诊疗能力	20	内科系统：按本人（或本医疗组）所管患者的例数和 CMI 值计分，所管患者例数 ×0.5×CMI 值最高者计 20 分，其他人员与最高值对比后得分，计算公式为本人得分 ÷ 最高得分 ×20。 外科系统：按参与手术计分，参与四级：4 分 / 例、三级：3 分 / 例、二级：2 分 / 例、一级：1 分 / 例，其他人员与最高值对比后得分，计算公式为本人得分 ÷ 最高得分 ×20
上 1 年度考核结果	6	上 1 年度考核优秀计 6 分，合格计 3 分
获奖情况	5	聘任前 3 年获得国家级奖项每项得 5 分，获得省级奖项每项得 3.5 分，获得市级奖项每项得 2 分，获得院级奖项计 1 分（所得奖项必须与本职工作相关，包括荣誉称号，记功，大赛获奖，国家省市先进个人等）
继续医学教育	3	按是否达标情况扣分，达标计 3 分，未达标扣 3 分
带教情况（人才培养）	3	聘期前 1 学年内理论和见习教学任务每 2 学时计 1 分，获校院级优秀教师计 1 分，教学秘书任期 1 年以上计 1 分（可以累积计分，但最高计分不超过 5 分）
外出进修	3	聘任前 3 年外出进修每 1 个月计 0.3 分
医德医风	5	按医院相关职能部门考核结果计分
科室评价	10	通过测评表由科室进行评估

附件 4

表 10-3　医疗专业初级专业技术职务聘任考核标准

考核指标	权重	基本考核办法
学历学位	5	博士 5 分，硕士 3 分，本科 1 分
晋升职称年限	5	自晋升医师起每满 1 年计 1 分
履职年限	5	自实际聘任医师起每满 1 年计 1 分

续表

考核指标	权重	基本考核办法
出勤情况	10	全年出勤达到 230 天以上，每少 1 天扣 0.05 分
值夜班情况	12	全年值夜班达到全院医师平均夜班数的 80% 得 8 分，每增加一个夜班计 0.05 分，每减少 1 个夜班扣 0.05 分。
合格病历数量	25	全年撰写合格病历数达到全院医师平均撰写合格病历数的 80% 得 8 分，每提高 1% 计 0.1 分，每减少 1% 扣 0.1 分
上 1 年度考核结果	6	上 1 年度考核优秀计 6 分，合格计 3 分。
获奖情况	6	聘任前 3 年获得国家级奖项每项得 6 分，获得省级奖项每项得 4 分，获得市级奖项每项得 2 分，获得院级奖项计 1 分（所得奖项必须与本职工作相关，包括荣誉称号，记功，大赛获奖，国家省市先进个人等）
继续医学教育	6	按是否达标情况扣分，达标计 6 分，未达标扣 6 分
外出进修	5	聘任前 3 年外出进修每 1 个月计 0.5 分
医德医风	5	按医院相关职能部门考核结果计分
科室评价	10	通过测评表由科室进行评估

附件 5

表 10-4　医技（药剂）专业正（副）高专业技术职务聘任考核标准

考核指标	权重	基本考核办法
学历学位	5	博士 5 分，硕士 3 分，本科 1 分
晋升职称年限	5	自晋升本专业技术职务起每满 1 年计 0.5 分
履职年限	5	自实际聘任本专业技术职务起每满 1 年计 1 分
论文发表	5	按医院论文考核办法计分（参考学术水平条件和量化赋分标准）
科研项目	5	按医院科研考核办法计分（参考学术水平条件和量化赋分标准）
新技术项目	2	为新技术项目负责人，1 等奖 2 分，2 等奖 1.5 分，3 等奖 1 分；院级每立项 1 项 0.2 分；最高计分不超过 2 分，同一项目不重复计分。
学术地位	5	医院支持加入的学术团体目录：担任国家级学术团体职务，北大核心期刊副主编以及相当于此级别学术职务以上的有一项计 5 分；担任省级学术团体二级分会副主任委员及以上职务，科技核心期刊副主编以及相当于此级别学术职务以上的有一项计 4 分；担任省级学术团体二级分会委员职务，济南市学术团体二级分会副主任委员及以上职务、医院核心期刊目录杂志编委以及相当于此级别学术职务以上的有一项计 2 分。（如多个学会任职，可以累积计分，但最高计分不超过 5 分）
管理职务	5	担任科室主任计 5 分、副主任 3 分、专业组长 1 分
工作量	12	本人完成科室人均工作量的 50% 计 8 分，每增加 1% 计 0.1 分，降低 1% 扣 0.1 分。考虑到医技科室的特殊性，此项考核由科室制定具体办法并向院部提供评分结果（如检验专业可按专业分组、值班情况评分、影像专业可按检查工作量评分）
临床认同度	10	通过问卷调研的方法征求临床副高以上人员意见，按评分计分

续表

考核指标	权重	基本考核办法
带教情况（人才培养）	5	带教（第一带教人）硕士 1 名计 5 分，带教（第二带教人）硕士 1 名计 2 分，承担理论教学任务计 2 分，获校院级优秀教师计 1 分（可以累积计分，但最高计分不超过 5 分）
继续医学教育	3	按是否达标情况扣分，达标计 3 分，未达标扣 3 分
上 1 年度考核结果	8	上 1 年度考核优秀计 8 分，合格计 5 分
获奖情况	5	聘任前 3 年获得国家级奖项每项得 5 分，获得省级奖项每项得 3.5 分，获得市级奖项每项得 2 分，获得院级奖项计 1 分（所得奖项必须与本职工作相关，包括荣誉称号，记功，大赛获奖，国家省市先进个人等）
出国进修	5	聘任前 3 年出国进修每 1 个月计 0.5 分
医德医风	5	按医院相关职能部门考核结果计分
医院领导班子评价	10	通过测评表由医院领导班子成员进行评估

附件 6

表 10-5　医技（药剂）专业中级专业技术职务聘任考核标准

考核指标	权重	基本考核办法
学历学位	5	博士 5 分，硕士 3，本科 1 分
晋升职称年限	5	自晋升本专业技术职务起每满 1 年计 0.5 分
履职年限	5	自实际聘任本专业技术职务起每满 1 年计 1 分
论文发表	5	按医院论文考核办法计分（参考学术水平条件和量化赋分标准）
科研项目	5	按医院科研考核办法计分（参考学术水平条件和量化赋分标准）
新技术项目	2	为新技术项目负责人，1 等奖 2 分，2 等奖 1.5 分，3 等奖 1 分；院级每立项 1 项 0.2 分；最高计分不超过 2 分，同一项目不重复计分
管理职务	5	担任科室主任计 5 分，副主任 3 分、专业组长 1 分
工作量	30	本人完成科室人均工作量的 50% 计 15 分，每增加 1% 计 0.1 分，降低 1% 扣 0.1 分。考虑到医技科室的特殊性，此项考核由科室制定具体办法并向院部提供得分结果（如检验专业可按专业分组、值班情况评分、影像专业可按检查工作量评分）
上 1 年度考核结果	8	上 1 年度考核优秀计 8 分，合格计 5 分
获奖情况	5	聘任前 3 年获得国家级奖项每项得 5 分，获得省级奖项每项得 3.5 分，获得市级奖项每项得 2 分，获得院级奖项计 1 分（所得奖项必须与本职工作相关，包括荣誉称号，记功，大赛获奖，国家省市先进个人等）
继续医学教育	2	按是否达标情况扣分，达标计 2 分，未达标扣 2 分
带教情况（人才培养）	5	获校院级优秀教师计 1 分，教学秘书任期 1 年以上计 1 分（可以累积计分，但最高计分不超过 5 分）
外出进修	3	聘任前 3 年外出进修每 1 个月计 0.3 分
医德医风	5	按医院相关职能部门考核结果计分
科室评价	10	通过测评表由科室进行评估

附件 7

表 10-6 医技（药剂）专业初级专业技术职务聘任考核标准

考核指标	权重	基本考核办法
学历学位	5	博士 5 分，硕士 3 分，本科 1 分
晋升职称年限	5	自晋升本专业技术职务起每满 1 年计 0.5 分
履职年限	5	自实际聘任本专业技术职务起每满 1 年计 1 分
出勤情况	15	全年出勤达到 230 天以上，每少 1 天扣 0.05 分
值夜班情况	15	全年值夜班达到全院初级职称医技人员平均夜班数的 80% 得 8 分，每增加 1 个夜班计 0.05 分，每减少 1 个夜班扣 0.05 分
工作量	20	本人完成科室人均工作量的 50% 计 10 分，每增加 1% 计 0.1 分，降低 1% 扣 0.1 分。考虑到医技科室的特殊性，此项考核由科室制定具体办法并向院部提供得分结果（如检验专业可按专业分组、值班情况评分、影像专业可按检查工作量评分）
上 1 年度考核结果	8	上 1 年度考核优秀计 8 分，合格计 5 分
获奖情况	6	聘任前 3 年获得国家级奖项每项得 6 分，获得省级奖项每项得 4 分，获得市级奖项每项得 2 分，获得院级奖项 1 分（所得奖项必须与本职工作相关，包括荣誉称号，记功，大赛获奖，国家省市先进个人等）
继续医学教育	3	按是否达标情况扣分，达标计 3 分，未达标扣 3 分
外出进修	3	聘任前 3 年外出进修每 1 个月计 0.3 分
医德医风	5	按医院相关职能部门考核结果计分
科室评价	10	通过测评表由科室进行评估

附件 8

表 10-7 护理专业正（副）高专业技术职务聘任考核标准

考核指标	权重	基本考核办法
学历学位	5	硕士 5 分，本科 3 分，大专 1 分
晋升职称年限	5	自晋升主任护师（副主任护师）起每满 1 年计 0.5 分
履职年限	5	自实际聘任主任护师（副主任护师）起每满 1 年计 1 分
论文发表	6	按医院论文考核办法计分（参考学术水平条件和量化赋分标准）
科研项目	6	按医院科研考核办法计分（参考学术水平条件和量化赋分标准）
新技术项目	2	为新技术项目负责人，1 等奖 2 分，2 等奖 1.5 分，3 等奖 1 分；院级每立项 1 项 0.2 分；最高计分不超过 2 分，同一项目不重复计分
学术地位	5	医院支持加入的学术团体目录：担任国家级学术团体职务，北大核心期刊副主编以及相当于此级别学术职务以上的有一项计 5 分；担任省级学术团体二级分会副主任委员及以上职务，科技核心期刊副主编以及相当于此级别学术职务以上的有一项计 4 分；担任省级学术团体二级分会委员职务，济南市学术团体二级分会副主任委员及以上职务、医院核心期刊目录杂志编委以及相当于此级别学术职务以上的有一项计 2 分。（如多个学会任职，可以累积计分，但最高计分不超过 5 分）

续表

考核指标	权重	基本考核办法
管理职务	5	担任护理部主任计 5 分、护理部副主任计 4 分、科护士长计 3 分、担任病区护士长计 2 分
管患者数量	10	全年实际管患者数达到全科高级职称护理人员平均管患者数的 80% 得 8 分，每提高 1% 计 0.1 分，每减少 1% 扣 0.1 分。除有病区外的其他科室，如急诊科、供应室，得分按照其不同的工作量达到全科平均工作量的 80% 得 8 分，每提高 1% 计 0.1 分，每减少 1% 扣 0.1 分
是否在临床一线	13	在病区护理岗位计 13 分，在门诊护理岗位计 8 分，在其他护理岗位计 3 分。
带教情况（人才培养）	5	带教（第一带教人）硕士 1 名计 5 分，带教（第二带教人）硕士 1 名计 2 分，承担理论教学任务计 2 分，获校院级优秀教师计 1 分（可以累积计分，但最高计分不超过 5 分），总带教计 1 分
上 1 年度考核结果	6	上 1 年度考核优秀计 6 分，合格计 3 分
获奖情况	6	聘任前 3 年获得国家级奖项每项得 6 分，获得省级奖项每项得 4 分，获得市级奖项每项得 2 分，获得院级奖项计 1 分（所得奖项必须与本职工作相关，包括荣誉称号，记功，大赛获奖，国家省市先进个人等）
出国进修	5	聘任前 1 年出国进修每 1 个月计 0.5 分
医德医风	6	按医院相关职能部门考核结果计分
医院领导班子评价	10	通过测评表由医院领导班子成员进行评估

附件 9

表 10-8　护理专业中级专业技术职务聘任考核标准

考核指标	权重	基本考核办法
学历学位	5	硕士 5 分，本科 3 分，大专 1 分
晋升职称年限	5	自晋升主管护师起每满 1 年计 0.5 分
履职年限	5	自实际聘任主管护师起每满 1 年计 1 分
论文发表	4	按医院论文考核办法计分（参考学术水平条件和量化赋分标准）
科研项目	4	按医院科研考核办法计分（参考学术水平条件和量化赋分标准）
新技术项目	2	为新技术项目负责人，1 等奖 2 分，2 等奖 1.5 分，3 等奖 1 分；院级每立项 1 项 0.2 分；最高计分不超过 2 分，同一项目不重复计分
管理职务	4	担任科护士长计 4 分、担任病区护士长计 2 分
出勤情况	10	全年出勤达到 230 天以上，每少 1 天扣 0.05 分
值夜班情况	10	全年值夜班达到全院主管护师平均夜班数的 80% 得 5 分，每增加 1 个夜班计 0.05 分，每减少 1 个夜班扣 0.05 分
管患者数量	10	全年实际管患者数达到全科主管护师平均管患者数的 80% 得 8 分，每提高 1% 计 0.1 分，每减少 1% 扣 0.1 分。除有病区外的其他科室，如急诊科、供应室，得分按照其不同的工作量达到全科平均工作量的 80% 得 8 分，每提高 1% 计 0.1 分，每减少 1% 扣 0.1 分

考核指标	权重	基本考核办法
是否在临床一线	5	在病区护理岗位计5分，在门诊护理岗位计3分，在其他护理岗位计1分
带教情况（人才培养）	5	带教进修生1名计2分，带教低年资护士1名计1分，总带教计1分
上1年度考核结果	6	上1年度考核优秀计6分，合格计3分
获奖情况	5	聘任前3年获得国家级奖项每项得5分，获得省级奖项每项得3.5分，获得市级奖项每项得2分，获得院级奖项计1分（所得奖项必须与本职工作相关，包括荣誉称号，记功，大赛获奖，国家省市先进个人等）
继续医学教育	2	按是否达标情况扣分，达标计2分，未达标扣2分
外出进修	3	聘任前3年外出进修每1个月计0.3分
医德医风	5	按医院相关职能部门考核结果计分
科室评价	10	通过测评表由科室进行评估

附件 10

表 10-9 护理专业初级（护师与护士同）专业技术职务聘任考核标准

考核指标	权重	基本考核办法
学历学位	5	硕士5分，本科3分，大专1分
晋升职称年限	5	自晋升本专业技术职称起每满1年计0.5分
履职年限	5	自实际聘任本专业技术职称起每满1年计1分
管理职务	5	担任科室护士长计5分、担任病区护士长计2分
出勤情况	15	全年出勤达到230天以上，每少1天扣0.05分
值夜班情况	12	全年值夜班达到全院初级职称护理人员平均夜班数的80%得7分，每增加1个夜班计0.05分，每减少1个夜班扣0.05分
管患者数量	10	全年实际管患者数达到全科初级职称护理人员平均管患者数的80%得8分，每提高1%计0.1分，每减少1%扣0.1分。除有病区外的其他科室，如急诊科、供应室，得分按照其不同的工作量达到全科平均工作量的80%得8分，每提高1%计0.1分，每减少1%扣0.1分
是否在临床一线	10	在病区护理岗位计10分，在门诊护理岗位计7分，在其他护理岗位计3分
上1年度考核结果	6	上1年度考核优秀计6分，合格计3分
获奖情况	6	聘任前3年获得国家级奖项每项得6分，获得省级奖项每项得4分，获得市级奖项每项得2分，获得院级奖项计1分（所得奖项必须与本职工作相关，包括荣誉称号，记功，大赛获奖，国家省市先进个人等）
继续医学教育	3	按是否达标情况扣分，达标计3分，未达标扣3分
外出进修	3	聘任前3年外出进修每1个月计0.3分
医德医风	5	按医院相关职能部门考核结果计分
科室评价	10	通过测评表由科室进行评估

附件 11

表 10-10　管理专业正（副）高专业技术职务聘任考核标准

考核指标	权重	基本考核办法
学历学位	5	博士 5 分，硕士 3 分，本科 1 分
晋升职称年限	5	自晋升本专业技术职务起每满 1 年计 0.5 分
履职年限	5	自实际聘任本专业技术职务起每满 1 年计 1 分
论文发表	6	按医院论文考核办法计分（参考学术水平条件和量化赋分标准）
科研项目	6	按医院科研考核办法计分（参考学术水平条件和量化赋分标准）
学术地位	5	担任国家级学术团体职务，北大核心期刊副主编以及相当于此级别学术职务以上的有一项计 5 分；担任省级学术团体二级分会副主任委员及以上职务，科技核心期刊副主编以及相当于此级别学术职务以上的有一项计 4 分；担任省级学术团体二级分会委员职务，济南市学术团体二级分会副主任委员及以上职务、医院核心期刊目录杂志编委以及相当于此级别学术职务以上的有一项计 2 分。（如多个学会任职，可以累积计分，但最高计分不超过 5 分）
管理职务	10	担任科室主任计 10 分、副主任 7 分、班组长 3 分
专业是否对口	10	专业完全对口计 10 分，相近专业计 5 分。由院部判断
出勤情况	10	全年出勤达到 230 天以上，每少一天扣 0.05 分
上 1 年度考核结果	6	上 1 年度考核优秀计 6 分，合格计 3 分
获奖情况	6	聘任前三年获得国家级奖项每项得 6 分，获得省级奖项每项得 4 分，获得市级奖项每项得 2 分，获得院级奖项计 1 分（所得奖项必须与本职工作相关，包括荣誉称号，记功，大赛获奖，国家省市先进个人等）
医德医风（职业道德）	6	按医院相关职能部门考核结果计分
医院领导班子评价	20	通过测评表由医院领导班子成员进行评估。根据本人创新能力、管理工作中的突出贡献评价

附件 12

表 10-11　管理专业中级专业技术职务聘任考核标准

考核指标	权重	基本考核办法
学历学位	5	博士 5 分，硕士 3 分，本科 1 分
晋升职称年限	5	自晋升本专业技术职务起每满 1 年计 0.5 分
履职年限	5	自实际聘任本专业技术职务起每满 1 年计 1 分
论文发表	6	按医院论文考核办法计分（参考学术水平条件和量化赋分标准）
科研项目	6	按医院科研考核办法计分（参考学术水平条件和量化赋分标准）
管理职务	15	担任科室主任计 15 分、副主任 10 分、专业组长 5 分
专业是否对口	5	专业完全对口计 5 分，相近专业计 2 分。由院部判断
出勤情况	15	全年出勤达到 230 天以上，每少 1 天扣 0.05 分
上 1 年度考核结果	6	上 1 年度考核优秀计 6 分，合格计 3 分

续表

考核指标	权重	基本考核办法
获奖情况	6	聘任前3年获得国家级奖项每项得6分，获得省级奖项每项得4分，获得市级奖项每项得2分，获得院级奖项计1分（所得奖项必须与本职工作相关，包括荣誉称号，记功，大赛获奖，国家省市先进个人等）
医德医风（职业道德）	6	按医院相关职能部门考核结果计分
科室评价	20	通过测评表由科室进行评估

附件 13

表 10-12　管理专业初级专业技术职务聘任考核标准

考核指标	权重	基本考核办法
学历学位	5	博士5分，硕士3分，本科1分
晋升职称年限	5	自晋升本专业技术职务起每满1年计0.5分
履职年限	6	自实际聘任本专业技术职务起每满1年计1分
管理职务	15	担任科室主任计15分、副主任10分、专业组长5分
专业是否对口	6	专业完全对口计5分，相近专业计2分。由院部判断
出勤情况	25	全年出勤达到230天以上，每少1天扣0.05分
上1年度考核结果	6	上1年度考核优秀计6分，合格计3分
获奖情况	6	聘任前3年获得国家级奖项每项得6分，获得省级奖项每项得4分，获得市级奖项每项得2分，获得院级奖项计1分（所得奖项必须与本职工作相关，包括荣誉称号，记功，大赛获奖，国家省市先进个人等）
医德医风（职业道德）	6	按医院相关职能部门考核结果计分
科室评价	20	通过测评表由科室进行评估

附件 14　院领导评价高级职称人员聘任测评表（表 10-13 业务科室）

表 10-13　高级职称人员聘任测评表

如认为被评估人员在所评估的项目方面表现优秀请在A上打"√"，良好在B上打"√"，合格在C上打"√"，基本合格在D上打"√"，不合格在E上打"√"。

姓名	测评内容				
	具有本学科广博、坚实的理论基础和专业知识，能及时掌握本学科国内外发展动态与新的理论、新知识、新方法。	能承担本学科专业全部诊断、治疗和其他医疗技术工作，具备解决疑难重危病症的能力。	能主持和指导研究解决本学科重大理论或技术问题，得到下级医师和同行的广泛认可。在本学科有良好的声誉和影响，形成自己的教学、科研、医疗和技术工作特色。	能够长期在临床一线工作，达到饱和工作量以上，医疗工作的效果和质量优良。	医德医风良好，廉洁自律，在行医过程中具有良好的人文情怀，深得患者信赖和敬重。
	A B C D E	A B C D E	A B C D E	A B C D E	A B C D E
	A B C D E	A B C D E	A B C D E	A B C D E	A B C D E
	A B C D E	A B C D E	A B C D E	A B C D E	A B C D E

姓　名	测评内容				
	具有本学科广博、坚实的理论基础和专业知识，能及时掌握本学科国内外发展动态与新的理论、新知识、新方法。	能承担本学科专业全部诊断、治疗和其他医疗技术工作，具备解决疑难重危病症的能力。	能主持和指导研究解决本学科重大理论或技术问题，得到下级医师和同行的广泛认可。在本学科有良好的声誉和影响，形成自己的教学、科研、医疗和技术工作特色。	能够长期在临床一线工作，达到饱和工作量以上，医疗工作的效果和质量优良。	医德医风良好，廉洁自律，在行医过程中具有良好的人文情怀，深得患者信赖和敬重。
	A B C D E	A B C D E	A B C D E	A B C D E	A B C D E
	A B C D E	A B C D E	A B C D E	A B C D E	A B C D E
	A B C D E	A B C D E	A B C D E	A B C D E	A B C D E
	A B C D E	A B C D E	A B C D E	A B C D E	A B C D E
	A B C D E	A B C D E	A B C D E	A B C D E	A B C D E
	A B C D E	A B C D E	A B C D E	A B C D E	A B C D E

记分方法：A记2分，B记1.5分，C记1分，D记0.5分，E记0分，累积分除以参与评估人数为实际得分。

附件 15　医院科室评价中初级职称人员聘任测评表（表 10-14 业务科室）

表 10-14　中初级职称人员聘任测评表

如认为被评估人员在所评估的项目方面表现优秀请在 A 上打"√"，良好在 B 上打"√"，合格在 C 上打"√"，基本合格在 D 上打"√"，不合格在 E 上打"√"。

姓　名	测评内容				
	掌握本岗位所要求的理论、专业知识和基本技能方面。	履行本岗位职责，圆满完成工作任务方面。	承担的工作负荷，医疗工作的效果和质量方面。	集体荣誉观念、团结协作和学习提升方面。	廉洁自律，规范行医，服务能力方面。
	A B C D E	A B C D E	A B C D E	A B C D E	A B C D E
	A B C D E	A B C D E	A B C D E	A B C D E	A B C D E
	A B C D E	A B C D E	A B C D E	A B C D E	A B C D E
	A B C D E	A B C D E	A B C D E	A B C D E	A B C D E
	A B C D E	A B C D E	A B C D E	A B C D E	A B C D E
	A B C D E	A B C D E	A B C D E	A B C D E	A B C D E
	A B C D E	A B C D E	A B C D E	A B C D E	A B C D E
	A B C D E	A B C D E	A B C D E	A B C D E	A B C D E
	A B C D E	A B C D E	A B C D E	A B C D E	A B C D E

续表

姓　名	测评内容				
	掌握本岗位所要求的理论、专业知识和基本技能方面。	履行本岗位职责，圆满完成工作任务方面。	承担的工作负荷，医疗工作的效果和质量方面。	集体荣誉观念、团结协作和学习提升方面。	廉洁自律，规范行医，服务能力方面。
	A B C D E	A B C D E	A B C D E	A B C D E	A B C D E
	A B C D E	A B C D E	A B C D E	A B C D E	A B C D E
	A B C D E	A B C D E	A B C D E	A B C D E	A B C D E
	A B C D E	A B C D E	A B C D E	A B C D E	A B C D E
	A B C D E	A B C D E	A B C D E	A B C D E	A B C D E

记分方法：A 记 2 分，B 记 1.5 分，C 记 1 分，D 记 0.5 分，E 记 0 分，累积分除以参与评估人数为实际得分。

附件 16　院领导评价高级职称人员聘任测评表（表 10-15 管理）

表 10-15　　高级职称人员聘任测评表（管理）

如认为被评估人员在所评估的项目方面表现优秀请在 A 上打"√"，良好在 B 上打"√"，合格在 C 上打"√"，基本合格在 D 上打"√"，不合格在 E 上打"√"。

姓　名	测评内容				
	精通本专业领域的知识和技能，具备该领域整体管理方案设计的能力。	能够经常参与医院全局性决策活动，能够向院领导提交具体管理方案、实施计划以及相关的论证材料等。	能够承担监督检查责任，持续监督检查业务科室的工作情况，对业务科室的工作提出建议与指导。	能够做好对外内对外的沟通协调工作，综合协调能力强，善用各种资源保证工作任务的完成。	爱岗敬业，廉洁自律，高效工作，执行力强，能够得到管理人员和业务人员的信赖和敬重。
	A B C D E	A B C D E	A B C D E	A B C D E	A B C D E
	A B C D E	A B C D E	A B C D E	A B C D E	A B C D E
	A B C D E	A B C D E	A B C D E	A B C D E	A B C D E
	A B C D E	A B C D E	A B C D E	A B C D E	A B C D E
	A B C D E	A B C D E	A B C D E	A B C D E	A B C D E
	A B C D E	A B C D E	A B C D E	A B C D E	A B C D E
	A B C D E	A B C D E	A B C D E	A B C D E	A B C D E
	A B C D E	A B C D E	A B C D E	A B C D E	A B C D E

记分方法：A 记 4 分，B 记 3 分，C 记 2 分，D 记 1 分，E 记 0 分，累积分除以参与评估人数为实际得分。

附件 17　医院科室评价中初级职称人员聘任测评表（表 10-16 管理）

表 10-16　中初级职称人员聘任测评表（管理）

如认为被评估人员在所评估的项目方面表现优秀请在 A 上打"√"，良好在 B 上打"√"，合格在 C 上打"√"，基本合格在 D 上打"√"，不合格在 E 上打"√"。

姓　名	测评内容				
	掌握本岗位所要求的理论、专业知识和基本技能方面。	履行本岗位职责，圆满完成工作任务方面。	承担的工作负荷，管理工作的效果和质量方面。	集体荣誉观念、团结协作和学习提升方面。	廉洁自律，行为规范，服务业务科室能力方面。
	A B C D E	A B C D E	A B C D E	A B C D E	A B C D E
	A B C D E	A B C D E	A B C D E	A B C D E	A B C D E
	A B C D E	A B C D E	A B C D E	A B C D E	A B C D E
	A B C D E	A B C D E	A B C D E	A B C D E	A B C D E
	A B C D E	A B C D E	A B C D E	A B C D E	A B C D E
	A B C D E	A B C D E	A B C D E	A B C D E	A B C D E
	A B C D E	A B C D E	A B C D E	A B C D E	A B C D E
	A B C D E	A B C D E	A B C D E	A B C D E	A B C D E
	A B C D E	A B C D E	A B C D E	A B C D E	A B C D E
	A B C D E	A B C D E	A B C D E	A B C D E	A B C D E
	A B C D E	A B C D E	A B C D E	A B C D E	A B C D E
	A B C D E	A B C D E	A B C D E	A B C D E	A B C D E
	A B C D E	A B C D E	A B C D E	A B C D E	A B C D E
	A B C D E	A B C D E	A B C D E	A B C D E	A B C D E

记分方法：A 记 4 分，B 记 3 分，C 记 2 分，D 记 1 分，E 记 0 分，累积分除以参与评估人数为实际得分。

附件 18 医院临床科室副高以上人员对医技科室副高以上人员认同度测评表

表 10-17 医技科室副高以上人员认同度测评表

如认为被评估人员在所评估的项目方面表现优秀请在 A 上打"√"，良好在 B 上打"√"，合格在 C 上打"√"，基本合格在 D 上打"√"，不合格在 E 上打"√"。

姓名	测评内容				
	在日常的业务协作中能够体会和感受到被评价者具有本学科坚实的理论基础和专业知识。	能够担当起本人应该承担的角色，在实际工作中具有配合临床开展新业务新技术的意识并付诸行动。	能够积极主动的帮助临床解决疑难复杂问题，体现出了专家的价值与水平。	能够长期在一线工作，达到饱和工作量以上，工作效果和质量优良。	医德医风良好，廉洁自律，在行医过程中具有良好的人文情怀，深得同行敬重。
	A B C D E	A B C D E	A B C D E	A B C D E	A B C D E
	A B C D E	A B C D E	A B C D E	A B C D E	A B C D E
	A B C D E	A B C D E	A B C D E	A B C D E	A B C D E
	A B C D E	A B C D E	A B C D E	A B C D E	A B C D E
	A B C D E	A B C D E	A B C D E	A B C D E	A B C D E
	A B C D E	A B C D E	A B C D E	A B C D E	A B C D E
	A B C D E	A B C D E	A B C D E	A B C D E	A B C D E
	A B C D E	A B C D E	A B C D E	A B C D E	A B C D E
	A B C D E	A B C D E	A B C D E	A B C D E	A B C D E

记分方法：A 记 2 分，B 记 1.5 分，C 记 1 分，D 记 0.5 分，E 记 0 分，累积分除以参与评估人数为实际得分。

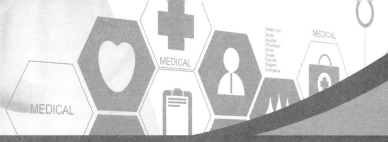

方案与
案例11

广东医科大学寮步医院高层次人才特殊政策实施办法

第一章　总则

第一条　人才资源是第一资源。高层次人才又是医院在日趋激烈竞争条件下制胜的核心战略资源，是推动医院高质量发展的重要力量。医院将用5~10年时间，努力培养和引进一批适合我院发展需要的高层次人才。为充分发挥高层次人才在医院发展中的引领和支撑作用，对培养和引进的高层次人才实行特殊的政策措施，营造特优的人才环境，特制订本办法。

第二条　制订办法的主要依据文件为《东莞市特色人才特殊政策实施办法》（东府〔2015〕110号），《东莞市镇街公立医院院长专项资金管理暂行办法》（东卫〔2017〕45号）、《镇街公立医院高层次人才引进标准》（东莞市市属公立医院院长专项资金管理实施细则（试行）东医管〔2016〕4号）、《东莞市引进特色人才奖励办理规程》等。

第二章　高层次人才评定

第三条　本办法所指的高层次人才包括：领军人才；学科带头人；学科骨干；取得硕士研究生及以上学历的专业技术人员。

第四条　高层次人才通过评定产生，坚持公开、公平、公正的原则，坚持品德、知识、能力和业绩并重的原则，坚持业内认可和社会认可的原则。人才认定评定不受国籍、户籍和身份限制，重点是在临床一线从事专业技术的优秀人才中评定产生。

第五条　医院人才工作领导小组负责高层次人才评定工作的统筹领导；人才工作领导小组办公室（设在人事科）会同各专业主管部门负责高层次人才评定工作的组织实施。

第六条　人才评定的范围与条件

（一）领军人才

年龄不超过55周岁（年龄计算以申报评定当年1月1日为限），具有本专业全日制本科学历、博士及以上学位，并具备正高级专业技术职称，从事本专业15年以上工作经验，并具备下列条件之一：

1. 近5年主持过省部级以上科研课题，或获得过国家级科研成果奖励的主要研究人员（前 5 位），或获得省部级科技进步奖一等奖的前 3 位人员，或获得省部级科技进步奖二等奖的前两位人员，或获得省部级科技进步奖三等奖的第一完成人。

2. 获评定为东莞市特色人才的。

3. 在国家级学会任常委及以上职务或国家级核心学术期刊任编委及以上职务。

4. 担任省级重点学（专）科带头人，且对某一疾病的防治研究有重大发现，开创了独特的治疗模式，具有良好的临床疗效，取得了显著的社会和经济效益；或在较大范围有效地防治、控制和消除疾病，得到国内同行公认。

（二）学科带头人。

年龄不超过 50 周岁（年龄计算以申报评定当年 1 月 1 日为限），从事本专业 10 年以上工作经验。具有本专业全日制本科学历并具备正高级专业技术职称，或具有本专业全日制研究生及以上学历并具备副高级专业技术职称，并具备下列条件之一：

1. 近 5 年主持过市级以上的科研课题 2 项以上，或获得过省部级以上科技进步奖的前 3 位人员，或获得市科技进步奖一等奖的前 3 位人员。

2. 在省级学会任委员以上职务，或专业组主任委员职务，或本学科市级学会中担任副主任委员及以上职务。近 5 年曾为一个及以上国家级或省级继续医学教育项目第一负责人。

3. 担任市级重点学（专）科带头人。

（三）学科骨干

具有本专业全日制本科及以上学历并具备副高级及以上专业技术职称，或具有本专业全日制研究生及以上学历并具备中级及以上专业技术职称，年龄，男性，不超过 45 周岁，女性，不超过 40 周岁，从事本专业 7 年以上工作经验。并具备下列条件之一：

1. 近五年主持过市级科研课题 1 项以上，或获得市级以上科技进步奖二等奖及以上奖励的主要研究人员（前 3 位）；

2. 有 3 年及以上三级医院本专业工作经历，开展的专业技术处于市内本专业（领域）领先水平，或填补本院的技术空白且得到患者和同行的普遍认可。

（四）取得研究生以上学历的专业技术人员。

取得国家认可的国内外高校颁发的本专业全日制研究生、博士学历证或博士后证书。年龄不超过 40 周岁，有较高的学术水平与科研能力，并具备下列条件之一：

1. 主持省部级及以上科研项目不少于 1 项；

2. 发表 SCI 收录论文不少于 1 篇,累计 IF≥3。

(五)各类人才申报人除应具备相应评定标准规定的条件外,还应同时具备以下条件:

1. 遵纪守法,责任心强,有良好的职业道德和较强的合作精神,身体健康,无违反计划生育,无违法犯罪记录和参加国家禁止的组织活动的记录。

2. 专业基础扎实,自主创新能力强,学风正派,具有严谨求实、探索求知、崇尚真理的科学精神。

第七条　本办法适用于医院新引进的高层次人才。

第三章　新引进人才岗位聘期与薪酬管理

第八条　新引进的高层次人才须与医院签订不少于 6 年的聘用合同。聘用合同中须明确聘期目标责任,在学科建设、科室人才梯队培养以及科研成果等方面设定聘期总目标及年度分目标。

第九条　薪酬管理

(一)新引进高层次人才在本院工作未满 1 年之内,领军人才奖励性绩效工资按本院相同专业科主任平均数额的 2 倍计发,学科带头人的奖励性绩效工资按本院相同专业科主任平均数额的 1.5 倍计发;其他类型的高层次人才,根据实际考核情况申请计发奖励性绩效工资,标准按本院同等专业业务骨干人平均数额计发。按此方法计发数低于按所在科室计发方法的数额时,就高的数额计发;工作满 1 年的次月起按所在科室计发方法计发。

(二)其他待遇与职称和资历相同的在职编制内人员等同,享受在编待遇执行时间为试用期满同意聘用后的当月开始执行。

(三)未取得相应专业技术资格证或执业证的硕士研究生学历及以上人员,见习期工资为每月固定工资 1960 元,生活补助 2000 元。考取资格证或执业医师注册后次月经申请考核合格后执行在编待遇;两年两次仍未考取专业技术资格者,原则上不聘用。

(四)医院提供的经济待遇均为税前金额。

第四章　新引进高层次人才配套保障

第十条　住房

新引进人才,未符合申请市政府规定的人才住房补贴的,医院提供过渡住房 1 套,原则使用 5 年,住房标准如下:

（一）领军人才、学科带头人：按引进人才需求提供三房一厅，按医院标准配家具、电器，免 5 年租金。

（二）学科骨干和取得研究生以上学历的专业技术人员：未婚者住房为一房，已婚与家属同住的住房为二房一厅，按医院相关规定收租金。

第十一条　安家补贴

（一）发放对象：新引进高层次人才。

（二）发放标准

（1）领军人才：50 万元。

（2）学科带头人：20 万～30 万元。其中市级重点学科带头人，安家补贴 30 万元；市特色专科带头人，安家补贴 25 万元；院级重点学科带头人，安家补贴 20 万元。

（3）取得研究生以上学历的专业技术人员：5 万～15 万元。其中初级职称、无职称人员 5 万元；中级职称人员 10 万元；副高职称人员 12 万元；正高职称人员 15 万元。

（4）学科骨干：5 万～10 万元。其中中级职称人员 5 万元；副高职称人员 8 万元；正高职称人员 10 万元。

（5）安家补贴分 5 年计发，总额的 60% 分 3 年按 20% 计发，高层次人才与医院签订的第一期目标任务完成后，余 40% 安家补贴分两年每年按 20% 计发。

（三）支付方式：安家补贴每年支付 1 次，在本院工作每满 1 个年度的次月由人事科办理有关手续，报院长审批后，再由财务科支付，详见《东莞市寮步医院高层次人才安家补贴申领实施细则》。经市委、市政府认定引进的卫生特殊人才和创新团队，资助经费标准按照《东莞市特色人才特殊政策暂行办法》规定执行，本办法可重复补助。

第十二条　配偶就业、子女入学和办理落户按市、镇有关规定执行。

第五章　柔性引才补贴

第十三条　鼓励采用特聘专家、特聘团队、退休返聘等多种形式柔性引才，吸引专家等来医院从事临床、教学、科研、技术服务、项目合作等工作，按其贡献给予一定补贴。

第十四条　申报条件：

（一）特聘专家达到学科带头人及以上的高层次人才标准，与医院合作满 1 年且 1 年内来医院累计工作时间达到 20 天以上。

（二）特聘团队带头人达到学科带头人及以上高层次人才标准，与医院合作满 1 年且 1 年内来医院累计工作时间达到 10 天，团队成员（含带头人）1 年内来医院累计工作时间达到 30 天以上。团队成员只计算取得高级职称人员。

（三）退休返聘人才达到学科骨干及以上高层次人才标准，到医院工作满 1 年且 1 年内在医院全职工作天数达到 120 天以上。

第十五条　补助标准：

（一）特聘专家

达到领军人才标准的特聘专家来医院工作，省外人才 1.2 万元 / 天，省内人才 1 万元 / 天。特殊预约手术等工作补助采取一事一议方式商定。

达到学科带头人标准的特聘顾问来医院工作，省外人才 0.8 万元 / 天，省内人才 0.6 万元 / 天。特殊预约手术等工作补助采取一事一议方式商定。

（二）特聘团队

带头人达领军和学科带头人标准的特聘团队，每年分别给予 60 万元、50 万元的经费补助。

（三）退休返聘

退休返聘人才达到学科带头人和领军人才标准的，每年给予人才 15 万元、20 万元的人才津贴。

退休返聘人才在医院全职工作达到 200 天以上的，可申报全额人才津贴；在医院全职工作达到 100 天不满 200 天的，按照比例申报人才津贴。

第六章　附　　则

第十六条　本办法关于高层次人才评定条件和待遇为暂行，评定条件以后根据医院发展建设需要而调整，待遇根据市政府相关规定调整而调整。

第十七条　广东医科大学派驻人员根据共建协议和学校规定参照执行。

第十八条　设立引进人才奖励资金专门用于奖励为我院成功引进高层次人才的科室和个人。

（一）申请条件：引进的高层次人才与医院签订 1 年以上正式劳动合同并到岗工作 1 年以上。

（二）奖励标准：领军人才奖励 5 万元；学科带头人 2 万元，其他类型高层次人才 1 万元。

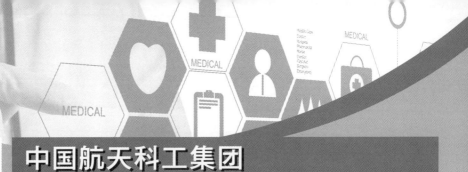

中国航天科工集团 七三一医院岗位设置及定编方案

为进一步规范医院人力资源管理，对各科室的岗位、编制及岗位职数进行合理设置，建立岗位晋升通道，持续提升医院的人力资源综合素质，制定本方案。具体方案内容如下：

一、岗位设置及任职条件

（一）岗位设置

全院设置六大类岗位，分为医师岗位、护理岗位、技师岗位、药师岗位、管理岗位、技能岗位。

1. 医师岗位

设置助理医师、住院医师、责任医师、主诊医师、副主任（亚专科带头人）、主任（学科带头人）、大科主任，共 7 个层级 18 个职级。

2. 药师岗位

设置助理药师、药师、责任药师、高级药师、副主任（亚专科带头人）、主任（学科带头人），共 6 个层级 17 个职级。

3. 技师岗位

设置助理技师、技师、责任技师、高级技师、副主任（亚专科带头人）、主任（学科带头人），共 6 个层级 17 个职级。

4. 护理岗位

设置助理护士、护士、责任护士、高级护士、护士长（护理专科带头人）、科护士长，共 6 个层级 15 个职级。

5．管理岗位

设置助理、主管、中级主管、高级主管、副主任（专务）、主任（资深专务）、总监，共 7 个层级 19 个职级。

6．技能岗位

设置初级工、中级工、高级工、技师，共 4 个层级 12 个职级。

（二）岗位任职基本条件

1．医师岗位系列（表 12-1）

表 12-1　医师岗位任职基本条件

岗位分档	级别	任职基本条件			
大科主任		担任一级主任满两年，任职期间专科发展快，专业组及人才梯队建设良好，区域影响力较大，有较好的社会效益和经济效益，分出两个及以上病区的科室可设置大科主任			
学科带头人	一级	二级学科带头人满两年，年度考核合格	主任	一级	二级主任满两年，年度考核合格
	二级	三级学科带头人满两年，年度考核合格		二级	三级主任满两年，年度考核合格
	三级	一级亚专科带头人任满两年，主任医师职称，年度考核合格，亚专科带头人任期内至少有一次年度考核优秀，经医院考核符合晋升条件		三级	具有副主任 3 年以上连续任职经历，通过医院组织的公开竞聘
亚专科带头人	一级	二级亚专科带头人满两年，年度考核合格	副主任	一级	二级副主任满两年，年度考核合格
	二级	三级亚专科带头人满两年，年度考核合格		二级	三级副主任满两年，年度考核合格
	三级	一级主诊医师满两年，副主任医师及以上职称，年度考核合格，主诊医师任期内至少有一次年度考核优秀，经医院考核符合晋升条件		三级	本科及以上学历，副主任医师及以上职称，累计从事 8 年以上临床医疗工作经历（硕士累计 5 年以上临床医疗工作经历），年度考核合格，通过医院组织的公开竞聘

续表

岗位分档	级别	任职基本条件
主诊医师	一级	二级主诊医师满两年，年度考核合格
	二级	三级主诊医师满两年，年度考核合格
	三级	一级责任医师满两年，具有副主任医师及以上职称，年度考核合格，责任医师任期内至少有一次年度考核优秀，经医务部考核符合晋升条件
责任医师	一级	二级责任医师满两年，年度考核合格
	二级	三级责任医师满两年，年度考核合格
	三级	一级住院医师满一年，具有主治医师职称，年度考核合格，住院医师及以下任期内至少有一次年度考核优秀，经医务部考核符合晋升条件
住院医师	一级	二级住院医师满一年，年度考核合格
	二级	取得执业医师资格证书，完成规范化培训（简称：规培）并取得规培合格证，年度考核合格
	三级	取得执业医师资格证书，规培期间或未取得规培合格证，年度考核合格
助理医师	一级	硕士及以上未取得执业医师资格
	二级	本科及以下学历未取得医师资格

2. 药师岗位系列表（12-2）

表12-2 药师岗位任职基本条件

岗位分档	级别	任职基本条件			
学科带头人	一级	二级学科带头人满两年，年度考核合格	主任	一级	二级主任满两年，年度考核合格
	二级	三级学科带头人满两年，年度考核合格		二级	三级主任满两年，年度考核合格
	三级	一级亚专科带头人满两年，主任药师职称，年度考核合格，亚专科带头人任期内至少有1次年度考核优秀，经医院考核符合晋升条件		三级	具有副主任3年以上连续任职经历，通过医院组织的公开竞聘
亚专科带头人	一级	二级亚专科带头人满两年，年度考核合格	副主任	一级	二级副主任满两年，年度考核合格，经医院考核符合聘任条件
	二级	三级亚专科带头人满两年，年度考核合格		二级	三级副主任满两年，年度考核合格，经医院考核符合聘任条件
	三级	一级高级药师满两年，副主任药师及以上职称，年度考核合格，高级药师任期内至少有1次年度考核优秀，经医院考核符合晋升条件		三级	本科及以上学历，副主任药师及以上职称，累计从事8年以上临床药学工作经历（硕士累计5年以上临床药学工作经历），年度考核合格，通过医院组织的公开竞聘

续表

岗位分档	级别	任职基本条件
高级药师	一级	二级高级药师满两年，年度考核合格
	二级	三级高级药师满两年，年度考核合格
	三级	一级责任药师满两年，具有副主任药师职称，年度考核合格，责任药师任期内至少有 1 次年度考核优秀，经医务部考核符合晋升条件
责任药师	一级	二级责任药师满两年，年度考核合格
	二级	三级责任药师满两年，年度考核合格
	三级	一级药师满 1 年，具有主管药师职称，年度考核合格，药师及以下任期内至少 1 次年度考核优秀，经医务部考核符合晋升条件
药师	一级	二级药师满 1 年，年度考核合格；或博士毕业第一年且取得药师职称
	二级	三级药师满 1 年，年度考核合格；或硕士毕业第一年且取得药师职称
	三级	一级助理药师满 1 年，且已经取得药师／药士职称，年度考核合格
助理药师	一级	大学本科及以上学历人员，未取得药师职称；二级助理药师满 1 年，年度考核合格
	二级	大学专科及以下学历，任职第 1 年

3．技师岗位系列（表 12-3）

表 12-3　技师岗位任职基本条件

岗位分档	级别	任职基本条件	级别	任职基本条件
学科带头人	一级	二级学科带头人满两年，年度考核合格	一级	二级主任技师满两年，年度考核合格
	二级	三级学科带头人满两年，年度考核合格	二级	三级主任技师满两年，年度考核合格
	三级	一级亚专科带头人满两年，主任技师职称，年度考核合格，亚专科带头人任期内至少有 1 次年度考核优秀，经医院考核符合晋升条件	主任 三级	具有副主任 3 年以上连续任职经历，通过医院组织的公开竞聘
亚专科带头人	一级	二级亚专科带头人满两年，年度考核合格，经医院考核符合聘任条件	一级	二级副主任满两年，年度考核合格，经医院考核符合聘任条件
	二级	三级亚专科带头人满两年，年度考核合格，经医院考核符合聘任条件	副主任 二级	三级副主任满两年，年度考核合格，经医院考核符合聘任条件
	三级	一级高级技师满两年，副主任技师及以上职称，年度考核合格，高级技师任期内至少有 1 次年度考核优秀，经医院考核符合晋升条件	三级	本科及以上学历，副主任技师及以上职称，累计从事 8 年以上临床技师工作经历（硕士累计 5 年以上临床技师工作经历），年度考核合格，通过医院组织的公开竞聘

续表

岗位分档	级别	任职基本条件
高级技师	一级	二级高级技师满两年，年度考核合格
	二级	三级高级技师满两年，年度考核合格
	三级	一级责任技师满两年，具有副主任技师职称，年度考核合格，责任技师任期内至少有1次年度考核优秀，经医务部考核符合晋升条件
责任技师	一级	二级责任技师满两年，经考核合格
	二级	三级责任技师满两年，经考核合格
	三级	一级技师满1年，具有主管技师职称，年度考核合格，技师及以下任期内至少有1次年度考核优秀，经医务部考核符合晋升条件
技师	一级	二级技师满1年，年度考核合格；或博士毕业第1年且取得技师职称
	二级	三级技师满1年，年度考核合格；或硕士毕业第1年且取得技师职称
	三级	一级助理技师满1年，且已经取得技师/技士职称，经考核合格
助理技师	一级	大学本科及以上学历人员，未取得技师职称；二级助理技师满1年，年度考核合格
	二级	大学专科及以下学历，任职第1年

4. 护理岗位系列（表12-4）

表12-4　护理岗位任职基本条件

岗位分档	级别	任职基本条件		级别	任职基本条件
科护士长		5年以上护士长工作经历，通过医院组织的公开竞聘。			
护理专科带头人（N5）	一级	二级护理专科带头人满两年，年度考核合格	护士长	一级	二级护士长满两年，年度考核合格
	二级	三级护理专科带头人满两年，年度考核合格		二级	三级护士长满两年，年度考核合格
	三级	一级高级护士满两年，副主任护师及以上职称，具有专科护士证书，年度考核合格，高级护士任期内至少有1次年度考核优秀，经医院考核符合晋升条件		三级	本科及以上学历，主管护师及以上职称，累计从事8年以上临床护理工作经历（硕士累计5年以上临床护理工作经历），年度考核合格，通过医院组织的公开竞聘

岗位分档	级别	任职基本条件
高级护士 （N4）	一级	二级高级护士满两年，年度考核合格
	二级	三级高级护士满两年，年度考核合格
	三级	一级责任护士满两年，且主管护师职称满两年，年度考核合格，责任护士任期内至少有 1 次年度考核优秀，经护理部考核符合晋升条件
责任护士 （N2-N3）	一级	二级责任护士满两年，年度考核合格
	二级	三级责任护士满两年，年度考核合格
	三级	一级护士满 1 年，具有护师职称，年度考核合格，护士及以下任期内至少有 1 次年度考核优秀，经护理部考核符合晋升条件。
护士 （N1-N2）	一级	二级护士满 1 年，年度考核合格；或硕士毕业第 1 年且取得护士执业资格
	二级	三级护士满 1 年，年度考核合格
	三级	一级助理护士工作满 1 年，年度考核合格
助理护士 （N0-N1）	一级	本科及以下学历，取得护士执业资格，可独立工作
	二级	本科及以下学历，未取得护士执业资格

5．管理岗位系列（表 12-5）

表 12-5　管理岗位任职基本条件

岗位分档	级别	任职基本条件			
总监	担任一级主任满 5 年或一级资深专务满 5 年，或根据岗位需要进行聘任，通过医院组织的公开竞聘				
资深专务	一级	二级资深专务满两年，年度考核合格	主任	一级	二级主任满两年，年度考核合格
	二级	三级资深专务满两年，年度考核合格		二级	三级主任满两年，年度考核合格
	三级	一级专务满两年，正高级职称，年度考核合格，专务任期内至少有 1 次年度考核优秀，经医院考核符合晋升条件		三级	具有副主任 3 年以上连续任职经历，通过医院组织的公开竞聘
专务	一级	二级专务满两年，年度考核合格	副主任	一级	二级副主任满两年，年度考核合格
	二级	三级专务满两年，年度考核合格		二级	三级副主任满两年，年度考核合格
	三级	一级高级主管满两年，副高级及以上职称，年度考核合格，高级主管任期内至少有 1 次年度考核优秀，经医院考核符合晋升条件		三级	本科及以上学历，中级及以上职称，累计 8 年以上相关工作经历（硕士累计 5 年以上相关工作经历），年度考核合格，通过医院组织的公开竞聘

续表

岗位分档	级别	任职基本条件
高级主管	一级	二级高级主管满两年,年度考核合格
	二级	三级高级主管满两年,年度考核合格
	三级	一级中级主管满两年,具有中级职称,中级主管任期内至少有一次年度考核优秀,经人力资源部考核符合晋升条件
中级主管	一级	二级中级主管满两年,年度考核合格
	二级	三级中级主管满两年,年度考核合格
	三级	一级主管满1年,年度考核合格,主管及以下任期内至少有1次年度考核优秀,经人力资源部考核符合晋升条件
主管	一级	博士毕业第1年或二级主管满1年,年度考核合格
	二级	主管三级满1年,年度考核合格
	三级	一级助理满1年,年度考核合格
助理	一级	硕士毕业第1年或二级助理满1年,年度考核合格
	二级	本科毕业第1年或三级助理满1年,年度考核合格
	三级	大学专科及以下学历,任职第1年

6．技能岗位系列表 12-6

表 12-6　技能岗位任职基本条件

岗位分档	级别	任职基本条件
技师	一级	二级技师满两年,年度考核合格
	二级	三级技师满两年,年度考核合格
	三级	一级高级工满两年,高级工任期内至少1次年度考核优秀,经人力资源部考核符合晋升条件
高级工	一级	二级高级工满两年,年度考核合格
	二级	三级高级工满两年,年度考核合格
	三级	一级中级工满两年,中级工任期内至少1次年度考核优秀,经人力资源部考核符合晋升条件
中级工	一级	二级中级工满两年,年度考核合格
	二级	三级中级工满两年,年度考核合格
	三级	一级初级工满两年,初级工任期内至少1次年度考核优秀,经人力资源部考核符合晋升条件
初级工	一级	二级初级工满两年,年度考核合格
	二级	三级初级工满两年,年度考核合格
	三级	技能岗任职第1年

二、岗位价值分类及岗位结构比例

（一）岗位价值分类

1. 医师岗、护理岗、管理岗分为 ABC 三类，A 类、B 类、C 类各占比 1/3。

2. 技师岗位分为 AB 两类，A 类、B 类各占比 1/2。

3. 药师岗位分为 AB 两类，临床药师为 A 类、其他药师为 B 类岗。

4. 技能岗位分为 AB 两类，临床医技科室技能岗位 A 类，其他科室技能岗为 B 类。

5. 岗位价值分类实行动态调整，调整周期 3 年。

6. 首次岗位价值分类。

（1）医师岗位价值分类表（表 12-7）。

表 12-7 医师岗位价值分类表

序号	类别	部门	备注
1	A	重症医学科、急诊科、胸外科、骨科、心血管内科（含心电图）、麻醉科、产科、普通外科、神经外科、呼吸内科、消化内科、泌尿外科	A 类 12 个
2	B	妇科、感染性疾病科、院前急救站、神经内科、肛肠外科、儿科、肾内科、血液内科、内分泌科、放射影像科（医师岗）、耳鼻喉科	B 类 11 个
3	C	老年医学科、超声影像科（医师岗）、口腔科、病理科（医师岗）、眼科、输血科（医师岗）、综合病房、皮肤整形外科、康复医学科、中医科、健康管理部	C 类 11 个

（2）技师岗位价值分类表（表 12-8）。

表 12-8 技师岗位价值分类表

序号	类别	部门	备注
1	A	放射影像科、病理科、医学检验科、超声影像科、心血管内科（技师）、输血科、口腔科（技师）	A 类 7 个
2	B	康复医学科（技师）、呼吸内科（技师）、肾内科（技师）、神经内科（技师）、眼科（技师）、耳鼻喉科（技师）、健康管理部（技师）	B 类 7 个

（3）护理岗位价值分类表（表12-9）。

表 12-9　护理岗位价值分类表

序号	类别	部门	备注
1	A	重症医学科、心血管内科（含心电图）、急诊科、麻醉科、胸外科、呼吸内科、神经外科、产科、消化内科、神经内科、骨科、泌尿外科、院前急救站	A类13个
2	B	感染性疾病科、儿科、血液净化中心护理单元、普通外科、肛肠外科、妇科、血液内科、肾内科、内分泌科、老年医学科、综合病房、门诊部（分诊、采血、手术室）	B类12个
3	C	眼科、输血科、口腔科、耳鼻喉科、放射影像科、皮肤整形外科、康复医学科、养老照料中心、消毒供应中心、超声影像科、健康管理部、中医科	C类12个

（4）管理岗位价值分类表（表12-10）。

表 12-10　管理岗位价值分类表

序号	类别	部门	备注
1	A	医务部、护理部、门诊部、医院办公室、院感管理与疾病预防控制部、医疗保险部、人力资源部	A类7个
2	B	网络安全与信息化部、财务部、发展计划部、党群工作部、医联体服务部、客户服务部、科研教学部	B类7个
3	C	纪检审计部、健康产业发展部、后勤保障部、医学装备部、采购部、离退休管理部	C类6个

（二）岗位结构比例

1. 医院实行岗位结构比例总控、动态调整，每年进行岗位设置和岗位职数核定。

2. 医药技岗位。按照科室发展情况设置，主诊组内主诊医师占比≤1/3，高级药师、高级技师占比≤1/3。

3. 护理岗位。

（1）护士长岗位设置。

① 科护士长岗位设置：内科科护士长、外科科护士长、门诊科护士长、其他需要设置的科护士长。

② 住院病区护理单元设立护士长一人。

③ 非住院病区≥5名护士的科室设置护士长。包括急诊科、麻醉科、血液净化中心、健康管理部、口腔科、消毒供应中心及其他需要设置护士长的科室。

（2）普通病区高级护士、责任护士、护士及助理护士岗位职数按实有人员20%、

40%、40% 设置。

（3）有监护室设置的病区高级护士、责任护士、护士及助理护士岗位职数按实有人员 30%、40%、30% 设置。

（4）急诊科、儿科、麻醉科、血液净化中心、产科、感染性疾病科高级护士、责任护士、护士及助理护士岗位职数按实有人员 30%、40%、30% 设置。

（5）年日均占床数≥30 张的病区高级护士、责任护士、护士及助理护士岗位职数按实有人员 30%、40%、30% 设置。

（6）其他门诊及医技科室设置责任护士、护士及助理护士，按照岗位职数按实有人员 60%、40% 设置。

4. 管理岗位。

（1）高级主管、中级主管、主管（含助理）岗位职数按实有人员 40%、30%、30% 设置。

（2）根据部门人数（不含主任、副主任、资深专务、专务）、业务情况设置职能部门各层级岗位职数。根据职能部门 ABC 分类确定各部门的高级主管、中级主管、主管（含助理）岗位结构比例，具体标准如下：

A 类：按照 4∶3∶3 的比例设置

B 类：按照 3∶4∶3 的比例设置

C 类：按照 3∶3∶4 的比例设置

5. 技能岗位不设置结构比例。

三、岗位聘任和晋升程序

（一）岗位聘任分类

分为院级聘任、科室聘任。非院级聘任的岗位均由科室聘任。院级聘任的岗位如下：

1. 医师岗位

副主任（亚专科带头人）、科主任（学科带头人）、大科主任。

2．药师岗位

副主任、科主任（学科带头人）。

3．技师岗位

副主任（亚专科带头人）、科主任（学科带头人）。

4．护理岗位

护士长（护理专科带头人）、科护士长。

5．管理岗位

副主任（专务）、主任（资深专务）、总监。

（二）院级聘任和晋升程序

1．大科主任、总监、主任、副主任的职数和岗位聘任按照航天医科、医院领导人员管理有关规定执行。

2．中层领导人员、护士长聘任学科带头人、亚专科带头人、护理专科带头人、资深专务、专务等专业职务岗位，由个人提出申请，人力资源部提出建议人选，经党委会研究决定。

3．科护士长、护士长岗位聘任，由人力资源部、护理部结合岗位职数和工作需要组织公开竞聘，经党委会研究决定。

4．晋升学科带头人、亚专科带头人、护理专科带头人、专务、资深专务等岗位，由个人提出申请，人力资源部、医务部、护理部结合岗位职数组织岗位晋升考核，考核符合条件后，经党委会研究决定。

5．临时负责人。岗位聘任时，未能产生科室（部门）负责人人选，可设置临时负责人承担科室（部门）阶段性工作。临时负责人退出岗位后的安排，由人力资源部提出建议，经党委会研究决定。

6．护士长在同一病区或科室工作满10年的，应当进行岗位交流。

（三）科室聘任和晋升程序

1. 科室聘任　非院级聘任岗位，由科室聘任小组根据岗位职责、岗位职数、任职条件等因素，制定科室聘任方案进行聘任，聘任情况报人力资源部审核后备案。

2. 晋升程序　聘任时涉及岗位晋升者，个人提出申请，科室考核合格，报人力资源部进行审核后备案。按照任职基本条件，部分岗位需通过相关职能部门组织的岗位晋升考核后方可聘任。

（四）转岗及调入人员聘任

转岗人员或外单位调入人员按照参加工作年限经考核按相应级别套职。

四、岗位晋升条件

（一）医疗岗位晋升条件

1. 上一年度全年出勤天数达到 225 天。

2. 晋升责任医师岗位，满足任职基本条件，由医务部考核符合晋升条件。

3. 晋升主诊医师岗位，满足任职基本条件，责任医师任期内至少满足以下 2 项：近两年在正式期刊上作为第一作者发表论文 1 篇，并参加本专业区级及以上年会交流 1 次；在核心期刊作为第一作者发表论文 1 篇；申请专利 1 项；参与医疗质量与安全、服务与效率管理，开展新技术新业务 1 项或作为项目组成员获得院级及以上管理创新成果奖 1 项；承担院级及以上科研项目 1 项。经医务部考核符合晋升条件。

4. 亚专科带头人晋升（或聘任）条件。

（1）副主任岗位工作累计满 3 年，因年龄或身体原因或工作需要不再担任现职，可聘任三级亚专科带头人。

（2）副主任岗位工作累计满 6 年，因年龄或身体原因或工作需要不再担任现职，可聘任二级亚专科带头人。

（3）副主任岗位工作累计满 10 年，因年龄或身体原因或工作需要不再担任现职，可聘任一级亚专科带头人。

（4）一级主诊医师满两年，满足任职基本条件，主诊医师任期内至少满足以下 2 项：近两年在国家核心期刊上作为第一作者发表论著 1 篇，并参加专业年会交流 1 次；近两年发表 SCI 论文 1 篇；第一申请人专利 1 项；作为负责人参加医疗质量与安全、服务与效率管理，开展新技术新业务 2 项，并获得院级新技术新业务奖或作为项目组组长获得院级及以上管理创新成果奖 1 项；承担院级及以上科研项目 1 项。经医院考核符合晋升条件。

5. 学科带头人晋升（或聘任）条件。

（1）大科主任岗位工作累计满 3 年，因年龄或身体原因或工作需要不再担任现职，可聘任一级学科带头人。

（2）主任岗位工作累计满 3 年，因年龄或身体原因或工作需要不再担任现职，可聘任三级学科带头人。

（3）主任岗位工作累计满 6 年，因年龄或身体原因或工作需要不再担任现职，可聘任二级学科带头人。

（4）主任岗位工作累计满 6 年，因年龄或身体原因或工作需要不再担任现职，可聘任一级学科带头人。

（5）主持工作副主任岗位工作累计满 3 年，因年龄或身体原因或工作需要不再担任现职，可聘任三级学科带头人。

（6）一级亚专科带头人满两年，满足任职基本条件，亚专科带头人任期内至少满足以下 3 项：近两年在国家核心期刊上作为第一作者发表论著 1 篇，并参加专业年会交流 1 次；近两年发表 SCI 论文 1 篇；第一申请人专利 1 项；作为亚学科带头人负责本病区医疗质量与安全、服务与效率管理，每年开展新技术新业务 1 项，并获得院级新技术新业务奖或作为项目组组长获得院级及以上管理创新成果奖 1 项；作为负责人承担区级及以上科研课题；在区级及以上专业学术委员会担任常务委员及以上职务。经医院考核符合晋升条件。

（二）药师 / 技师岗位晋升条件

1. 上一年度全年出勤天数达到 225 天。

2．药师（技师）晋升责任药师（技师）岗位，满足任职基本条件，由医务部考核符合晋升条件。

3．晋升高级药师（技师）岗位，满足任职基本条件，责任药师（技师）任期内至少满足以下 2 项：近两年在正式期刊上作为第一作者发表论文 1 篇，并参加本专业区级及以上年会交流 1 次；在核心期刊作为第一作者发表论文 1 篇；申请专利 1 项；参与药事（技事）质量与安全、服务与效率管理，开展新技术新业务 1 项或作为项目组成员获得院级及以上管理创新成果奖 1 项；承担院级及以上科研项目 1 项。经医务部考核符合晋升条件。

4．亚专科带头人晋升（或聘任）条件。

（1）副主任岗位工作累计满 3 年，因年龄或身体原因或工作需要不再担任现职，可聘任三级亚专科带头人。

（2）副主任岗位工作累计满 6 年，因年龄或身体原因或工作需要不再担任现职，可聘任二级亚专科带头人。

（3）副主任岗位工作累计满 10 年，因年龄或身体原因或工作需要不再担任现职，可聘任一级亚专科带头人。

（4）一级高级药师（技师）岗位满两年，满足任职基本条件，高级药师（技师）任期内至少满足以下 2 项：近两年在国家核心期刊上作为第一作者发表论著 1 篇，并参加专业年会交流 1 次；近两年发表 SCI 论文 1 篇；第一申请人专利 1 项；作为负责人参加药事（技事）质量与安全、服务与效率管理，开展新技术新业务 2 项，并获得院级新技术新业务奖或作为项目组组长获得院级及以上管理创新成果奖 1 项；承担院级及以上科研项目 1 项。经医院考核符合晋升条件。

5．学科带头人晋升（或聘任）条件。

（1）主任岗位工作累计满 3 年，因年龄或身体原因或工作需要不再担任现职，可聘任三级学科带头人。

（2）主任岗位工作累计满 6 年，因年龄或身体原因或工作需要不再担任现职，可聘任二级学科带头人。

（3）主任岗位工作累计满 10 年，因年龄或身体原因或工作需要不再担任现职，可聘任一级学科带头人。

（4）主持工作副主任岗位工作累计满三年，因年龄或身体原因或工作需要不再担任现职，可聘任三级学科带头人。

（5）一级亚专科带头人满两年，满足任职基本条件，亚专科带头人任期内至少满足以下 3 项：近两年在国家核心期刊上作为第一作者发表论著 1 篇，并参加专业年会交流 1 次；近两年发表 SCI 论文 1 篇；第一申请人专利 1 项；作为亚学科带头人负责药事（技事）质量与安全、服务与效率管理，每年开展新技术新业务 1 项，并获得院级新技术新业务奖或作为项目组组长获得院级及以上管理创新成果奖 1 项；作为负责人承担区级及以上科研项目 1 项；在区级及以上专业学术委员会担任常务委员及以上职务。经医院考核符合晋升条件。

（三）护理岗位晋升条件

1. 上一年度全年出勤天数达到 225 天。

2. 晋升护士岗位，满足任职基本条件，胜任本病区临床工作，独立完成夜班数量≥80 个，年度考核合格。

3. 晋升责任护士岗位，满足任职基本条件，胜任本病区临床工作，独立完成夜班数量≥80 个，经护理部考核符合晋升条件。

4. 晋升高级护士岗位，满足任职基本条件，胜任本病区临床工作，独立完成夜班数量≥60 个，同行互评≥8 分，责任护士任期内至少满足以下 1 项：近五年在专业期刊上作为第一作者发表论文 1 篇；申请专利 1 项；参与医疗质量与安全管理、服务与效率管理，开展新技术新业务 1 项或作为项目组成员获得院级及以上管理创新成果奖 1 项；承担院级及以上科研项目 1 项。经护理部考核符合晋升条件。

5. 护理专科带头人晋升（或聘任）条件。

（1）科护士长岗位工作累计满 3 年，因年龄或身体原因或工作需要不再担任现职，可聘任一级护理专科带头人。

（2）护士长岗位工作累计满 3 年，因年龄或身体原因或工作需要不再担任现职，可聘任三级护理专科带头人。

（3）护士长岗位工作累计满 6 年，因年龄或身体原因或工作需要不再担任现职，可聘任二级护理专科带头人。

（4）护士长岗位工作累计满 10 年，因年龄或身体原因或工作需要不再担任现职，可聘任一级护理专科带头人。

（5）一级高级护士满两年，满足任职基本条件，且临床护理岗位工作 10 年及以上，胜任本病区临床工作，独立完成夜班数量≥20 个，同行互评≥8 分，高级护士任期内至少满足以下 2 项：在正式期刊作为第一作者发表论文 1 篇；第一申请人专利 1 项；作为负责人参与医疗质量与安全管理、服务与效率管理，开展新技术新业务或作为项目组组长获得院级及以上管理创新成果奖 1 项；作为负责人承担院级及以上科研项目 1 项。经医院考核符合晋升条件。

（四）管理岗位晋升条件

1. 上一年度全年出勤天数达到 225 天。

2. 晋升主管岗位，满足任职基本条件，年度考核合格。

3. 晋升中级主管岗位，满足任职基本条件，在主管及以下任期内作为项目组成员申报院级及以上管理创新成果奖 1 项或承担院级及以上科研项目 1 项，在正式期刊作为第一作者发表论文 1 篇，经人力资源部考核符合晋升条件。

4. 晋升高级主管岗位，满足任职基本条件，在中级主管任期内作为项目组成员获得院级及以上管理创新成果奖 1 项或承担院级及以上科研项目 1 项，在正式期刊作为第一作者发表论文 2 篇，经人力资源部考核符合晋升条件。

5. 专务晋升（或聘任）条件。

（1）副主任岗位工作累计满 3 年，因年龄或身体原因或工作需要不再担任现职，可聘任三级专务。

（2）副主任岗位工作累计满 6 年，因年龄或身体原因或工作需要不再担任现职，可聘任二级专务。

（3）副主任岗位工作累计满 10 年，因年龄或身体原因或工作需要不再担任现职，可聘任一级专务。

（4）一级高级主管满两年，满足任职基本条件，高级主管任期内作为项目组组长获得院级及以上管理创新成果奖 1 项或作为项目组成员承担院级及以上科研项目 1 项，在正式期刊作为第一作者发表论文 3 篇，经医院考核符合晋升条件。

6. 资深专务晋升（或聘任）条件。

（1）总监岗位工作累计满 3 年，因年龄或身体原因或工作需要不再担任现职，可聘任一级资深专务。

（2）主任岗位工作累计满 3 年，因年龄或身体原因或工作需要不再担任现职，可聘任三级资深专务。

（3）主任岗位工作累计满 6 年，因年龄或身体原因或工作需要不再担任现职，可聘任二级资深专务。

（4）主任岗位工作累计满 10 年，因年龄或身体原因或工作需要不再担任现职，可聘任一级资深专务。

（5）主持工作副主任岗位工作累计满 3 年，因年龄或身体原因或工作需要不再担任现职，可聘任三级资深专务。

（6）一级专务岗位满两年，满足任职基本条件，专务任期内作为项目组组长获得院级及以上管理创新成果奖 2 项或作为项目组成员承担院级及以上科研项目 1 项，在正式期刊作为第一作者发表论文 3 篇，经医院考核符合晋升条件。

（五）技能岗位晋升条件

1. 上一年度全年出勤天数达到 225 天。
2. 技能岗位晋升满足任职基本条件，经人力资源部考核符合晋升条件。

五、降级聘用程序和条件

满足以下条件之一，由职能部门提出建议，经人力资源部审核提交党委会研究决定，降级聘用。

1. 职工年度考核不合格，降低一个职级聘用。
2. 发生违法、违纪行为，被追究责任，降低一个岗位层级聘用。
3. 发生违反行风、医德医风行为，对医院造成不良影响，降低一个岗位层级聘用。
4. 发生质量、安全等事件，给医院造成较大损失的，降低一个岗位层级聘用。
5. 其他需要降级聘用的情形。

附件：1. 临床医技科室定编情况汇总表（表 12-11）

2. 各类岗位和职数设置汇总表（表 12-12，表 12-13，表 12-14，表 12-15）

3. 职能部门岗位设置及定编情况汇总表（表 12-16）

4. 职能部门岗位职数设置汇总表（表 12-17）

附件 1

表 12-11　临床医技科室定编情况汇总表

序号	科室名称	床位	所在位置	医师		护士		技师		药师		工勤		管理	
				实有	定编	实有	定编	实有	定编	实有	定编	实有	定编	实有	定编
合计		667		279	304	368	404	57	72	43	37	11	24	3	7
1	心血管内科（含心电图）	70	十五病区 十七病区	22	23	31	34	1	3						
2	呼吸内科	68	三病区 五病区	12	12	17	22	0	1						
3	消化内科	26	十六病区	11	10	16	18								
4	神经内科	65	六病区 七病区	10	12	22	20	0	3						
5	内分泌科	24	十八病区	16	8	15	17								
6	肾内科	24	十八病区		9			1	2						
6.1	血液净化中心护理单元					18	21								
7	血液内科	6	十六病区	2	3										
8	普通外科	33	十二病区	9	11	14	13								
9	肛肠外科	27	八病区	9	7	9	11								
10	骨科	38	十一病区	13	14	15	15								
11	神经外科	22	一病区	3	6	11	14								
12	泌尿外科	28	九病区	8	9	11	11								
13	胸外科	34	二十病区	8	8	12	13								
14	妇科	16	十三病区	10	7	24	14								
15	产科	22	十三病区		6		9								

续表

序号	科室名称	床位	所在位置	医师		护士		技师		药师		工勤		管理	
				实有	定编	实有	定编	实有	定编	实有	定编	实有	定编	实有	定编
16	儿科	12	二十三病区	7	7	11	14								
17	眼科	5	一病区	10	6	2	0	0	2						
18	耳鼻咽喉科	5	十二病区		6		0	0	1						
19	口腔科	5	一病区	14	11	6	6	1	1						
20	皮肤及整形外科	5	八病区	6	6	4	3	0							
21	感染性疾病科	7	二十五病区	5	7	9	10	0							
22	急诊科			16	17	20	24	0							
23	康复医学科	5	二十二病区	4	4	3	1	2	5						
24	麻醉科			12	13	16	18								
25	重症医学科	12	十病区	6	8	18	22								
26	中医科	5	二十二病区	7	7	1	1								
27	老年医学科	38	二十一病区	12	11	18	15								
28	综合病房	28	二十二病区			0	13								
29	药学部									43	37	2	2		
30	医学检验科							32	29						
31	输血科			0	1	1	1	2	4						
32	病理科			4	5	2	0	3	5						
33	放射影像科			14	13	5	2	13	14			0	2		
34	超声影像科			14	12	1	1	1	0			1	5		
35	消毒供应中心					5	5					3	4		
36	健康管理部	37	十九病区	11	18	17	18	1	2			0	2	2	5

续表

序号	科室名称	床位	所在位置	医师		护士		技师		药师		工勤		管理	
				实有	定编	实有	定编	实有	定编	实有	定编	实有	定编	实有	定编
37	养老照料中心					0	2							1	2
38	门诊部（分诊、采血、手术室、导诊）					8	10					0	4		
39	院前急救站			4	7	6	6					5	5		

附件 2

表 12-12　医师岗位和职数设置汇总表

序号	科室名称	定编	主任	副主任	主诊医师	责任医师	住院医师/助理医师
1	心血管内科（含心电图）	23	1	1	4	8	9
2	呼吸内科	12	1		3	3	5
3	消化内科	10	1		2	3	4
4	神经内科	12	1		3	3	5
5	内分泌科	8	1	1	2	2	2
6	肾内科	9	1		2	3	3
7	血液内科	3	1			1	1
8	普通外科	11	1	1	3	3	3
9	肛肠外科	7	1		2	2	2
10	骨科	14	1		3	6	4
11	神经外科	6	1		1	2	2
12	泌尿外科	9	1		2	3	3
13	胸外科	8	1		1	2	4
14	妇科	7	1		2	2	2
15	产科	6	1		1	2	2
16	儿科	7	1		2	2	2

序号	科室名称	定编	主任	副主任	主诊医师	责任医师	住院医师／助理医师
17	眼科	6	1		1	2	2
18	耳鼻咽喉科	6	1		1	2	2
19	口腔科	11	1		3	3	4
20	皮肤及整形外科	6	1		1	2	2
21	感染性疾病科	7	1		2	2	2
22	急诊科	17	1	1	3	6	6
23	康复医学科	4	1		1	1	1
24	麻醉科	13	1	1	3	3	5
25	重症医学科	8	1		2	2	3
26	中医科	7	1		1	2	3
27	老年医学科	11	1		3	3	4
28	输血科	1				1	
29	病理科	5				1	3
30	放射影像科	13	1		4	4	4
31	超声影像科	12	1		3	3	5
32	健康管理部	18	1	1	4	5	7
33	院前急救站	7	1			2	4
	合计	304	32	6	65	91	110

表 12-13　药师岗位和职数设置汇总表

序号	科室名称	定编	主任	高级药师	责任药师	药师／助理药师
1	药学部	37	1	4	15	17

表 12-14　技师岗位和职数设置汇总表

序号	科室名称	定编	主任	高级技师	责任技师	技师／助理技师
1	心血管内科（含心电图）	3			1	2
2	呼吸内科	1				1
3	神经内科	3				3
4	肾内科	2				2
5	眼科	2				2
6	耳鼻咽喉科	1				1
7	口腔科	1				1

续表

序号	科室名称	定编	主任	高级技师	责任技师	技师/助理技师
8	康复医学科	5		1	2	2
9	医学检验科	29	1	4	12	12
10	放射影像科	14		3	4	7
11	输血科	4	1		1	2
12	病理科	5			1	4
13	健康管理部	2			1	1
	合计	72	2	8	22	40

表 12-15　护理岗位和职数设置汇总表

序号	科室名称	定编	护士长/护理学科带头人	高级护士	责任护士	护士/助理护士
1	心血管内科（含心电图）	34	2	10	13	9
2	呼吸内科	22	1	6	9	6
3	消化内科	18	1	5	7	5
4	血液内科	0				
5	神经内科	20	1	6	8	5
6	内分泌科	17	1	5	6	5
7	肾内科	0				
8	血液净化中心护理单元	21	1	6	8	6
9	普通外科	13	1	2	5	5
10	肛肠外科	11	1	2	4	4
11	骨科	15	1	4	6	4
12	神经外科	14	1	3	5	5
13	泌尿外科	11	1	2	4	4
14	胸外科	13	1	2	5	5
15	妇科	14	1	3	5	5
16	产科	9	1	2	4	2
17	儿科	14	1	4	5	4
18	眼科	0			0	
19	耳鼻咽喉科	0			0	
20	口腔科	6	1	0	3	2
21	皮肤整形外科	3	0	0	2	1
22	感染性疾病科	10	1	3	4	2

序号	科室名称	定编	护士长/护理学科带头人	高级护士	责任护士	护士/助理护士
23	急诊科	24	1	7	9	7
24	康复医学科	1			1	
25	麻醉科	18	1	5	7	5
26	重症医学科	22	1	6	9	6
27	中医科	1	0	0	1	
28	老年医学科	15	1	4	6	4
29	综合病房	13	1	2	5	5
30	药学部	0				
31	医学检验科	0				
32	输血科	1			1	
33	病理科	0				
34	放射影像科	2	0	0	2	
35	超声影像科	1	0		1	
36	消毒供应中心	5	1		2	2
37	健康管理部	18	1		10	7
38	养老照料中心	2	0		1	1
39	门诊部（分诊、采血、手术室、导诊）	10	0		6	4
40	院前急救站	6	0	2	2	2
合计		404	25	91	166	122

附件 3

表 12-16　职能部门岗位设置及定编情况汇总表

科室	岗位	实有人数	定编人数	定编合计	对比
合计		189	204	204	15
医院办公室	主任	3	1	5	2
	综合管理		1		
	文秘		1		
	行政管理		1		
	机要		1		

科室	岗位	实有人数	定编人数	定编合计	对比
医务部	主任	4	1	8	4
	副主任		2		
	综合管理		1		
	质量管理		2		
	医政管理		2		
	档案管理	5	5	5	0
护理部	主任	4	1	4	0
	综合管理		1		
	人力管理		1		
	质量管理		1		
门诊部	主任	3	1	5	2
	门诊科护士长		1		
	互联网医疗管理		1		
	综合管理		1		
	质量管理		1		
医疗保险部	主任	11	1	11	0
	副主任		1		
	审核结算		3		
	审批咨询		1		
	公疗管理		1		
	物价管理		2		
	信息管理		1		
	综合管理		1		
医联体服务部	主任	1	1	3	2
	医联体管理		2		
院感管理与疾病预防控制部	主任	5	1	5	0
	综合管理		1		
	疾控管理		1		
	院感管理		2		
科研教学部	主任	4	1	4	0
	科研管理		1		
	教学管理		1		
	伦理管理		1		

科室	岗位	实有人数	定编人数	定编合计	对比
健康产业发展部	主任	3	1	5	2
	综合管理		1		
	市场推广		2		
	健康管理		1		
发展计划部	主任	3	1	5	2
	综合管理		1		
	计划管理		1		
	绩效管理		1		
	投资管理		1		
财务部	主任	9	1	45	0
	副主任		1		
	总账会计		1		
	成本会计		1		
	收入会计		1		
	预算会计		1		
	薪酬会计		1		
	资产会计		1		
	出纳		1		
财务部（收费处）	门诊收费组长	36	1		
	住院收费组长		1		
	社区收费组长		1		
	收费员（门诊）		11.5		
	收费员（住院）		11		
	收费员（感染）		4.5		
	收费员（社区）		6		
人力资源部	主任	6	1	6	0
	副主任		1		
	组织管理		1		
	培训管理		1		
	劳动管理		1		
	薪酬管理		1		

科室	岗位	实有人数	定编人数	定编合计	对比
党群工作部	主任	4	1	6	2
	副主任		1		
	组织管理		1		
	宣传管理		2		
	群团管理		1		
纪检审计部	主任	4	1	4	0
	纪检管理		1		
	审计管理		1		
	法务管理		1		
医学装备部	主任	6	1	5	-1
	综合管理		1		
	设备管理		2		
	维修管理		1		
后勤保障部	主任	8	1		
	副主任		1		
	综合管理		1		
	安全管理		1		
	保卫管理		1		
	环保管理		1		
	基建管理		3		
后勤保障部（管工班）	管工班班长	44	1	51	-1
	锅炉工		1		
	水泵工		1		
	管道维修员		6		
	管道库房管理员		1		
后勤保障部（电工班）	电工班班长		1		
	电工		6		
后勤保障部（木工班）	木工		2		
后勤保障部（车队）	车队队长		1		
	车队驾驶员		8		
后勤保障部（供氧）	供氧班班长		1		
	供氧工		3		

续表

科室	岗位	实有人数	定编人数	定编合计	对比
后勤保障部（污水）	污水班班长		1		
	污水班工人		3		
后勤保障部（洗衣班）	洗衣班班长	44	1	51	-1
	洗衣工		4		
	收发员		1		
采购部	主任		1		
	综合管理		1		
	药品采购		1		
	耗材采购		1		
	设备采购	10	1	10	0
	其他采购		1		
	药品库管		2		
	医疗库管		1		
	非医疗库管		1		
网络安全与信息化部	主任		1		
	综合管理		1		
	网络安全		1		
	数据管理	11	1	10	-1
	软件管理		3		
	硬件管理		3		
客户服务部	主任		1		
	客户管理	2	1	4	2
	纠纷管理		2		
离退休管理部	主任	3	1	3	0
	离退休管理		2		

表 12-17 职能部门岗位职数设置汇总表

序号	科室名称	类别	定编	主任	副主任	高级主管	中级主管	主管/助理	备注
1	医院办公室	A	5	1		2	1	1	
2	医务部	A	13	1	2	4	3	3	
3	护理部	A	4	1		1	1	1	
4	门诊部	A	5	1		1	1	1	科护士长1
5	医疗保险部	A	11	1	1	4	3	2	

续表

序号	科室名称	类别	定编	主任	副主任	高级主管	中级主管	主管/助理	备注
6	医联体服务部	B	3	1		1	1		
7	院感管理与疾病预防控制部	A	5	1		2	1	1	
8	科研教学部	B	4	1		1	1	1	
9	健康产业发展部	C	5	1		1	1	2	
10	发展计划部	B	5	1		1	2	1	
11	财务部（管理岗）	B	9	1	1	2	3	2	
12	人力资源部	A	6	1	1	2	1	1	
13	党群工作部	B	6	1	1	1	2	1	
14	纪检审计部	C	4	1		1	1	1	
15	医学装备部	C	5	1		1	1	2	
16	后勤保障部（管理岗）	C	9	1	1	2	2	3	
17	采购部	C	10	1		3	3	3	
18	网络安全与信息化部	B	10	1		3	3	3	
19	客户服务部	B	4	1		1	1	1	
20	离退休管理部	C	3	1		1	1		
合计			126	20	7	35	33	30	1

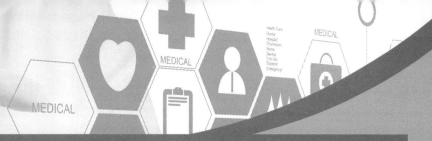

中国航天科工集团
七三一医院薪酬体系方案

为规范医院薪酬管理体系，以现代医院管理制度为指导，对医院现行薪酬分配制度进行调整。调整后的薪酬主要分为四部分，即基本工资、岗位工资、绩效工资和津补贴。其中，基本工资代表基础生活保障、职工资历、学历和职称（或职务）等；岗位工资代表从事岗位的技术准入难度、岗位风险、岗位责任、工作负荷以及岗位层级等；绩效工资反映职工所在科室或岗位在考核期间内实际承担的工作量、产生的综合效益、服务质量、技术水平等与业绩直接相关的浮动部分，可分为月度绩效工资、年度绩效工资和专项绩效工资；津补贴包括物业补贴、采暖补贴、住房补贴、交通补贴、通信补贴、夜班补贴、节日补贴、伙食补贴、职业卫生补贴等。具体内容如下：

一、适用范围

所有与医院签订聘用合同、劳动合同，正常上班且无特殊协议的在岗职工（返聘人员及其他医院既有制度另行规定的，不在本办法适用范围。）

劳动派遣、业（劳）务外包人员参照执行。

二、工资结构

职工月工资标准＝基本工资＋岗位工资＋绩效工资＋津补贴

对于引进的特殊人才，可采用协议工资、项目工资等办法，相关规定另行制定。

三、基本工资

基本工资＝保障工资＋学历工资＋职称工资（或职务工资）＋工龄工资＋护理

工资。

（一）保障工资

以北京市最低工资标准为基数，按照比例核定。

（二）学历工资

依据职工所获得的国家承认学历的毕业证（学位证）备案认定，以最高的学历（学位）为准，不进行累计。学历工资标准如下（表 13-1，单位：元／月）：

表 13-1　教育学历分级标准

中专及以下	大学专科、高职	大学本科	硕士研究生	博士研究生

管理办法：学历等级核定需提供国家统一颁发的毕业证（学位证）。在职学历教育须根据专业相关性认定，从证书到医院人力资源部备案次月起调整。职工享受100% 学历工资。

（三）职称（职务）工资

依据员工获得的专业技术职务资格、国家职业技能（资格）等级备案认定，以最高职称（行政职务）认定为准，不进行累计（表 13-2，表 13-3，表 13-4，单位：元／月）。

表 13-2　专业技术职务资格分级标准

标准	初级士级／员级及以下	初级师级／助理级职称	中级职称	副高级职称	正高级职称
职称标准					

表 13-3　行政职务分级标准

标准	科员	副主任科员	主任科员	副处级	正处级
职务标准					

备注：副处级科员参照副处级

表 13-4　国家职业技能分级标准

标准	普工及以下	初级工 （国家职业资格五级）	中级工 （国家职业资格四级）	高级工 （国家职业资格三级）	技师 （国家职业资格二级）
职称 标准					

管理办法：职工取得的专业技术职务或国家职业技能资格须结合所聘岗位相关性认定，职称工资从各项证书到医院人力资源部备案次月起调整。职务工资以聘任文件印发的次月进行调整。专业技术职称、职业技能等级核定需提供国家统一颁发的资格证书。职工享受 100% 职称（职务）工资。

（四）工龄工资

工龄以职工参加工作时间（或缴纳社保年限）为准，符合工龄工资条件的，人力资源部根据职工的工龄确定工龄工资，工龄工资每年 40 元，不封顶。每年 1 月份由人力资源部统一调整，不满 1 年不计工龄工资。

（五）护理工资

任职护理岗位的护士享受护理工资。应届毕业生工作满 1 年后起算，按每年 20 元累计核定护理工资。

管理办法：护理人员试用期考核合格且完成护士注册后，到护理部和人力资源部备案认定。职工享受 100% 护理工资。累计在护理岗位工作 20 年及以上者，因工作需要调整到非护理岗位，可继续享受原护理工资。

四、岗位工资

岗位工资是体现岗位的基础价值功能及岗位人员能力匹配的工资模块，医院岗位根据从事工作承担职责不同分为医师岗、护理岗、技师岗、药师岗、管理岗、技能岗等六大类别，医师岗、护理岗、管理岗工资细分为 ABC 三类，医师岗每类细分为七档十八级，护理岗每类细分为六档十五级，管理岗每类细分为七档十九级。技师岗、药师岗和技能岗工资细分为 AB 两类，技师岗、药师岗每类细分为六档十七级，技能岗每类细分为四档十二级。

岗位工资＝该岗位对应分类分档分级工资基数

管理办法：岗位工资根据职工当月实际任职岗位核定，如果出现岗位调整的，按在人力资源部备案的下月调整任职岗位工资，如果是临时出现岗位调动，且调动时限在 1 个月以内的，不做岗位工资调整。职工对应的分类分档工资基数，根据医院组织岗位聘任的档次核定，以聘任文件为调整依据，印发聘任文件的下月进行调整。职工对应的分级岗位工资根据职工年度考核结果进行核定，以考核结果为调整依据，每年 1 月调整。相应职工的岗位对应分类分档分级岗位工资基数。职工全勤享受 100% 岗位工资，存在非带薪休假的按（请假天数 × 日工资标准）进行扣减。

五、绩效工资

绩效工资分为月度绩效工资、年度绩效工资、专项绩效工资，分配办法另行制定。

六、津补贴

（一）物业补贴：按相关规定执行。

（二）采暖补贴：按相关规定执行。

（三）住房补贴：按相关规定执行。

（四）交通补贴：按履职待遇相关规定执行。

（五）通信补贴：按履职待遇相关规定执行。

（六）夜班补贴：　元 / 班次。其中急诊科、儿科、重症医学科、CCU、产房、麻醉科、院前急救站　元 / 班次，后保部和总值班　元 / 班次。后续根据工作情况动态调整。

（七）节日补贴：法定年节假日值班费　元 / 班次。

（八）伙食补贴：　元 / 月。

（九）职业卫生补贴：按相关规定执行。

七、医师岗分类系数和工资基数

（一）医师岗分类系数（表 13-5）

表 13-5　医师岗分类系数

序号	类别	部门	备注
1	A	重症医学科、急诊科、胸外科、骨科、心血管内科（含心电图）、麻醉科、产科、普通外科、神经外科、呼吸内科、消化内科、泌尿外科	A 类 12 个
2	B	妇科、感染性疾病科、院前急救站、神经内科、肛肠外科、儿科、肾内科、血液内科、内分泌科、放射影像科（医师岗）、耳鼻喉科	B 类 11 个
3	C	老年医学科、超声影像科（医师岗）、口腔科、病理科（医师岗）、眼科、输血科（医师岗）、综合病房、皮肤整形外科、康复医学科、中医科、健康管理部	C 类 11 个

（二）医师岗分档岗位工资基数

根据医师岗位权责划分七个档次核定分档岗位工资基数，医师岗位从低到高划分为助理医师、住院医师、责任医师、主诊医师、副主任（亚专科带头人）、主任（学科带头人）、大科主任七档。除大科主任和助理医师外，每档设置三个职级（表 13-6）。

表 13-6　医师岗分档岗位工资基数

岗位分档	级别	A 类	B 类	C 类
大科主任				
主任（学科带头人）	一级			
	二级			
	三级			
副主任（亚专科带头人）	一级			
	二级			
	三级			

续表

岗位分档	级别	A 类	B 类	C 类
主诊医师	一级			
	二级			
	三级			
责任医师	一级			
	二级			
	三级			
住院医师	一级			
	二级			
	三级			
助理医师	一级			
	二级			

八、护理岗分类系数和工资基数

（一）护理岗分类系数表 13-7

表 13-7　护理岗分类系数

序号	类别	部门	备注
1	A	重症医学科、心血管内科（含心电图）、急诊科、麻醉科、胸外科、呼吸内科、神经外科、产科、消化内科、神经内科、骨科、泌尿外科、院前急救站	A 类 13 个
2	B	感染性疾病科、儿科、血液净化中心护理单元、普通外科、肛肠外科、妇科、血液内科、肾内科、内分泌科、老年医学科、综合病房、门诊部（分诊、采血、手术室）	B 类 12 个
3	C	眼科、输血科、口腔科、耳鼻喉科、放射影像科、皮肤整形外科、康复医学科、养老照料中心、消毒供应中心、超声影像科、健康管理部、中医科	C 类 12 个

（二）护理岗分档岗位工资基数

根据护理岗位权责划分六个档次核定分档岗位工资基数，护理岗位从低到高划分为助理护士、护士、责任护士、高级护士、护士长（护理专科带头人）、科护士长六档。除科护士长和助理护士外，每档设置三个职级（表 13-8）。

表 13-8　护理岗位各档级对应岗位工资标准

岗位分档	级别	A 类	B 类	C 类
科护士长				
护理专科带头人（N5）/ 护士长	一级			
	二级			
	三级			
高级护士（N4）	一级			
	二级			
	三级			
责任护士（N2-N3）	一级			
	二级			
	三级			
护士（N1-N2）	一级			
	二级			
	三级			
助理护士（N0-N1）	一级			
	二级			

九、技师岗、药师岗分类系数和工资基数

（一）技师岗、药师岗分类系数（表 13-9）

表 13-9　技师岗、药师岗分类系数

序号	类别	部门	备注
1	A	放射影像科、病理科、医学检验科、超声影像科、心血管内科（技师）、输血科、口腔科（技师）	A 类 7 个
2	B	康复医学科（技师）、呼吸内科（技师）、肾内科（技师）、神经内科（技师）、眼科（技师）、耳鼻喉科（技师）、健康管理部（技师）	B 类 7 个
1	A	临床药师	
2	B	其他药师岗位	

（二）技师岗、药师岗分档岗位工资基数

根据技师、药师岗位权责划分六个档次核定分档岗位工资基数，技师、药师岗位从低到高划分为助理技师／药师、技师／药师、责任技师／药师、主任技师／药师、副主任（亚专科带头人）、主任（学科带头人）。除助理技师／药师外，每档设置三个职级（表 13-10）。

表 13-10　技师、药师岗位各档级对应岗位工资标准

岗位分档	A 类	B 类
主任（学科带头人）		
副主任（亚专科带头人）		
高级技师／药师		
责任技师／药师		
技师／药师		
助理技师／药师		

十、管理岗分类系数和工资基数

（一）管理岗分类系数（表 13-11）

表 13-11 管理岗分类系数

序号	类别	部门	备注
1	A	医务部、护理部、门诊部、医院办公室、院感管理与疾病预防控制部、医疗保险部、人力资源部	A 类 7 个
2	B	网络安全与信息化部、财务部、发展计划部、党群工作部、医联体服务部、客户服务部、科研教学部	B 类 7 个
3	C	纪检审计部、健康产业发展部、后勤保障部、医学装备部、采购部、离退休管理部	C 类 6 个

（二）管理岗分档岗位工资基数

根据管理岗位权责划分七个档次核定分档岗位工资基数，管理岗位从低到高划分为助理、主管、中级主管、高级主管、副主任（专务）、主任（资深专务）和总监。除总监外，每档设置三个职级表（13-12）。

表 13-12 管理岗位各档级对应岗位工资标准

岗位分档	级别	A 类	B 类	C 类
总监				
主任（资深专务）	一级			
	二级			
	三级			
副主任（专务）	一级			
	二级			
	三级			
高级主管	一级			
	二级			
	三级			

续表

岗位分档	级别	A 类	B 类	C 类
中级主管	一级			
	二级			
	三级			
主管	一级			
	二级			
	三级			
助理	一级			
	二级			
	三级			

十一、技能岗分类系数和工资基数

（一）技能岗分类系数

临床医技科室技能岗位 A 类，其他科室技能岗为 B 类。

（二）技能岗分档岗位工资基数

根据技能岗位权责划分六个档次核定分档岗位工资基数，技能岗位从低到高划分为初级工、中级工、高级工、技师四档，每档设置三个职级（表 13-13）。

表 13-13　技能岗位各档级对应岗位工资标准

岗位分档	级别	A 类	B 类
技师	一级		
	二级		
	三级		
高级工	一级		
	二级		
	三级		

岗位分档	级别	A 类	B 类
中级工	一级		
	二级		
	三级		
初级工	一级		
	二级		
	三级		

十二、工资管理相关规定

（一）职工因病、因事请假基本工资 100% 发放，岗位工资按照职工出勤率折算发放。

（二）职工基本工资、岗位工资、绩效工资总和如低于北京市最低工资标准，则按北京市最低工资标准 100% 执行。

（三）职工上述工资调整严格按上述管理办法执行，且调整后通知到职工本人。

（四）本办法从 2021 年 4 月 1 日开始执行，除了在职工个人合同签订中另外注明的特殊条款项目外，医院之前发布的文件中与本办法内容相冲突的，以本办法内容为准，具体解释权在医院人力资源部。

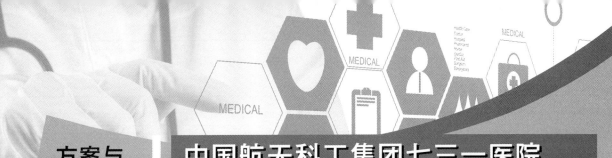

中国航天科工集团七三一医院
绩效工资分配与考核实施方案

医院职工薪酬主要分为四部分，即基本工资、岗位工资、绩效工资和津补贴，职工绩效工资分为月度绩效工资、年度绩效工资。其中，月度绩效工资体现按劳分配，与工作量、技术难度、日常管理、成本控制等相关；年度绩效工资体现目标管理导向，由医院全年经营效益、科室全年经营效益、科室责任令完成情况、医院重点工作完成情况等综合决定。

本方案为绩效工资分配与考核框架方案，具体内容如下：

一、适用范围

本方案适用于医院各临床医技科室、健康管理部、养老照料中心、院前急救站、职能部门。

社区卫生服务中心绩效工资分配与考核方案另行制定。

二、绩效工资总额预算

（一）医院绩效工资实行总额预算控制

医院绩效工资预算总额控制在医疗业务收入（剔除药品和耗材收入、含健康服务收入，下同）的　％以内，每年结合医院运营情况进行调整。当医院实际核发的绩效工资总额占医疗业务收入（不含药品与耗材）的比例偏离预算值±个百分点时，医院进行整体调控，全院所有人员绩效工资水平按调控系数调整。调控系数计算公式如下：

调控系数＝预算绩效工资占医疗业务收入比例／实际核算绩效工资占医疗业务收入比例

（二）各业务组绩效工资总额预算

医疗组人均绩效：护理组人均绩效：医技组人均绩效：药学组人均绩效：行后组人均绩效。

根据各业务组绩效工资系数，以定编人数为基础，确定各业务组绩效工资额度占预算总额的比例。计算公式如下：

$$每业务组预算额度 = 绩效预算总额 \times \frac{该业务组定编人数 \times 该组绩效工资系数}{\sum 每组定岗定编人数 \times 每组绩效工资系数}$$

根据此种计算方法，则：

医疗岗位人员绩效工资按占医疗业务收入（不含药品与耗材）的比例为 X%。

护理岗位人员绩效工资按占医疗业务收入（不含药品与耗材）的比例为 X%。

医技岗位人员绩效工资按占医疗业务收入（不含药品与耗材）的比例为 X%。

药剂岗位人员绩效工资按占医疗业务收入（不含药品与耗材）的比例为 X%。

行后岗位人员绩效工资按占医疗业务收入（不含药品与耗材）的比例为 X%。

三、绩效工资结构

绩效工资＝月度绩效工资＋年度绩效工资

月度绩效工资按月发放，约占绩效工资总额的　%；年度绩效工资在年终发放，约占绩效工资总额的　%。

四、月度绩效工资核算办法

（一）月度绩效工资结构

月度绩效工资＝绩效奖金＋专项考核＋医院综合考核

其中：

1. 绩效奖金由个人工作量、团队工作量、成本控制等绩效指标决定。

2. 专项考核的考核内容、考核对象由医院根据每年经营目标确定。2021 年度拟设置药占比、DRGs 盈亏两项考核内容。

3. 医院综合考核实行缺陷考核，包括运行质量考核、投诉纠纷考核和行政考核。

（二）月度绩效工资核算原则

月度绩效工资按照业务分组分别核算，业务分组根据人员岗位类别、业务形态分为医疗组、护理组、医技组、药学组、行政组、技能组 6 个业务组。业务分组及人员构成情况（表 14-1）：

表 14-1　绩效工资核算业务分组类别

业务组别	组别人员范围
医疗组	临床科室的医师人员、技师人员
护理组	临床科室的护士人员、技能人员
医技组	医技科室的所有人员，包括医师、技师、护士及技能人员等
药学组	药学部的所有人员，包括药剂及技能人员等
行政组	职能部门管理岗人员
技能组	职能部门技能岗人员

（三）绩效奖金指标体系

各业务分组绩效奖金指标体系的构成情况如下：

1. 医疗组

医疗组的绩效奖金由个人工作量、团队工作量、成本控制指标决定（表 14-2）。

表 14-2　医疗组绩效奖金指标体系

项目类别	绩效指标	积点值
个人工作量	门诊诊次绩效	专家门诊积点、节假日门诊积点、夜间门诊积点
	门诊收治患者绩效	每收治患者积点
	单项工作量绩效	体现技术水平和风险的关键操作项目（根据物价收费项目明细体现），分别给予不同的积点

续表

项目类别	绩效指标	积点值
个人工作量	中医辨证绩效	按中草药开方的一定比例计为中医辨证劳务积点
	会诊绩效	邀请会诊积点、实施会诊积点
	手术绩效	按手术费的一定比例计入手术医师工作量积点 考虑手术级别、节假日、急诊手术系数。
	麻醉绩效	按麻醉费的一定比例计入麻醉医师工作量积点 考虑节假日、急诊手术系数。
团队工作量	门诊诊次绩效	急诊积点、普通门诊积点
	入院人次绩效	每入院人次积点
	出院人次绩效	每出院人次积点
	分娩积点	自然分娩积点
	转 ICU 绩效	每转 ICU 人次积点
	传染病上报	传染病上报按例数积点
	床日绩效	每实际占用床日数积点（ICU、CCU 按每床日积点计入） 根据护理级别不同确定不同的积点。
成本控制	完全成本控制绩效	完全成本控制绩效＝完全收支结余 × 完全结余系数

2. 护理组

护理组的绩效奖金由团队工作量、成本控制指标决定（表 14-3）。

表 14-3 护理组绩效奖金指标体系

项目类别	绩效指标	积点值
团队工作量	单项工作量奖励	体现技术水平和风险的关键操作项目，分别给予不同的积点
	手术绩效	按手术费的一定比例计入术前术后护理工作量积点
	麻醉绩效	按麻醉费的一定比例计入手术室护士工作量积点 手术费的一定比例计入手术室护士工作量积点 考虑手术级别、节假日、急诊手术系数。
	入院人次绩效	每入院人次积点
	出院人次绩效	每出院人次积点
	分娩积点	产房自然分娩积点
	床日绩效	每实际占用床日数积点（ICU、CCU 按每床日积点计入） 根据护理级别不同确定不同的积点，根据有气管切开、上胃管、尿管等床日积点。
成本控制	完全成本控制绩效	完全成本控制绩效＝完全收支结余 × 完全结余系数

3. 医技组

超声影像科、放射影像科的绩效奖金由个人工作量、成本控制指标决定。医学检验科、病理科的绩效奖金由成本控制指标决定。输血科的绩效奖金由团队工作量、出勤保障指标决定。医技组的团队工作量绩效、成本控制绩效、出勤保障绩效需要在科内进行二次分配（表 14-4）。

表 14-4　医技组绩效奖金指标体系

项目类别	绩效指标	积点值
个人工作量	工作量积点	超声影像科、放射影像科按照操作项目工作量计入工作量积点
团队工作量	工作量积点	输血科按照用血单位计入工作量积点
成本控制	完全成本控制绩效	完全成本控制绩效＝完全收支结余 × 完全结余系数
出勤保障	出勤保障绩效	出勤积点

4. 药学组

药学部的绩效奖金由个人工作量、出勤保障指标决定（表 14-5）。

表 14-5　药学组绩效奖金指标体系

绩效指标	积点值
处方量	处方量积点
中草药付数	中草药积点
煎药付数	煎药积点
处方点评数	处方点评积点
病区床日数	病区床日积点
出勤保障绩效	按照出勤人次给予相应积点

5. 行政后勤组

（1）职能部门管理岗人员的绩效奖金按照绩效工资预算占比核定。

（2）技能组：后保部技能岗人员的绩效奖金按照行政组人均水平的一定比例核定。

收费处的绩效奖金由挂号人次、收费人次、办理出入院结算人次、出勤保障等指标决定（表 14-6）。

表 14-6　收费处绩效奖金指标体系

项目类别	绩效指标	积点值
个人工作量	挂号人次	挂号人次积点
	收费人次	收费人次积点
	结算人次	办理出入院结算人次积点
出勤保障	出勤保障绩效	按照出勤人次给予相应积点

6. 特殊核算单元

（1）消毒供应中心的绩效奖金包括手术台次积点、外科系统科室住院床日积点、成本控制积点指标决定。

（2）健康管理部的绩效奖金由成本控制指标决定。

（3）养老照料中心的绩效奖金由工作量、成本控制等指标决定。

（4）院前急救站的绩效奖金由出勤保障、工作量（包括出车车次、收治患者数等）、成本控制等指标决定。

（5）综合病房的绩效奖金按照护理组人均水平一定比例（暂定 1.1～1.2 之间）核定，并与相应的综合考核指标挂钩后进行考核。

（6）门诊部护士绩效奖金按照全院护理组人均水平的一定比例（暂定 0.8）核定，并与相应的综合考核指标挂钩后进行考核。

（7）根据行业、政府以及上级组织指令等政策性要求开展特殊业务的科室，可以给予政策保障性绩效奖金或考核。具体方案由相关职能部门提出，提交院长办公会审定。

（四）专项考核

2021 年度拟设置药占比、DRGs 盈亏两项考核内容，具体如下：

1. 药占比考核

依据医院年度药占比控制目标值，结合科室上年度的药占比实际值，制定科室药占比控制目标值。

药占比突破科室控制目标值（以责任令为准）的，对科室进行扣罚，未突破的予以奖励，奖罚比例均为 10%。药占比考核对象为临床科室医疗组，药占比奖罚额度全部在临床科室医疗组月度绩效工资中体现。具体计算公式如下：

药占比考核奖罚额度＝（药占比控制目标 - 当月实际药占比）× 当月科室总收入 ×10%

2．DRGs 盈亏考核

DRGs 结算亏损的，对科室进行扣罚，盈余的予以奖励，奖罚比例均为 10%，重症医学科暂不纳入考核范围。DRGs 盈亏奖罚额度，按照一定比例分别在临床科室医疗组月度绩效工资和临床科室护理组月度绩效工资中体现。具体计算公式如下：

DRGs 盈亏奖罚额度＝月度 DRGs 结算盈亏 ×10%

（五）医院综合考核

医院综合考核实行缺陷考核。按照考核办法进行考核扣分，每扣 1 分折合 50 元在各业务分组的月度绩效工资中扣除。各业务分组医院综合考核体系如表 14-7 到表 14-12：

表 14-7　临床科室医疗组医院综合考核体系

考核项目		考核内容	考核归口部门
运行质量考核	医疗质量	核心制度落实、医疗文书管理、医疗行为规范、医疗服务与安全	医务部
	门诊质量	医疗行为规范、医疗文书管理、出诊管理	门诊部
	医保管理	医保基金安全、医保质量、物价管理	医疗保险部
	院感管理	院感疾控综合管理、院感疾控法规制度执行、事件监测与上报、死因管理、传染病管理、健康教育、慢病管理	院感疾控部
	药事管理	处方、抗菌药物使用管理、药品管理	药学部
投诉纠纷考核		按照《七三一医院医疗纠纷投诉考核办法（试行）》执行	客服部
行政考核		劳动纪律、会议出勤、安全管理、科室管理等（待制定行政考核办法）	人力资源部

表 14-8　临床科室护理组医院综合考核体系

考核项目		考核内容	考核归口部门
运行质量考核	护理质量	护理行政管理、护理人力资源管理、护理质量与安全、临床护理管理、护理文件管理、不良事件管理	护理部
	门诊质量	护理行为规范、出诊管理	门诊部
	医保管理	医保基金安全、医保质量、物价管理	医疗保险部
	院感管理	院感疾控综合管理、院感疾控法规制度执行、事件监测与上报、健康教育、慢病管理	院感疾控部
	药事管理	药品管理	药学部
投诉纠纷考核		按照《七三一医院医疗纠纷投诉考核办法（试行）》执行	客服部
行政考核		劳动纪律、会议出勤、安全管理、科室管理等（待制定行政考核办法）	人力资源部

表 14-9　医技组医院综合考核体系

考核项目		考核内容	考核归口部门
运行质量考核	医疗质量	核心制度落实、质量控制、医疗行为规范、医疗服务与安全	医务部
	护理质量	护理行政管理、护理人力资源管理、不良事件管理	护理部
	医保管理	医保基金安全、医保质量、物价管理	医疗保险部
	院感管理	院感疾控综合管理、院感疾控法规制度执行、事件监测与上报、传染病管理	院感疾控部
投诉纠纷考核		按照《七三一医院医疗纠纷投诉考核办法（试行）》执行	客服部
行政考核		劳动纪律、会议出勤、安全管理、科室管理等（待制定行政考核办法）	人力资源部

表 14-10　药学组医院综合考核体系

考核项目		考核内容	考核归口部门
运行质量考核	医疗质量	核心制度落实、质量控制、医疗行为规范、医疗服务与安全	医务部
	医保管理	医保基金安全、医保质量、物价管理	医疗保险部
	院感管理	院感疾控综合管理、院感疾控法规制度执行	院感疾控部
投诉纠纷考核		按照《七三一医院医疗纠纷投诉考核办法（试行）》执行	客服部
行政考核		劳动纪律、会议出勤、安全管理、科室管理等（待制定行政考核办法）	人力资源部

表 14-11　行政组医院综合考核体系

考核项目	考核内容	考核归口部门
工作计划	院级重点工作计划、部门级重点工作计划、督催办工作完成情况	发展计划部 医院办公室
工作质量	公文质量、科室满意度评价等	医院办公室
行政考核	劳动纪律、会议出勤、安全管理、科室管理等（待制定行政考核办法）	人力资源部

表 14-12　特殊核算单元医院综合考核体系

考核对象	考核内容	考核归口部门
健康管理部	服务满意度、回款率等	健康产业发展部
养老照料中心	服务满意度等	健康产业发展部
院前急救站	医疗文书管理、出诊管理、医疗行为规范、医疗服务与安全、护理行政管理、护理人力资源管理、急诊急救护理质量与安全管理	门诊部
消毒供应中心	护理行政管理、护理人力资源管理、护理质量与安全管理、环境及设备、物资管理、护理不良事件管理	护理部
综合病房	护理行政管理、护理人力资源管理、护理质量与安全、临床护理管理、护理文件管理、不良事件管理	护理部

（六）月度绩效工资核算方式

1．临床科室医疗组月度绩效工资＝【（个人工作量绩效奖金＋团队工作量绩效奖金＋成本控制绩效奖金）×调控系数】＋专项考核＋医院综合考核

2．临床科室护理组月度绩效工资＝【（个人工作量绩效奖金＋团队工作量绩效奖金＋成本控制绩效奖金）×择岗倾向系数×调控系数】＋专项考核＋医院综合考核

3．医技组月度绩效工资＝【（工作量绩效奖金＋成本控制绩效奖金＋出勤保障绩效奖金）×调控系数】＋专项考核＋医院综合考核

4．药学组月度绩效工资＝【（工作量绩效奖金＋出勤保障绩效奖金）×调控系数】＋专项考核＋医院综合考核

5．行后组月度绩效工资＝行后组核定绩效工资额度/行后组各岗位系数总和（包括类别系数和考核系数）×本部门分配价值系数＋医院综合考核

其中：

医务部月度绩效工资＝医疗组人均绩效工资×系数（待定）＋医院综合考核

本部门分配价值系数＝∑本部门各岗位系数×人员数量，人员数量按照实有人数与编制人数核定，部门人员短期离岗，如产假、病假（不足 3 个月）、借调、轮岗等情况，仍按原实有人数核定。

6．后保部技能组月度绩效工资＝行政组月度人均绩效工资×0.7×部门分配价值系数＋医院综合考核

7．特殊核算单元月度绩效工资＝科室核算应发绩效奖金＋专项考核＋医院综合考核

五、年度绩效工资核算办法

（一）年度绩效工资结构

年度绩效工资按科室（部门）核算，不再考虑人员业务分组。计算公式如下：

科室年度绩效工资＝（医院效益绩效＋科室效益绩效）×科室（部门）年度考

核结论系数＋专项绩效

（二）医院效益绩效

医院效益绩效反映全院年度经营效益，根据全年剩余工资总额、年度结余目标完成情况核定全院总额，按在岗人数平均分配。

（三）科室效益绩效

科室效益绩效反映科室年度经营效益同比改善情况，同比劣化的，进行负向考核（遇有突发公共卫生事件、自然灾害或战争等不可抗力影响除外）。计算公式如下：

科室效益绩效＝【科室全年核算收入（不含药品、耗材）- 科室上年度核算收入（不含药品、耗材）】×5%

管理职能部门和不核算收支结余的业务科室，不适用科室效益绩效。

（四）年度考核结论系数

根据各业务科室和职能部门年度考核结论，核定年度考核结论系数，其中考核优秀科室（部门）的系数为1.2，考核良好科室（部门）的系数为1.1，考核达标科室（部门）的系数为1.0，考核不达标科室（部门）的系数0.9。

业务科室年度考核主要依据责任令完成情况，职能部门年度考核主要依据责任令完成情况和考核测评，考核内容以科室（部门）年度考核办法为准。

（五）专项绩效

承担医院年度重点工作的科室（部门），按照《七三一医院年度重点工作专项奖励办法》，对重点工作完成情况进行考核并兑现奖励。

六、绩效工资分配办法

（一）绩效工资实行院科两级核算分配

医院制定《科室绩效工资二次分配指导意见》，科室根据自身工作特点和人员分工情况制定《科室绩效工资二次分配办法》。

（二）科室二次分配管理要求

《科室绩效工资二次分配办法》需征得本科室 2/3 以上职工签名同意，并报医院发展计划部、纪检审计部备案后实施，其实施情况受科内职工和医院监督。

七、特殊绩效政策

（一）对于新成立的业务科室，医院给予 1 年期的绩效分配政策支持，具体方案另行制定。

（二）符合条件的新技术新业务，在项目开展后 1 年以内，给予工作量绩效奖金特殊奖励政策，具体方案另行制定。

八、绩效管理相关规定

本方案从 2021 年 7 月 1 日开始执行，医院之前发布的文件中与本方案内容相冲突的，以本方案内容为准，具体解释权在医院发展计划部。

重庆市大足区人民医院
绩效考核分配总体方案

　　为适应建立现代医院制度和全面落实公立医院改革的各项政策，通过公立医院薪酬制度改革调动医务人员的积极性、主动性、创造性，推动医院各项事业的发展，为广大人民群众提供更加安全、优质、高效、满意的医疗服务，根据习近平总书记在全国卫生与健康大会上提出："允许医疗卫生机构突破现行事业单位工资调控水平，允许医疗服务收入扣除成本并按规定提取各项基金后主要用于人员奖励"及重庆市人力资源和社会保障局重庆市财政局重庆市卫生和计划生育委员会《关于印发〈重庆市开展公立医院薪酬制度改革试点工作的实施方案〉的通知》（渝人社发〔2017〕139号）、重庆市卫生和计划生育委员会关于印发《重庆市公立医院及工作人员绩效考核指导意见（试行）的通知》（渝卫发〔2017〕57号）和大足区政府相关部门的文件精神，结合我院实际，制定本方案。

一、指导思想

　　按照深化医药卫生体制改革和收入分配制度改革的总体部署，与医疗、医保、医药联动改革相衔接，积极稳妥开展试点，探索建立适应医疗行业特点的公立医院薪酬制度，完善正常调整机制，健全激励约束机制，以增加知识价值为导向进行分配，着力体现医务人员技术劳务价值，规范收入分配秩序，逐步实现公立医院收入分配的科学化和规范化，增强公立医院公益性，调动医务人员积极性，不断提高医疗服务质量和水平。

二、基本原则

　　（一）坚持公立医院的公益性。适应公立医院综合改革要求，建立以价值取向、社会效益、患者满意度、职工满意度等为导向的考核制度，规范医务人员收入分配秩序，强化公立医院公益性。

（二）深化编制人事制度改革。对全院现有岗位和人员配置情况进行全面梳理，按照相应原则与标准实施定岗定编，对人员配置总量进行规划，并根据工作量、技术开展情况和工作任务的变化建立动态调整机制。

（三）做好人工成本总额预算和绩效工资额度预算。明确规定绩效工资的增长幅度不超过医院综合效益的增长速度。综合效益的衡量指标主要是医疗收入、门急诊量、出院患者数、技术劳务性收入情况、收支结余情况等。在确保医院良性运行、不增加群众医疗负担，提高医疗服务水平的基础上，动态调整医院薪酬水平，与国民经济发展相协调、与社会进步相适应。

（四）抓住重点，考虑全面，效率与公平兼顾。根据医务人员培养周期长、职业风险高、技术难度大、责任担当重等特点，着力体现医务人员技术劳务价值，合理确定医务人员收入水平，做到多劳多得、优绩优酬，重点向临床一线、业务骨干、关键岗位和有突出贡献的人员倾斜，合理拉开收入差距，并建立动态调整机制。

（五）强化医院精细化管理。加强医院财务会计管理，强化成本核算与控制。在过去推行全成本核算的基础上，做好医院全面预算管理，严格执行预算制度，做好设备、器械、物资等使用过程的监管，做好本量利分析，定期对医院的资源利用效率和效果进行评估。

（六）强化医务人员绩效考核。突出岗位工作量、服务质量、行为规范、技术能力、医德医风和患者满意度，将考核结果与医务人员的岗位聘用、职称晋升、个人薪酬挂钩。

（七）严格执行政府有关部门关于医疗改革的各项规定。完善医院用药管理，有效控制药品费用的不合理增长。严格控制高值医用耗材的不合理使用。医务人员个人薪酬不得与医院的药品、耗材、医学检验检查、治疗收入等直接挂钩。医院的基本导向是降低药品比例、耗材比例和大型检查收入，提高技术劳务性收入，鼓励医务人员开展疑难危重诊疗项目，体现和发挥区域医疗中心的作用。

三、组织机构

考核组织

1. 设立绩效考核领导小组

组　长：党委书记、院长

副组长：其他院领导成员

成　员：党办、院办、质控与考核科、人力资源部、财务科、医务科、护理部、院感科、设备科、总务科等部门负责人。

2．工作机构

2.1 领导小组下设考核办公室和核算办公室。

2.2 考核办公室设在质控与考核科。

主要职责：

2.2.1 负责医院健康发展的综合绩效考核体系的设计及方案制定。

2.2.2 负责收集统计分析各部门上报的考核结果，并将考核结果交核算办公室。

2.2.3 负责组织全院的绩效考核工作。

2.2.4 监督相关部门考核结果的执行情况。

2.3 核算办公室设在财务科。

主要职责：

2.3.1 负责组织全院的绩效薪酬核算。

2.3.2 负责征求绩效运行的意见及建议，并作分析总结、查找问题，汇报领导小组，提出改进的建议及方案，以达到绩效管理工作良好运行。

2.3.3. 负责指导科室二次分配与绩效考核。

各科室应设立由科主任、护士长、工会组长、职工代表等 3-5 人的绩效考核小组，负责对本科室工作人员的绩效考核工作。

四、实施范围及时间

分配与考核范围为全院所有科室及职工，考核时间从 2019 年 8 月起正式试运行。

五、薪酬结构与绩效工资的组成

（一）医院仍执行事业单位现行的岗位绩效工资制，薪酬分三个部分（表 15-1）。

表 15-1　薪酬结构

项目类别	项目内容
基本工资	岗位工资，薪级工资（包括护士提高 10%）
国贴	国家规定的医疗卫生津贴、护龄津贴、艰苦边远地区津贴等各项津补贴，严格按照国家规定执行。
绩效工资	基础绩效（包括固定部分、奖励部分）：具体按当地事业单位工资收入水平（不含超额绩效）大体持平的原则核定。实际操作中，与当地其他事业单位各岗位等级基础绩效理论水平保持一致，并以此为基数，确定基础绩效总量。测算时各类别人员的工作量绩效部分相当于基础绩效额度。
	超额绩效：业务科室的超额绩效主要为运营绩效中的固定资产收益绩效、人工成本收益绩效、变动成本控制率绩效等，同时包括目标绩效、履职绩效、专项奖励绩效。

另：医院按医疗业务收入的 5‰ 提取"人才队伍建设费用"专项资金（不纳入绩效工资总额），主要用于高层次人才的引进和培养，以及向做出突出贡献的高层次人才发放的激励性报酬，同时用于人才梯队建设和技术创新奖励，以有利于医院引进、留住、培养人才，推动医院人才引进和人才培养等工作的持续发展。

（二）医院绩效工资的组成包括 1 个"绩效总体方案"和 4 个"具体绩效实施方案"。

（三）医院《绩效总体方案》确定 4 个具体绩效实施方案的总体构架、组织形式以及分配核算原则。

（四）医院 4 个具体绩效实施方案分别为《运营绩效方案》《履职绩效方案》《目标绩效方案》《专项奖励绩效方案》；重点考核科室或个人的运营效率质量、工作目标任务、个人德能勤绩廉、创优争先效果的情况；分别占绩效预算总额的 90%、4%、3%、3%，各项目类别所占份额可根据国家政策、主管部门规定以及医院运营当中的具体情况作适当调整。

（五）医院绩效工资实行总额预算控制。医院全年人员经费支出占总支出比例控制在 40% 以内，每年按规定提取的事业发展基金不得少于按全院收支结余的 15%，超额绩效总量同时符合不超过全院收支结余的 85% 并与主管部门考核结果挂钩的要求。收支结余计算方式：

1. 医院经常性收入＝医疗收入＋财政基本支出补助收入（包括应收医改政策性补助）＋其他收入。

2. 医院经常性支出＝医疗支出＋人力成本支出＋其他支出。（不包括财政专项补助支出、科教项目支出）

3．全院收支结余＝医院经常性收入 - 医院经常性支出。

4．提取医院事业发展基金＝全院收支结余 ×15%（提取比例每年根据医院运营情况调整，但不得低于 15%）。

5．医院超额绩效工资发放预算总额＝全院收支结余 ×85%（超额绩效工资预算总额每年根据医院运营情况调整，但不得高于 85%）。

6．医院超额绩效工资预算总额按主管部门考核结果年度汇算，超额部分在下一年度扣除，医院各部门各科室超额绩效的具体发放方案由医院另行制定。

（六）医院主要负责人绩效工资。医院主要负责人实行年薪制，每月绩效工资按本院在编在职人员绩效工资人均水平的 3 倍以内发放，根据主管部门对医院的绩效考核结果实行年度汇算。

医院主要负责人绩效考核内容由单位考核指标与个人考核指标组成。医院主要负责人绩效考核实行百分制，单位考核指标得分占分值的 60%，个人考核指标占分值的 40%。

绩效考核评价结果为优秀的，按在编在职人员绩效工资人均水平的 3 倍发放绩效工资，如果医院主要负责人绩效考核评价结果为良好的，按在编在职人员绩效工资人均水平的 2.7 倍发放绩效工资，如果医院主要负责人绩效考核评价结果为合格的，按在编在职人员绩效工资人均水平的 2.4 倍发放绩效工资，依此类推。

六、绩效分配与考核具体实施内容及办法

（一）运营绩效

1．工作目标

运营绩效在绩效总额预算、人员编制规划的基础上确定各类别人员绩效额度，从医院层面将医、护、技、药、管、工勤人员分类别进行核算、考核与分配。

绩效工资测算出来后，要与综合绩效考核挂钩，综合绩效考核的重点是考核党建行风建设指标，医疗质量安全指标（包括落实《医疗质量管理办法》、医疗事故发生率、院内感染总发生率和报告率、抗菌药物使用率、平均住院天数），发展指标

（包括事业基金提取比例、国有净资产保值增值、学科发展、人才队伍建设），社会效益指标（包括惠民措施、落实分级诊疗制度、药品收入占医疗收入比例、门诊患者人均医疗费用增幅、出院患者人均医疗费用增幅、患者满意度、职工满意度）。

2．方案由医院另行制定

3．考核分配原则

由各职能部门牵头，根据医、药、护、技、管、工勤的岗位特性，按体现工作质量、工作数量、技术含量、劳动强度和风险程度及贡献大小等进行分配（表 15-2）。

表 15-2　各类别人员分配与考核指标体系

岗位类别	绩效工资分配主要构成指标
临床医师类	个人工作量绩效：门急诊诊次绩效、会诊绩效、手术绩效（含介入） 团队工作量绩效：入院患者绩效、床日绩效（分特、一级、二三级）、固定资产收益绩效、人工成本收益绩效、变动成本控制率绩效、值班绩效等
临床护士类	入院患者绩效、床日绩效（分特、一级、二三级）、手术绩效（含介入）、固定资产收益绩效、人工成本收益绩效、变动成本控制率绩效、值班绩效等
医技类	操作项目工作量绩效、固定资产收益绩效、人工成本收益绩效、变动成本控制率绩效、值班绩效等
药剂类	处方发药审核绩效、处方点评绩效、静配工作量绩效、成本控制率绩效、值班绩效等
管理类	岗位系数绩效、值班绩效等
工勤类	岗位系数绩效、定额绩效、值班绩效等

（二）目标绩效

1．月度、季度单项考核目标绩效　月度、季度目标单项考核绩效即指各分管职能部门对临床医技医辅行后等科室的医疗质量、科研教学、运营管理、医德医风、廉政建设等情况的单项考核绩效。

（1）工作目标：通过月度季度目标考核的实施同时更加注重年目标考核的全面落实，建立全过程的目标考核体系，重点考核科室各项控制指标完成情况和重点指标、风险管控指标的实施。

（2）方案由医院分管职能部门另行制定。

（3）考核分配原则：由各分管职能科室牵头进行考核，管理干部目标绩效以科室目标绩效挂钩并进行考核分配。

2．年度目标绩效　年度目标绩效包括《风险工资暨年度目标考核绩效工资》和《年度单项绩效考核奖》即各类年度评优创先奖励等。

（1）工作目标：通过年度目标考核，促进"国家三级公立医院绩效考核"等各级政府行政主管部门任务的全面落实，强化对科室各项管理工作的要求，促进医院可持续健康发展。

（2）方案由医院分管职能部门另行制定。

（3）考核分配原则：通过年度目标以及科室平时考核情况的结果进行综合评定。

（三）履职绩效

1．履职绩效工资

主要考核中层及以上管理人员（专职管理干部）履职尽责情况，以及党团纪委干部、工会委员、学科建设、教学、质控等（兼职管理人员）履职情况等。

2．核算办法

由考核办月度、季度综合考核分值结合相应标准核算。

3．考核发放周期

分别为月度和季度考核发放。

4．履职绩效工资

具体实施细则由医院确定。

（四）专项奖励绩效

1．工作目标

主要用于医院业务发展、社会公益活动、公共卫生服务等项目的单项考核奖励以及单位配套奖励。

2．方案由医院另行制定。

3．奖励绩效类别

综合奖励绩效、业务奖励绩效、协会奖励绩效、竞赛奖励绩效、其他专项奖励绩效 5 个类别。

（1）综合奖励绩效：指由医院组织、推荐或同意，在国家、省（直辖市）、市（区）及县（局）各类活动评比中受到表彰、奖励者。

（2）业务奖励绩效：取得各级各类科研成果者，获得优秀论文、优秀著作奖励者，评审为国家级、省级、区级特色专科和重点学科的科室。

（3）群团协会奖励绩效：各级工会、共青团、妇委会等颁发的荣誉，正规机构颁发的荣誉及各协会（学会）下设的各专业指导委员会所授荣誉。

（4）竞赛奖励绩效：经医院同意选送参加的各种业务或单项竞赛，院内基本理论、基本知识、基本技能等的竞赛活动。

（5）其他专项奖励绩效：分重大事项奖励、行业作风奖励、党务工作奖励、医德医风奖励。

4．任何新增的专项奖励绩效均需医院讨论批准并严格控制在预算范围内，所有专项奖励绩效总额不得超过医院年度专项奖励绩效的预算份额。

七、院科两级分配管理

（一）运营绩效工资实行院科两级核算分配，鼓励科室根据自身工作特点和人员分工情况合理制订《运营绩效二级考核分配办法》，强化科室自主管理和个性化激励。

（二）科室《运营绩效二级考核分配办法》需征得本科 2/3 以上职工签名同意，并报医院财务科备案后实施，其实施情况受科内职工和医院监督。

（三）科室运营绩效二级考核分配指导意见由医院另行制订。

八、工作要求

（一）各相关职能部门按本文件要求，拟定运营绩效方案、目标绩效方案、履职绩效方案、专项奖励绩效方案。

（二）高度重视绩效改革工作的全面推进，实行院科两级负责制，认真做好职工思想工作，确保绩效改革的顺利进行。对不稳定的因素及时上报医院，对不通过正常渠道反映问题进行不实宣传和鼓动者，将按相关纪律要求从严处理。

（三）本方案下发后各科室要认真组织学习，领会文件精神，积极参与改革，支持改革。

九、其他

（一）本方案经医院研究同意，职工代表大会审议通过，并报上级部门批准后试行。

（二）医院奖励性绩效考核分配时要落实国家带薪休假政策，实行同工同酬。

（三）本方案由重庆市大足区人民医院负责解释，未尽事宜由绩效改革领导小组另行研究处理。

重庆市大足区
人民医院运营绩效方案

随着深化医药卫生体制改革、事业单位分类改革及建立现代医院管理制度的推进，公立医院原有的工资制度已不能完全适应改革发展的需要，公立医院人事薪酬制度的改革已势在必行。中共十八届三中全会提出："加快公立医院改革，落实政府责任，建立科学的医疗绩效评价机制和适应行业特点的人才培养、人事薪酬制度"；《关于建立现代医院管理制度的指导意见》提出：健全绩效考核制度，对不同岗位、不同职级医务人员实行分类考核；习近平总书记在全国卫生与健康大会上提出："允许医疗卫生机构突破现行事业单位工资调控水平，允许医疗服务收入扣除成本并按规定提取各项基金后主要用于人员奖励"。国家在顶层设计上对公立医院的薪酬制度改革工作提出了指导意见及具体要求。医疗行业人才培养周期长、职业风险高、技术难度大、责任担当重，建立符合医疗卫生行业特点、体现以知识价值为导向的公立医院薪酬制度，是深化医药卫生体制改革和事业单位收入分配制度改革的重要内容，对确立公立医院激励导向和增强公立医院公益性，调动医务人员的积极性、主动性、创造性，推动公立医院事业的发展，都具有重要意义。

一、运营绩效的核算方式

（一）确定全院运营绩效预算总额

1. 确定运营绩效预算总额

根据《绩效考核分配总体方案》第五条"薪酬结构与绩效工资的组成"的第（五）款内容，医院绩效工资实行总额预算控制，全年绩效预算总量控制在年度业务收入的30%以内，月度预算绩效总额按照医院收支结余的85%为预算基数（月度预算绩效总额每年根据医院运营情况调整，但不得高于收支结余的85%），运营绩效预算占全院月度预算绩效总额的90%，今后逐年进行调整。全院运营绩效预算总额计

算公式如下:

全院运营绩效预算总额＝全院月度预算绩效总额 ×90%。

2. 全院运营绩效包括

月度运营奖励性绩效工资、单项考核奖惩、值班绩效等。

说明:本方案主要规定医院的运营绩效工资部分的管理办法,本方案没有提及而医院有另行规定的,仍按原规定执行或按与院方签订的相关协议执行。

3. 设置总控调节系数

当全院实际核发的运营绩效预算总额占当月业务收入的比例超出预算值 ±1%时,医院进行整体调控,设置调节系数＝预算绩效工资比例 / 实际核算绩效工资比例,全院所有人员绩效水平按调节系数调整。

(二)确定全院各类别人员运营绩效预算总额

各类人员运营绩效预算总额＝(全院运营绩效预算总额 / 全院人员系数总和)×各类人员系数总和

1. 以定编人数为基础

考虑各类别岗位劳动价值、技术难度、风险因素、核心竞争力等因素,确定各类别人员运营绩效相对比为:医师 / 护理 / 医技 / 药剂 / 医辅 / 行后＝1.0∶0.7∶0.8∶0.6∶0.5∶0.6。

2. 结合各类人员定编人数

分类预算各类别运营绩效额度占运营绩效预算总额为:临床医师运营绩效额度占预算总额的 35.5%(包含医师、技师和科室秘书等),临床护理人员运营绩效额度占预算总额的 33%,医技人员运营绩效额度占预算总额的 12%(包含医师、技师、医技护士、登记员和打字员等),药剂人员运营绩效额度占预算总额的 3.5%(包含临床药师、司药员、静配员等),医辅人员运营绩效额度占预算总额的 5%(包含消毒供应中心、急诊车辆组、门诊导医及分诊、挂号收费处、出入院处、医保科窗口、护养中心、配送中心等），行政人员运营绩效额度占预算总额的 11%（包含院领导、所有行政职能后勤科室人员等）。

3. 医院主要负责人实行年薪制

每月运营绩效按本院在编在职人员绩效工资人均水平的 3 倍发放，根据主管部门对医院的绩效考核结果实行年度汇算。院级副职领导运营绩效按主要负责人的 80% 系数发放。院长助理、总会计师、工会主席、医务科科长按非实职副院级待遇执行，非实职副院级运营绩效工资水平按主要负责人的 70% 系数发放；主办会计参照行政管理部门的副职待遇。

4. 中层管理人员月度运营绩效工资

由院方提取"科室管理基金"后按规定系数在科室运营绩效工资总额提取，单独发放，不再参与所在部门二次分配。

5. 临床医疗护理综合考核

得分在 93 分以上不进行扣罚，综合考核得分在 93 分以下按每降低 1 分扣减科室运营绩效总额的 1%；医技、医辅、行政职能部门综合考核得分在 95 分以上不进行扣罚，综合考核得分在 95 分以下按每降低 1 分扣减科室运营绩效的 1%。

（三）确定各科室中各类人员的运营绩效

临床科室在获得绩效工资总额度后，先通过科室贡献价值评价核定各个科室的绩效工资额度。选取人均实际占用总床日数、人均出院患者数、人均医务性收入、人均收支结余、百元人员经费核算收入、百元固定资产核算收入、百元耗材核算收入等指标（不同的医院指标可不同且权重差异大）并赋予不同的权重进行科室贡献价值评估，确定科室的相对贡献，以此来确定科室的绩效工资排名和具体数值。

确定临床科室应得绩效工资额度后，再与门诊量、入院患者数、出院患者数、实际住院占用床日、手术级别、体现技术水平和风险的关键操作项目、药品占比、耗材占比、医疗费用控制、医疗质量的核心指标、医院感染管理、成本控制、精神文明建设、医德医风、患者满意度等指标挂钩，形成了综合体现工作数量、工作质量、技术难度与风险、成本与收益、患者就医体验与满意度的综合绩效考核指标体系。

临床护理人员思路相同。

医技人员按照执业医师与技师类别的相对系数以及结余额度确定科室绩效工资额度。

1. 临床科室医师

运营绩效＝【（个人工作量绩效＋团队工作量绩效＋固定资产收益绩效＋人工成本收益绩效＋变动成本控制率绩效）×调节系数＋运营管理绩效】×综合考核结果±单项考核＋值班绩效。

指标解释：

（1）个人工作量绩效＝门急诊诊次绩效＋会诊绩效＋手术绩效（含介入）。（见附件一）

（2）团队工作量绩效＝入院患者绩效＋床日绩效（分特、一级、二三级）。（见附件二）

（3）固定资产收益绩效＝（核算收入/固定资产成本×100）×3。

每月固定资产折旧值在0～25,000元时，固定资产收益绩效按50%计入，每月固定资产折旧值在25,000～35,000元时，固定资产收益绩效按80%计入，每月固定资产折旧值在35,000元以上时，固定资产收益绩效按100%计入。

（4）人工成本收益绩效＝（核算收入/医师团队人工成本总额×100）×5。

（5）变动成本控制率绩效＝医师变动收支结余×（1－变动成本率）×积点系数。

变动成本率＝科室变动成本/核算收入。

（6）运营管理绩效＝临床科室主任运营管理绩效＋临床科室副主任运营管理绩效

1）临床科室主任运营管理绩效＝医师团队实际出勤（含科室秘书、技师）人均绩效×1.5。（人均绩效按实际出勤人数计算）

2）临床科室副主任运营管理绩效＝医师团队实际出勤（含科室秘书、技师）人均绩效×1.25。（人均绩效按实际出勤人数计算）

3）医师团队实际出勤人均绩效＝（个人工作量绩效＋团队工作量绩效＋固定资产收益绩效＋人工成本收益绩效＋变动成本控制率绩效）×调节系数÷医师团队实际出勤人数。

（7）调节系数＝当月临床科室医师预算运营绩效总额 ÷ 当月临床科室医师计算得出运营绩效总额。

2．临床科室护理

运营绩效＝【（团队工作量绩效＋固定资产收益绩效＋人工成本收益绩效＋变动成本控制率绩效）× 择岗系数 × 调节系数＋运营管理绩效】× 综合考核结果 ± 单项考核＋值班绩效。

（1）团队工作量绩效＝入院患者绩效＋床日绩效（分特、一级、二三级）＋手术绩效（含介入）。（见附件三）

（2）固定资产收益绩效＝（核算收入 / 固定资产成本 ×100）×3。

每月固定资产折旧值在 0～25，000 元时，固定资产收益绩效按 50% 计入，每月固定资产折旧值在 25，000～35，000 元时，固定资产收益绩效按 80% 计入，每月固定资产折旧值在 35，000 元以上时，固定资产收益绩效按 100% 计入。

（3）人工成本收益绩效＝（核算收入 / 护理人工成本总额 ×100）×5。

每月人工成本值在 0～15，000 元时，人工成本收益绩效按 20% 计入，每月人工成本值在 15，000～30，000 元时，人工成本收益绩效按 50% 计入，每月人工成本值在 30，000～45，000 元时，人工成本收益绩效按 75% 计入，每月人工成本值在 45，000 元以上时，人工成本收益绩效按 100% 计入。

（4）变动成本控制率绩效＝护理变动收支结余 ×（1－变动成本率）× 积点系数。

变动成本率＝科室变动成本 / 核算收入。

（5）择岗系数由各临床科室护理人员测评得出。（见附件四）

（6）运营管理绩效＝临床科室护士长运营管理绩效＋临床科室副护士长运营管理绩效。

1）临床科室护士长运营管理绩效＝护理团队实际出勤护士人均绩效 ×1.5。（人均绩效按实际出勤人数计算）

2）临床科室副护士长运营管理绩效＝护理团队实际出勤护士人均绩效 ×1.25。（人均绩效按实际出勤人数计算）

3）护理团队实际出勤护士人均绩效＝（团队工作量绩效＋固定资产收益绩效＋人工成本收益绩效＋成本控制率绩效）× 择岗系数 × 调节系数 ÷ 护士实际出勤人数。

（7）调节系数＝当月临床科室护士预算运营绩效总额 ÷ 当月临床科室护士计算得出运营绩效总额。

3. 医技科室

运营绩效＝【（操作项目工作量绩效＋固定资产收益绩效＋人工成本收益绩效＋变动成本控制率绩效）× 调节系数＋运营管理绩效】× 综合考核结果 ± 单项考核＋值班绩效。

（1）操作项目工作量绩效＝$\sum$（每月操作项目数量 × 操作项目积点值）

每操作项目积点值按照费用、风险、技术、耗时等因素综合评价。

（2）固定资产收益绩效＝（核算收入 / 固定资产成本 ×100）×3。

每月固定资产折旧值在 0-25，000 元时，固定资产收益绩效按 50% 计入，每月固定资产折旧值在 25，000-35，000 元时，固定资产收益绩效按 80% 计入，每月固定资产折旧值在 35，000 元以上时，固定资产收益绩效按 100% 计入。

（3）人工成本收益绩效＝（核算收入 / 医技人工成本总额 ×100）×5。

（4）变动成本控制率绩效＝医技变动收支结余 ×（1－变动成本率）× 积点系数。

变动成本率＝科室变动成本 / 核算收入。

（5）运营管理绩效＝医技科室主任运营管理绩效＋医技科室副主任运营管理绩效＋医技科室护士长运营管理绩效＋医技科室副护士长运营管理绩效。

1）医技科室主任运营管理绩效＝医技团队实际出勤（包含技师、护士、打字员等）人均绩效 ×1.5。（人均绩效按实际出勤人数计算）

2）医技科室副主任运营管理绩效＝医技团队实际出勤（包含技师、护士、打字员等）人均绩效 ×1.25。（人均绩效按实际出勤人数计算）

3）医技科室护士长运营管理绩效＝医技团队实际出勤（包含技师、护士、打字员等）人均绩效 ×1.3（人均绩效按实际出勤人数计算）

4）医技科室副护士长运营管理绩效＝医技团队实际出勤（包含技师、护士、打字员等）人均绩效 ×1.2（人均绩效按实际出勤人数计算）

5）医技团队实际出勤人均绩效＝（操作项目工作量绩效＋固定资产收益绩效＋人工成本收益绩效＋变动成本控制率绩效）× 调节系数 ÷ 医技科室实际出勤人数。

（6）调节系数＝当月医技科室预算运营绩效总额 ÷ 当月医技科室计算得出运营绩效总额。

（7）中心血库：中心血库与输血科纳入一起核算，计算公式：

中心血库月度运营绩效＝（工作量绩效＋成本控制率绩效）× 综合考核结果 ± 单项考核＋值班绩效。

工作量绩效＝采血量 × 积点值

4．药剂科室

运营绩效按处方点评张数积点、处方审核张数积点、配液袋数积点、实际占用总床日数积点计算科室收入，扣减成本后作为贡献价值的分配额。

（1）药剂科室运营绩效＝（成本控制率绩效 × 调节系数＋运营管理绩效）× 综合考核结果 ± 单项考核＋值班绩效

（2）成本控制率绩效＝（∑处方点评张数积点＋∑处方审核张数积点＋∑配液袋数积点＋∑实际占用总床日数积点＋∑静配工作量积点 - 科室成本）（分开西药组、中药组、静配中心）

（3）处方点评积点、处方审核积点、配液袋数积点详见附件五。

运营管理绩效＝药剂科室主任运营管理绩效＋药剂科室运营副主任管理绩效。

1）药剂科室主任运营管理绩效＝药剂科室实际出勤人均绩效 ×1.5。（人均绩效按实际出勤人数计算）

2）药剂科室副主任运营管理绩效＝药剂科室实际出勤人均绩效 ×1.25。（人均绩效按实际出勤人数计算）

3）药剂科室实际出勤人均绩效＝成本控制率绩效 × 调节系数 ÷ 药剂科室实际出勤人数。

（4）调节系数＝当月药剂科室预算运营绩效总额 ÷ 当月药剂科室计算得出运营绩效总额。

5．医辅类科室

运营绩效＝全院医辅科室运营绩效预算总额 / 全院医辅科室总积点 × 本科室积点和 × 综合考核结果 × 调节系数 ± 单项考核＋值班绩效。

（1）调节系数＝当月医辅科室预算运营绩效总额 ÷ 当月医辅科室计算得出运营绩效总额。

（2）医辅科室包括消毒供应中心、急诊车辆组、门诊导医及分诊、挂号收费处、出入院处、医保科窗口、护养中心、配送中心等。

1）消毒供应中心运营绩效计算公式：

消毒供应中心运营绩效＝工作量绩效＋成本控制率绩效。

成本控制率绩效＝（月内转收入总额 - 科室成本）× 积点系数。

月内转收入总额＝消毒服务总费用。

2）急诊车辆组运营绩效＝∑出车积点。

3）挂号收费处、出入院处、医保科窗口运营绩效计算公式：

月内转收入总额＝∑工作量积点。

成本控制率绩效＝（月内转收入总额 - 科室成本）× 积点系数。

6．行后部门

运营绩效＝（行后部门运营绩效预算总额 / 行后部门岗位系数总和 × 个人岗位系数）× 综合考核结果 ± 单项考核＋值班绩效。（基础层级见附件六、行后部门价值系数见附件七）

（1）岗位系数＝基础系数 × 价值系数。

（2）行后部门包括：管理与工勤人员。

二、运营绩效的核算细则

（一）核算单元分类

1．医护单元分开核算的临床科室。（见附件八）

2．**医护单元合并核算的临床科室**　口腔科、皮肤性科、健康管理中心。

3．**医技科室**　检验科、放射科、超声科、病理科、内窥镜室、心电图室、脑电图室、介入室、血透室、中心血库（输血科）。

4．**药剂科室**　西药组、中药组、静配中心。

5．**医辅科室**　消毒供应中心、急诊车辆组、门诊导医及分诊、挂号收费处、出入院处、医保科窗口、、护养中心、配送中心。

6．**职能科室（含管理与工勤）**　党委办公室、院办公室、纪检监察室、人力资源部、财务科、工会办公室、医务科、医患关系办公室、质控与考核科、科教科、护理部、院感科、公益事业科、预防保健科、审计科、医保科、信息科、总务科、设备科、保卫科、招标采购科等。

（二）收入核算办法

1. 医疗服务性收入　主要是体现医务性劳动的价值，按实际收入的 100% 归集到各科室，包括床位费、护理费、治疗费、麻醉费以及其他体现医务性劳动的收入等。

2. 检查检验收入　按一定比例计入科室收入，包括放射、超声、检验、病理等收入。

3. 按照药品零差率的相关政策，西药、中成药均不归集为科室收入。中草药（含中药饮片）单独核算。

4. 门诊诊查费、挂号费、输血费不纳入科室核算收入。

5. 相互协作项目，按一定比例分别计入相关科室收入。

6. 科室患者欠费在患者出院结算时按欠费总金额的 30% 计入科室当月成本（按财务科当月结算金额为准）。医患纠纷造成的赔偿费用，按医院相关文件执行。

（三）成本核算办法

临床科室和医技科室的成本均分为固定成本和变动成本，行政管理成本不分摊计入各科室支出，不再提取人员管理费。

1. 固定成本

（1）人员经费：包括本科室人员的工资支出、社会保障费、公积金、津补贴等工资性开支的应发额合计。

（2）医疗资源使用费：包括房屋、设施设备资源使用费。

房屋资源使用费：房屋类固定资产按核算科室的面积计提资源使用费。

根据《医院财务制度》规定：砖混或砖木结构，资源使用年限为 30 年；钢筋混凝土结构，资源使用年限为 50 年"。采用平均年限法计提房屋资源使用费。按总建筑面积和总造价，核定每平方米建筑的折旧单价后按科室占用的建筑面积数计提房屋资源使用费，100%计入科室支出，其中某科室房屋资源使用费＝某科室实际占用建筑面积×核定每平方米单价。公用场所、行政后勤部门及未分配使用的空置房间占用的房屋资源使用费计入当月管理费用不进行分摊。

设施设备资源使用费：根据《医院财务制度》规定的分摊办法分摊，特殊或新引进设备可特殊考虑。设备维保费用：设备维保费用按维保期间分期计入（符合大型修缮标准的固定资产维修支出增加固定资产原值，计提资源使用费）

因科室工作需要共用设备：由科室按照上一年度使用该设备产生的收入按比例分摊该成本到科室，由科室确认报财务科计算。

设施设备资源使用费的提取超过会计制度规定折旧年限，每超过一个月减少资源使用费的1%，每月资源使用费提取的最低费用标准不得低于该设备原会计月折旧金额的30%，直至该设备正常报废为止（数据由设备科提供）。

2．变动成本

（1）公用支出。包括通讯费、办公用品费、印刷费、打印复印材料费、饮用水费、差旅费等，按实际发生额100%计入科室成本。

（2）材料费、低值易耗品：按科室实际领用材料成本100%计入科室成本（包括电脑耗材等，数据由信息科、设备科和总务科提供）。

（3）维修费：常规维修费用按科室（设备实际占用科室）实际发生数记录，直接计入该科室成本（数据由信息科、设备科和总务科提供）。

（4）水、电费：遵循重要性原则，能够直接计量到相应的核算责任中心的，按照实际发生数，据实核算成本；无法单独计量的，以人员、面积或床位比例作为参数向全院其余科室进行分配（数据由总务科提供）。

（5）消毒费、洗涤费：按内部核价分摊成本（执行现行标准）。

（6）医疗废物处置费：按实际发生额的100%计入科室成本。

（7）氧气费：按实际发生额的100%计入科室成本。

（8）其他费用：科室内部实际发生的由医院报销支付的其他支出100%计入科室成本。

（四）变动收支结余

1. 医师变动收支结余＝科室医疗服务性收入＋纳入核算的检查检验收入－变动成本

2. 护理变动收支结余＝科室医疗服务性收入＋纳入核算的检查检验收入－变动成本

3. 医技科室变动收支结余＝纳入核算的检查检验收入－变动成本

4. 变动收支结余用于变动成本控制率绩效核算。

三、有关情况说明

（一）临床医技科室实行限峰和特补政策。

（二）限峰系数规定：临床科室人均最高不超过全院平均绩效的 2 倍，医技科室人均最高不超过全院平均绩效的 1.3 倍。超出峰值部分分段按一定比例发放，例如：人均超过峰值部分 1000 元以内的部分发 90%；1000～2000 元的部分发 80%，2000～3000 元的部分发 70%，依此类推，人均超过 8000 元及以上的部分发 10%。单独与医院签订了合作协议的按协议执行。

（三）特补政策规定：对于医院必须设置的临床、医技、医辅等科室，医院按照人力资源部核定的定岗定编定员人数，可根据实际情况给予适当的定额补助。例如：重症医学科、儿童中心、感染科、产科、急诊科、静配中心等。

四、运营绩效附件说明

附件一

表 16-1　临床医师个人工作量积点

项目类别		核算标准
个人工作量绩效	门诊诊次绩效	普通门诊人次每人次 5 积点 副高门诊人次每人次 10 积点 正高门诊人次每人次 15 积点 急诊人次每人次 10 积点
	会诊绩效	实施会诊每人次 5 积点
	手术（介入）绩效	一级手术按照手术费每百元计 7 积点 二级手术按照手术费每百元计 12 积点 三级手术按照手术费每百元计 18 积点 四级手术按照手术费每百元计 25 积点

附件二

表 16-2　临床医师团队工作量积点

项目类别		核算标准
团队工作量绩效	入院患者绩效	入院每人次 30 积点 转入院每人次 30 积点
	床日绩效	特级护理患者床日 25 积点 / 日 一级护理患者床日 10 积点 / 日 二三级护理患者床日 5 积点 / 日

附件三

表 16-3　临床护理团队工作量积点

项目类别	核算标准
入院患者绩效	入院每人次 30 积点 转入院每人次 30 积点
床日绩效	特级护理患者床日 80 积点 / 日 一级护理患者床日 30 积点 / 日 二三级护理患者床日 20 积点 / 日
手术（介入）绩效	一级手术按照手术操作费每百元计 2 积点 二级手术按照手术操作费每百元计 4 积点 三级手术按照手术操作费每百元计 6 积点 四级手术按照手术操作费每百元计 10 积点

附件四

表 16-4　临床护理人员择岗系数表

科室名称	择岗倾向系数	科室名称	择岗倾向系数	科室名称	择岗倾向系数
儿童中心	1.10	全科医疗科	1.05	血透室	1.03
感染科	1.10	泌尿外科	1.05	口腔科	1.03
呼吸内科	1.09	骨二科	1.05	护养中心	1.03
急诊科	1.08	产科	1.05	检验科	1.03
重症医学科	1.08	骨一科	1.05	静配中心	1.02
肿瘤科	1.08	妇科	1.05	中心血库（输血科）	1.02
消化内科	1.08	中医肛肠科	1.05	内窥镜室	1.02
心血管内科	1.08	睡眠心身中心	1.05	门诊部	1.01
肾内科	1.08	疼痛康复科	1.04	消毒供应中心	1.01
神经内科	1.07	皮肤科	1.04	健康管理中心	1.00
内分泌科	1.07	介入室	1.04	中心血库（输血科）	1.02
神经外科	1.07	手术室	1.04	内窥镜室	1.02
胸心外科	1.06	放射科	1.04	门诊部	1.01
普外科	1.06	耳鼻喉科	1.03	消毒供应中心	1.01
肝胆外科	1.06	眼科	1.03	健康管理中心	1.00

附件五

表 16-5　药剂科室工作量积点

项目类别	核算标准
西药组	按每门诊处方张数积点 按每住院处方张数积点 按每处方点评张数积点 按每实际占用总床日数积点
中药组	按每中药处方张数积点
静配中心	按每普通配液量数积点 按每抗生素配液量数积点 按每肿瘤配液量数积点 按每前置处方审核积点

附件六：行后部门基础岗位层级（表 16-6，表 16-7）

表 16-6　职能管理部门岗位层级

基础分档	基础系数	任职基本条件
部门正职	1.80	按现任职。
部门副职（主持工作）	1.60	按现任职。
部门副职	1.50	按现任职。
主管五级	1.20	在本岗位工作 25 年以上，并取得本专业正高级技术职称资格。
主管四级	1.10	在本岗位工作 20 年以上，并取得本专业副高级技术职称资格。
主管三级	1.05	在本岗位工作 15 年以上，并取得本专业中级技术职称资格。
主管二级	1.03	在本岗位工作 10 年至 15 年（含 15 年），并取得本专业中级技术职称资格。
主管一级	1.00	在本岗位工作 7 年至 10 年（含 10 年），并取得本专业初级技术职称资格。
干事三级	0.90	在本岗位工作 5 年至 7 年（含 7 年）。
干事二级	0.80	在本岗位工作 3 年到 5 年（含 5 年）。
干事一级	0.70	在本岗位工作 1 年至 3 年（含 3 年）。（硕士毕业任职本岗位第 2 年、本科毕业任职本岗位第 3 年、大学专科毕业任职本岗位第 4 年）
见习干事三级	0.60	硕士毕业任职本岗位第 1 年、本科毕业任职本岗位第 2 年、大学专科毕业任职本岗位第 3 年。
见习干事二级	0.50	本科毕业任职本岗位第 1 年、大学专科毕业任职本岗位第 2 年。
见习干事一级	0.40	大学专科毕业任职本岗位第 1 年。
协议人员		按与院方签订的协议执行。

说明：

1.1 在临床医技转岗到管理岗位者，在临床医技的工作年限按 70% 折算于管理岗位年限，但在上岗前 3 个月，按本岗位系数的 80% 计算，3 个月后经考核能胜任工作，按本岗位系数 100% 计算。

1.2 非专业技术的管理岗位人员不作职称要求，按本岗位工作年限标准要求上增加 3 年工作年限晋升上一级岗位，最高晋升到主管三级。

1.3 管理岗位每层级的晋升，须由本人申请，科主任推荐后经人力资源部考核，报院方研究决定。

1.4 职能管理部门包括：党委办公室、院办公室（含应急办）、纪检监察室、人力资源部、财务科（含核算办）、工会办公室、医务科、医患关系办公室、质控与考核科、科教科、护理部、院感科、公益事业科、预防保健科、审计科、医保科、信息科。

1.5 兼职行政事务的院办驾驶员按职能管理部门的岗位层级执行，最高晋升到主管一级。

表 16-7　后勤管理部门

基础分档	基础系数	任职基本条件
部门正职	1.30	按现任职。
部门副职	1.10	按现任职。
工勤六级	0.70	在本岗位工作 9 年以上，并取得本岗位高级技师资格。
工勤五级	0.65	在本岗位工作 7 年至 9 年（含 9 年），并取得本岗位技师资格。
工勤四级	0.60	在本岗位工作 5 年至 7 年（含 7 年），并取得本岗位初级工资格。
工勤三级	0.45	在本岗位工作 3 年到 5 年（含 5 年）。
工勤二级	0.40	在本岗位工作 1 年以上至 3 年（含 3 年）。
工勤一级	0.30	在本岗位任职第 1 年。
协议人员		按与院方签订的协议执行。

说明：

2.1 在临床医技转岗到工勤岗位者，在临床医技的工作年限按 70% 折算于工勤岗位年限，但在上岗前 3 个月，按本岗位系数的 80% 计算，3 个月经考核能胜任工作，按本岗位系数 100% 计算。

2.2 工勤岗位每层级的晋升，须由本人申请，科主任推荐后经人力资源部考核，报院方研究决定。

2.3 后勤管理部门包括：总务科、设备科、保卫科、招标采购科等。

2.4 除科室主任外，后勤管理部门可设置管理岗位。其中：设备科设管理岗位 1 人、总务科设管理岗位 2 人、保卫科设管理岗位 1 人、招标采购科设管理岗位 1 人。后勤管理部门的管理岗位人员参照职能管理部门干事岗位系数标准执行，最高至干事三级。管理岗位人员名单由科室主任推荐，经人力资源部考核，报院方研究决定。

2.5 保卫科主任按后勤管理部门的岗位系数执行，保卫科人员按工勤三级确定每月绩效。

2.6 配送中心按固定系数执行。

附件七：行后部门价值系数（表 16-8）

表 16-8　行后部门价值系数

科室	科室价值系数	科室	科室价值系数
医务科	1.08	预防保健科	1.03
护理部	1.08	审计科	1.03
财务科	1.08	纪检监察室	1.03
院办公室	1.08	医保科	1.03
人力资源部	1.08	招标采购科	1.03
质控与考核科	1.08	设备科	1.03
党委办公室	1.05	工会	1.00
医患关系办公室	1.05	总务科	1.00
院感科	1.05	公益事业科	1.00
信息科	1.05	保卫科	1.00
科教科	1.05		

附件八：医护单元分开核算的临床科室（表 16-9）

表 16-9　医护单元分开核算的临床科室

核算科室
全科医疗科、呼吸内科、消化科、神经内科、心血管内科、肾病内科、内分泌科、感染科、肿瘤科、中医科、儿童中心、睡眠心身中心、普外科、神经外科、骨一科、骨二科、肝胆外科、泌尿外科、胸心外科、肛肠科、妇科、产科、眼科、耳鼻喉科、疼痛康复科、急诊科、重症医学科、麻醉科、手术室、儿保科

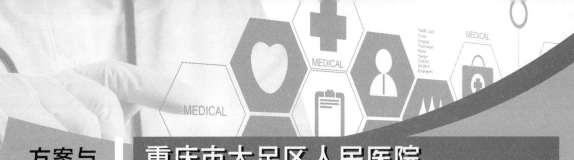

重庆市大足区人民医院
专项奖励绩效实施方案

根据《重庆市人力资源和社会保障局重庆市财政局重庆市卫生和计划生育委员会关于印发〈重庆市开展公立医院薪酬制度改革试点工作的实施方案〉的通知》(渝人社发〔2017〕139号)精神，按照《重庆市大足区人民医院绩效分配总体方案》要求，并结合医院实际研究制定本方案。

一、实施目的

旨在通过专项奖励绩效进一步激发全院干部职工的工作热情，调动职工主动性、创造性，鼓励大家多出成绩、快出成绩、出好成绩，加强医院精神文明建设，树立良好的医德医风，提升院内文化内涵，弘扬正气。促进医院持续、快速、健康、协调发展，更好地为人民健康服务。

二、实施原则

本着科学合理分配的原则，设立专项奖励绩效并将其视作绩效的重要组成部分，本着内部绩效总量控制的原则，提取总绩效的3%作为专项奖励性绩效。

三、组织架构

结合方案实施的工作需要，成立专项奖励绩效考核领导小组，具体如下：

组　　长：单位主要负责人。

副组长：副院级领导。

成　　员：各职能科室负责人。

下设办公室在党委办公室，负责日常工作。

四、实施对象及资金来源

（一）全院获得各级各类荣誉的集体和个人。

（二）资金来源。专项奖励绩效考核是医院绩效考核总方案的一部分，专项奖励绩效预算占绩效总量预算的 3%。

五、专项奖励类别

本方案实施分综合类专项奖励、业务类专项奖励、群团协会类专项奖励彰、竞赛类专项奖励、其他专项奖励 5 个类别。

（一）综合类专项奖励

指由医院组织、推荐或同意，在国家、省（直辖市）、市（区）党政、部门各类活动评比中受到表彰、奖励者，按以下 5 个级别给予专项奖励：

1. **国家级荣誉**　是指各科室或个人获得的由党中央、全国人民代表大会、国务院、全国政治协商会议或国家综合性领导小组颁发的全国性的荣誉。

2. **省部级荣誉**　是指国家省部级单位或重庆市委、市人民代表大会、市政府、市政治协商会议颁发的荣誉。

3. **厅级荣誉**　是指重庆市级各部委办局、大足区委、人民代表大会、政府、政治协商会议颁发的荣誉。

4. **局级荣誉**　是指大足区各区级各部门党委、行政颁发的荣誉。

5. **院级荣誉**　是指医院党委、行政颁发的荣誉。

（二）业务类专项奖励

凡符合以下情形者，可申报业务类专项奖励绩效：

1. 参加各类科研课题，或独立从事科研、设计与开发，取得各级各类科研成果者。

2. 撰写并正式发表论文、出版著作，或获得符合有关要求的优秀论文荣誉、优秀著作荣誉者。

3. 积极组织开展国家级、省级、区级特色专科、重点学科申报、创建，并通过评审验收者。

（三）群团协会类专项奖励

凡符合以下情形者，可申报群团协会专项奖励绩效：

1. 各级工会、共青团、妇委会等颁发的荣誉。

2. 正规机构颁发的荣誉及各协会（学会）下设的各专业指导委员会所授荣誉。

（四）竞赛类专项奖励

凡符合以下情形者，可申报竞赛类专项奖励绩效：

1. 经医院同意选送参加的各种业务或单项竞赛，如病历质量书写、专业知识竞赛、技能操作竞赛、演讲赛等，根据主办单位授予奖励等次同额或增、减奖励获奖者。

2. 院内基本理论、基本知识、基本技能、各项规范等竞赛或评比活动经医院党政联席会审批同意开展的获奖者。

（五）其他专项奖励

凡符合以下情形者，可申报其他专项奖励绩效：

1. 重大事项专项奖励。在特定时期影响医院发展前途的重大或专项工作中，取得突出表现的集体或个人。

2. 医德医风专项奖励。指科室和个人在行业作风中表现突出，受到群众、媒体公开表扬的；按照相关考核要求，评价等次为优秀者。

3. 党务工作专项奖励。指对兼职从事党务工作的党务工作者给予的工作专项奖励。

4. 特殊专项事项的奖励，由医院党委会研究决定。

六、实施标准

根据专项奖励的类别给予不同的专项奖励标准。

七、实施办法

（一）每年的 12 月 31 日为本年度各种专项奖励性绩效的申报截止日期，原则上获奖当月申报绩效。

（二）各科室及干部职工应以科室为单位申报专项奖励绩效，申报时需出具获奖证书原件和复印件以及相关资料办理相关登记手续，除科技成果、论文等到科教科办理相关登记手续，其余专项奖励绩效均到党委办公室办理。获奖证书复印件用于存档，原件由获奖者保存。

（三）新技术、新项目、重点专科专项奖励绩效的申请由医务科根据现实情况统一办理相关手续。

（四）党委办公室负责科室、干部职工专项奖励绩效申报的组织认定、统计、汇总等工作，按程序公示无异议后报请党政联席会审批。审批通过后，由党委办公室将实施意见报院绩效考核领导小组办公室统一核发。

八、实施说明及工作要求

（一）各类奖项确认以颁奖单位证章为准，凡无上级部门证章或正式文件的均无效。非正规机构颁发的荣誉及各协会（学会）下设的各专业指导委员会所授荣誉、各类期刊组织论文评比获得的各种荣誉，不予专项奖励。

（二）同一内容获两个（含）以上荣誉，以高级别荣誉核发专项奖励绩效。若获得荣誉为多人所得，专项奖励绩效的核发对象为成果共有人。

（三）凡未经医院同意或医院推荐的比赛活动，不在本办法实施范围之内。

（四）凡干部职工获得院级以上各类比赛名次，上级部门已作奖励的，如有不足部分由医院专项奖励绩效补足。如上级部门未作奖励，执行本办法。

（五）由多个部门参与获得的综合性荣誉，由牵头部门提出对主要参与部门的该项荣誉的专项奖励绩效申报意见，报党委会研究确定具体奖励标准和范围。

（六）采取不正当手段取得的荣誉称号，不在奖励范围之内。

（七）在申报荣誉中弄虚作假者一律按重大行业作风上报行业作风考核领导小组考核。

九、其他

（一）上级部门有关规定与本办法不尽一致的，执行上级部门有关规定。

（二）本办法中未尽事宜由党委会研究决定。

（三）本办法自文件下发之日起执行，原标准与本办法不一致的以本办法为准。本办法由重庆市大足区人民医院负责解释。

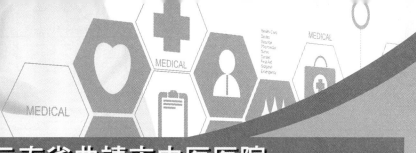

云南省曲靖市中医医院
职能科室绩效考核办法

医院自推行职能科室绩效考核以来，对于明确科室职责、规范科室管理、推动工作落实和增强管理人员的责任感都起到了应有的作用，但也存在着考核过程有待规范、指标需要量化、任务表述需要更加明确等问题，为了更加有效地提升职能科室的执行力，充分发挥管理的各项职能，在总结前期职能科室绩效考核经验的基础上，制定此办法。

一、考核的基本思路

医院职能科室的考核以客观可量化指标、日常性工作、阶段性任务、印象评估（测评）四大方面内容为主。

医院的某些客观指标的完成与该职能科室作用的发挥息息相关，则从医院信息系统或通过统计手段获取该指标作为该科室的量化考核指标。

对于科室职责说明书中明确规定的日常性工作，是科室应该常规履行的职责，通过将文字性职责转化为数量、频次、效率、时间等考核标准进行考核。

对阶段性的任务，主要是通过制定工作目标任务，按照目标任务完成情况进行考核。

涉及工作责任心、沟通能力、创新能力、综合协调能力以及服务意识等反映素质与能力的要素则主要通过问卷测评的方式进行评估。

推动职能科室绩效考核的最终目的是增强各职能科室在管理工作中的目的性和有效性，通过绩效考核查找和发现管理中存在的问题并予以改进，持续提升管理的效果与效率。

二、考核周期

对职能科室的考核确定为每月进行 1 次。涉及测评表测评的，每季度进行 1 次，结果连续用 3 个月。

三、考核的内容与权重（表 18-1）

表 18-1　考核的内容与权重

考核内容	权重	考核办法	考核者
量化考核	27	筛选客观可量化指标，根据指标完成情况进行考核。	运营管理科
日常性工作	20	根据各科室常规性工作履职情况汇报情况评分。	考核小组
阶段性任务完成情况	30	根据各科室工作汇报情况评分	考核小组
医院书记院长测评	10	按照测评表进行评估。	书记院长
医院副职领导测评	8	按照测评表进行评估。	全体副职领导
职能科室互评	5	对科室间的配合与协调情况进行评估。	职能科室主任
临床医技科室主任与护士长测评	5	按照测评表进行评估。	临床医技科室主任与护士长
指令性与临时性任务	10	根据考核期承担指令性任务、突发应急事件、临时重大任务等考核	考核小组

（一）量化考核

医院运营管理科根据科室职能范围筛选可考核的量化指标，并与科室进行沟通确认，经考核小组讨论和院长批准后确认为量化考核指标。

（二）日常工作考核

主要是按照科室职责说明书规定的职责，对主要工作制定绩效考核标准，在每月的工作汇报会上进行履行职责情况汇报，由职能科室绩效考核小组进行评价。

（三）阶段性任务完成情况考核

由各职能科室上报本科室月重点工作任务（原则上为选定最重要和核心的 10 项工作）并量化为具体指标、完成时限以及要达到的预期效果，填入目标卡内，经考核小组审核后，经院长批准后执行。考核时由科室主任汇报本科室月重点工作目标完成情况，考核小组进行评价。

四、考核及评估实施办法

（一）每月由各职能科室上报下月本科室工作任务（原则上为选定最重要和核心的 10 项工作，任务来源主要包括本科室要做的、上级领导要求做的、其他科室要求协作的）并尽可能量化为具体指标、完成时限以及要达到的预期效果，填入目标卡内，经考核小组审核后，经院长批准后执行。

（二）每月（可与下个月工作任务计划会同时进行）召开职能科室绩效评估会，按本办法规定的考核办法和程序进行考核。

（三）人力资源科负责整理汇总月度考核结果，并与绩效工资挂钩。

五、考核结果应用

各科室实际得分得出之后，按分数进行排名，将各职能科室划分为四个等级，按等级发放绩效工资，比例如表 18-2。

表 18-2 各职能科室考核

评定等级	评定分值排名	发放比例
A 等级	占职能科室的 10%	按 110% 发放
B 等级	占职能科室的 10%	按 105% 发放
C 等级	占职能科室的 70%	按 100% 发放
D 等级	占职能科室的 10%	按 90% 发放

六、职能科室绩效考核执行科室

医院职能科室绩效考核执行科室为人力资源科，具体负责方案的修订、解释、执行等工作（表 18-3 到表 18-15）。

七、本办法自 2018 年 1 月 1 日起执行

表 18-3　职能科室量化指标考核

办公室绩效考核量化指标

指标类别	具体指标	指标值	考核办法	权重	数据来源
全院性指标	门诊量	不低于去年同期水平	低于 1% 扣 1 分	50	医院信息系统
	出院患者数				
	医疗收入				
办公室管理指标	公文按规定时间转办	符合规定时间	出现 1 份不符合规定时间扣 3 分	10	根据真实情况
	草拟和形成公文按规定时间办理	符合规定时间	出现 1 份不符合规定时间扣 3 分	10	
	会议通知率	100%	出现 1 人次未通知到位扣 2 分	5	
	患者满意度调研	每月 1 次	未进行或未形成分析报告不得分	5	
	组织党组织活动	每月至少 1 次	未组成或组成不好扣 5 至 10 分	10	
	对办公室工作投诉与反映		出现一次投诉或不良反映扣 3 分	10	

表 18-4　人力资源科绩效考核量化指标

指标类别	具体指标	指标值	考核办法	权重	数据来源
全院性指标	门诊量	不低于去年同期水平	低于 1% 扣 1 分	50	医院信息系统
	出院患者数				
	医疗收入				
人力资源指标	人员流失率	< 5%	每超 1% 扣 1 分	10	根据真实情况
	全院出勤率	≥98%	每下降 1% 扣 1 分	20	
	岗位空缺率	< 3%	每超 1% 扣 1 分	10	
	人事纠纷	0	出现 1 例不得分	10	

表 18-5　纪检监察室绩效考核量化指标

指标类别	具体指标	指标值	考核办法	权重	数据来源
全院性指标	门诊量	不低于去年同期水平	低于 1% 扣 1 分	50	医院信息系统
	出院患者数				
	医疗收入				
纪检指标	全院招标采购参加率	100%	有 1 次未做到扣 5 分	10	根据真实情况
	项目完工或物资验收参加率	100%	有 1 次未做到扣 5 分	10	
	投诉举报查办率	100%	有 1 次未做到不得分	10	
	院内违规违纪查办率	100%	有 1 次未做到不得分	5	
	人事、考核等按规定参与率	100%	有 1 次未做到不得分	5	
	违反行风和医德医风事件查办率	100%	有 1 次未做到扣 5 分	10	

表 18-6　医务科绩效考核量化指标

指标类别	具体指标	指标值	考核办法	权重	数据来源
全院性指标	门诊量	不低于去年同期水平	低于 1% 扣 1 分	50	医院信息系统
	出院患者数				
	医疗收入				
医务指标	医师流失率		本人主动提出离职出现 1 例不得分	5	根据真实情况
	平均住院日	参照各科室指标	有 1 个科室超过控制指标扣 0.2 分	5	
	中药占比	≥30%	有 1 个科室达不到指标扣 0.2 分	10	
	药品占比控制抗菌药物使用强度	参照各科室指标	有 1 个科室有 1 项指标超过控制指标扣 0.2 分	10	
	费用控制		增长幅度符合规定要求，超过增长 1% 扣 0.2 分	10	
	医疗纠纷	0	出现两例不扣分，1 例以上每出现 1 例扣 3 分	10	

表 18-7　护理部绩效考核量化指标

指标类别	具体指标	指标值	考核办法	权重	数据来源
全院性指标	门诊量	不低于去年同期水平	低于 1% 扣 1 分	50	医院信息系统
	出院患者数				
	医疗收入				
护理指标	护理人员出勤率	≥98%	每下降 1% 扣 1 分	15	根据真实情况
	护理投诉		每月不超过 1 例，超过 1 例不得分	10	
	护理人员流失率	<5%（折算为每月人数）	每月流失（本人意愿）1 名不扣分，出现 1 名扣 3 分	10	
	护理事故发生率	0	出现 1 例不得分	15	

表 18-8 科教科绩效考核量化指标

指标类别	具体指标	指标值	考核办法	权重	数据来源
全院性指标	门诊量	不低于去年同期水平	低于1%扣1分	50	医院信息系统
	出院患者数				
	医疗收入				
科教指标	按规定转科率	100%	有1人未按规定转科扣5分	10	根据真实情况
	邀请省级每月学术讲座	不少于1次	少于1次不得分	10	
	院内专家学术讲座	不少于1次	少于1次不得分	10	
	外出进修人员回院1个月内汇报		未按规定汇报出现1例扣5分	10	
	青年讲堂	不少于1次	少于1次不得分	10	
	外出参加学术会议、进修符合规定情况		出现1例违反规定情况不得分	10	

表 18-9 门诊部绩效考核量化指标

指标类别	具体指标	指标值	考核办法	权重	数据来源
全院性指标	门诊量	不低于去年同期水平	低于1%扣1分	50	医院信息系统
	出院患者数				
	医疗收入				
门诊管理指标	门诊按规定排班出诊率	100%	有1人次未按规定出诊扣2分	10	根据真实情况
	门诊按排班出诊准确率	100%	有1人次未按规定出诊扣2分	10	
	门诊按时出诊率	100%	有1人次未按规定时间出诊扣1分	10	
	门诊投诉	投诉到医务科不多于2次	每多1次扣5分	10	
	门诊患者预约≥10%	不少于1次	每下降1%扣1分	10	
	每诊室诊疗量≥25人次（不含针灸、康复、理疗）		每下降1%扣1分	10	

表 18-10 感染管理科绩效考核量化指标

指标类别	具体指标	指标值	考核办法	权重	数据来源
全院性指标	门诊量	不低于去年同期水平	低于1%扣1分	50	医院信息系统
	出院患者数				
	医疗收入				
院感管理指标	新上岗员工院感知识、传染病知识培训率	100%	每下降1%扣1分	10	
	不良事件上报率	100%	每下降1%扣1分	10	
	医院感染事件	0	发生1例不得分	10	

指标类别	具体指标	指标值	考核办法	权重	数据来源
防保管理指标	传染病漏报率	100%	每下降 1% 扣 1 分	5	根据真实情况
	传染病报告及时率、正确率	100%	每下降 1% 扣 1 分	5	
	慢病监测报告率	100%	每下降 1% 扣 1 分	5	
	突发公共卫生事件上报率	100%	每下降 1% 扣 1 分	5	

表 18-11　财务科绩效考核量化指标

指标类别	具体指标	指标值	考核办法	权重	数据来源
全院性指标	门诊量	不低于去年同期水平	低于 1% 扣 1 分	50	医院信息系统
	出院患者数				
	医疗收入				
财务管理指标	参与重大合同谈判率	100%	有 1 次未参与扣 5 分	15	根据真实情况
	违反财务管理制度现象	0	出现 1 例不得分	10	
	医院门诊、住院费用收缴准确率	100%。	每下降 1% 扣 3 分	10	
	绩效工资核算准确率	100%	出现 1 个科室反映不准确并经确认存在问题扣 10 分	15	

表 18-12　医学装备科绩效考核量化指标

指标类别	具体指标	指标值	考核办法	权重	数据来源
全院性指标	门诊量	不低于去年同期水平	低于 1% 扣 1 分	50	医院信息系统
	出院患者数				
	医疗收入				
设备管理指标	总体设备完好率	≥95%	每超 1% 扣 1 分	10	根据真实情况
	50 万元以上大型设备应运行时间比率	≥98%	每下降 1% 扣 1 分	20	
	全院医疗耗材占业务收入比率	< 15%	每超 1% 扣 1 分	10	
	采购计划完成率	100%	每下降 10% 扣 10 分	10	

表 18-13　后勤保障科绩效考核量化指标

指标类别	具体指标	指标值	考核办法	权重	数据来源
全院性指标	门诊量	不低于去年同期水平	低于 1% 扣 1 分	50	医院信息系统
	出院患者数				
	医疗收入				
后勤保障指标	常规物资供应保障率	100%	有科室反映未能保障出现 1 次扣 2 分	10	根据真实情况
	水电维修 20 分钟内到达现场率	100%	有科室反映未能保障出现 1 次扣 2 分	10	
	物资按规定招标率	100%	出现 1 次未按规定招标不得分	10	
	采购计划完成率	100%	每下降 10% 扣 10 分	10	
	饮食安全事件	0	不发生类似食物中毒等事件，出现 1 次不得分	10	

表 18-14 安全保卫科绩效考核量化指标

指标类别	具体指标	指标值	考核办法	权重	数据来源
全院性指标	门诊量	不低于去年同期水平	低于 1% 扣 1 分	50	医院信息系统
	出院患者数				
	医疗收入				
安全保卫指标	不出现员工或患者及家属物品被盗、人身伤害等	0	出现 1 次扣 3 分	15	根据真实情况
	不发生火灾事故	0	出现 1 次不得分	10	
	能有效制止或杜绝医闹事件	0	出现 1 次不得分	15	
	指挥好院内停车, 引导交通, 确保院内不发生交通事故和车辆伤人事件	0	出现 1 次不得分	10	

表 18-15 职能科室日常性工作考核评分表

因素	考核指标	计分方法	数据统计来源
职责履行（40分）	科室成员无故缺席党政联席会、专题会议等会议, 或迟到	出现 1 次扣 1 分	会议出勤登记
	院内例会、党政联席会等发现职责范围内管理制度存在缺失, 或管理制度流程不能有效处理提议问题	发现 1 项扣 3 分	会议纪要
	职能科室上报、下发文件或数据出现格式、词句、内容错误, 或被退回重新修改	发现 1 次扣 1 分	办公室文件校对记录
	每月召开科室内部人员沟通会议, 传达院级会议精神, 针对科室职责范围内的问题进行科室内部讨论	缺失会议纪要 1 次扣 1 分	查阅各科室内部会议纪要
	大型医院巡查、等级医院复评审检查、年终目标责任考核、各种专项工作过程中指出的问题	整改情况通报中每出现 1 项, 扣 0.5 分	各项检查整改情况通报
	科室计划、总结等文件或事务未及时完成, 或相关会议被点名催促	出现 1 次扣 2 分	会议纪要办公室记录
	党政联席会、院长办公会、专题会议等各类会议, 主要领导安排的工作, 科室直接推诿、顶撞等现象	出现 1 次扣 3 分	会议纪要办公室记录
	临床业务科室投诉次数、职责范围内的患者投诉（比如物价、医保等）	出现 1 次扣 2 分	纪检投诉记录
	科室工作不规范, 被内部审计登记、通报	出现 1 次扣 1 分	审计登记记录
	科室办公用品费成本控制	每超过月均控制费用比例 2% 以上, 每超 1% 扣 1 分	财务报账

续表

因素	考核指标	计分方法	数据统计来源
反馈落实 （30分）	各类会议、早交班会、行政查房交办的事务未向院领导或相关科室反馈跟踪，存在院领导或科室不清楚解决办法的情况	出现1次扣2分	各会议纪要
	上级主管部门或对口管理部门、医院层面交办的各类文件，各专项检查指出的问题，按职责归属，未能及时通知、落实、反馈，出现相关领导、科室不知晓的情况（报告分管领导、经会议研究无法解决的问题除外）	出现1次扣2分	办公室跟踪反馈
	绩效考核沟通会，没有及时完成考核任务，考核表中没有扣分原因与改进措施反馈、时限等	发现1次扣3分	各职能科室绩效考核记录表
科室合作 （30分）	院例会、党政联席会中，科室主任无法参加，其他人代替参加，存在问题"不知晓"、"主任未交待"等情况	出现1次扣2分	各会议纪要
	多部门合作的事务，没有明确统筹部门，或统筹部门或主要负责人（所在科室）未提出各部门明确责任，导致事务无人负责或事务未按时完成	出现1次，各相关责任科室分别扣2分	各会议纪要
	党政联席会议题，科室间无沟通、无解决意见	出现1次，各相关责任科室分别扣2分	各会议纪要
	临床业务科室或相关职能科室，针对专项事务与责任职能科室沟通无果，无法推进，直接通过OA系统反馈至院长层面，被登记	出现1次，扣5分。	OA系统登记
加分项目	科室主动提交职责范围内的事务改进或创新的对策、实施方案，在相关会议上受到表扬	口头1次1分 书面1次加3分	各会议纪要
	科室职责范围内事务受市级单位公开表扬、或被院外媒体报道等	出现1次加3分	相关文件记录
	科室工作情况、管理理论创新等事项被医院网站、微信公众号发稿宣传（节假日、护士节等不计入）	出现1次加2分	当月网站记录
	上级主管部门来院检查，完成工作任务，受到上级、院内领导相关院级会议表扬的	出现1次加3分	检查通报结果
	有管理论文发表 （另根据科研学术奖励办法额外奖励）	省级1篇加4分，国家级核心期刊1篇加8分	发表期刊记录
备注	考虑统计的便捷性，此项考核直接由考核办负责统筹统计各科室具体指标的扣分情况。 上述关键指标累计出现4次以上扣分，按照纪委的问责制度进行调查。		

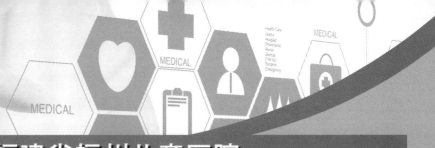

方案与案例19 福建省福州儿童医院年度综合目标考核实施方案

第一章 总 则

第一条 适用范围

本目标任务书考核方案适用于福建省福州儿童医院所有签订年度综合目标管理责任书的科室、部门。

第二条 目的

综合目标指标设置结合医院的战略目标及各项工作要求，尽可能量化指标增强中层管理人员在管理工作中的目的性和有效性，通过绩效评估查找和发现管理中存在的问题，从而明确绩效改进的方向，充分调动部门主任做好管理工作的积极性、主动性和创造性。同时通过整体目标考核寻找医院协作管理中的缺陷，优化工作流程，提高医院整体的管理水平。

第三条 原则

1. 标准明确原则　目标考核要求从管理体系上保证目标考核的制度、方法、标准、考核程序、考核责任都应当在实施考核前就向员工公开，让各科室部门清楚地知道职责范围和工作标准、医院将采用何种方法对工作业绩进行考核。

2. 考核客观原则　在目标考核的过程中，目标考核主体要按照考核标准和被考核主体的实际情况进行考核，实事求是，避免主观推测或带有个人偏见，确保整个考核不因考核实施主体的变化而导致考核结果的性质变更。

3. 操作简易原则　在不影响考核的公平性和准确性的前提下，尽可能实现考核过程的简单易操作，尽量避免增加太多工作量。所制定的考核方案和考核标准要能真正贯彻落实，充分适用于医院当前的实际。

4. 工作相关原则　在考核内容上，只考核与工作职责相关内容，并针对不同工作性质和工作特点的科室部门设置适宜考核方法及考核指标，体现差异化。

5. 重点突出原则　在进行综合目标考核的过程中，涉及各方面的大量的考核指标，根据各项指标标准对实际业绩结果影响的重要性程度，设置不同的指标权重，以区分关键指标和基础指标，让被考核主体通过权重的分配情况清晰医院管理的重点倾向，强化工作目标性。

第四条　分为临床 / 医疗技术科室和行政职能部门考核

全院各科室部门按业务特征划为临床类、医疗技术类和行政职能类，根据科室分类采用不同的目标考核办法。

第二章　临床 / 医疗技术科室综合目标考核内容和实施流程

第五条　临床 / 医疗技术类的被考核主体

内分泌科、血液内科、呼吸内科一病区、呼吸内科二病区、消化内科、神经内科、风湿免疫科、特需病房、感染性疾病科、泌尿外科、胸外科、烧伤整形科、肿瘤外科、普外科、小儿骨科、新生儿科 /NICU、康复医学科、重症医学科 /PICU、耳鼻咽喉科、急诊科 / 急诊病房、哮喘气管炎专科、眼科、中医科、口腔科、皮肤科、儿童保健科、精神科（心理科）、门诊部（专家门诊）、麻醉手术科、内镜室、病理科、检验科、超声科、放射科、药剂科、消毒供应室、肾内科、心血管内科。

第六条　实施临床 / 医疗技术科室综合目标考核的责任主体

由人力资源部统筹，由院领导和各行政职能部门根据管理职责范围和综合目标考核指标标准，实施对临床 / 医疗技术科室的综合目标考核。

第七条　临床 / 医疗技术科室综合目标考核周期

临床 / 医疗技术科室综合目标考核按年度考核，考核的工作量和质量取数按当年度的 1 月 1 日 — 12 月 31 日，目标考核实施责任部门每年 1 月参照具体考核标准对被考核主体上年度综合目标完成考核，由人力资源部汇总考核结果。——每季度所有考核科室反馈一次阶段考核结果

第八条　临床 / 医疗技术科室综合目标考核内容和权重

临床 / 医疗技术科室综合目标考核分为目标责任书指标考核和现场述职综合评分考核两大部分，各部分权重如表 19-1。

表 19-1　临床 / 医疗技术科室年度综合目标考核组成及权重

综合目标考核组成部分	权重	考核责任科室
目标责任书指标考核	80%	各行政职能部门
现场述职综合评估	20%	医院领导
亮点加分	10 分封顶	医院领导

一、目标责任书指标考核内容和权重细则

临床 / 医疗技术科室目标责任书考核运用平衡计分卡理论，从财务、客户、内部运营、学习与成长四个维度重点考核，具体各维度设置指标和权重详见附件。

临床 / 医疗技术科室目标责任书考核项目和项目权重结构（个别专科根据本科室业务特点设置专科指标，相应权重分布会相应调整，以本科室签订的目标责任书中的指标和权重为准）：

二、现场述职综合评估考核内容和权重细则

以各业务科室提交的本年度目标任务卡中对财务、客户、内部运营、学习成长项目完成情况的一一阐述为评分基础，结合院领导对该项工作实际执行情况的了解，针对每项评估指标进行评分，每项指标评分以 4 分制进行，即满分为 4 分，分数最多保留 1 位小数点（表 19-2）。

表 19-2   临床 / 医疗技术科室现场述职综合评估考核内容和权重细则

评估指标	评分标准 优秀 4 分、良好 3 分、一般 2 分、较差 1 分以下	指标得分	得分合计
工作态度 4	科室履行各项工作职责认真踏实、任劳任怨、积极向上。		
沟通协调 4	与院领导、职能部门、平级科室沟通协调良好，配合默契。		
服务质量 4	工作标准严格，注重礼仪，医患关系和谐，服务质量较高。		
执行力 4	及时、有效完成既定目标计划。		
团队建设 4	凝聚力强，成员间团结协作、坦诚相待，团队建设高效。		

三、其他亮点工作加分院领导现场评估标准

以各业务科室提交的本年度目标任务卡中对本年度其他亮点工作开展情况的阐述为评分基础，结合院领导对该项工作实际执行情况的了解，针对其他亮点工作整体实施取得的成效进行评估，其他亮点工作按加分项目设置，所有亮点工作作为一个整体评分，在整体目标任务书得分外加分，最高加分为 10 分，分数最多保留 1 位小数点（表 19-3）。

表 19-3   业务科室其他亮点工作考核内容和权重细则

评估指标	评分标准 优秀 4 分、良好 3 分、一般 2 分、较差 1 分以下	指标得分	得分合计
经济运营 2	经济运营改善措施落实效果明显，收支结构优化，科室人均工作效率提升。		
服务提升 2	吸收先进管理理念，有效改进工作方式和工作流程，具有开拓性，优质服务得到患者认可。		
安全保障 3	医疗护理质量与安全持续改进成绩显著，采取有效措施减少安全隐患。		
技术创新 3	学术气氛浓厚，在新技术、新项目方面成绩突出，医疗技术水平明显提高。		

第九条　临床/医疗技术科室风险系数评价

1. 风险系数评估　由院领导、职能部门主任、临床科主任、医技科室主任进行评分，具体评分表详见附件。

2. 计分标准　院领导分数全部保留，其他各类主任评分，去掉分数的前 10% 和后 10%，剩下的分数分别求平均分。按照院领导 30%＋本类别主任 30%＋其他主任评分各 20% 计算，形成各临床/医疗技术科室风险系数。

第十条　临床/医疗技术科室综合目标考核实施流程

1. 每年第一季度，各考核责任部门根据本年度业务和质控目标重点结合上年度考核情况，确认本部门考核指标并分解确认相应指标值（其中涉及控制数量或质量范围的，由考核责任部门与被考核科室基本达成一致意见），由人力资源部整理汇总后形成各临床/医疗技术科室年度目标责任书，由院长、分管院领导和各临床/医疗技术科室主任/负责人签订本年度目标责任书。

2. 对综合目标任务书指标执行情况进行季度数据反馈，由医院人力资源部组织各相关考核责任科室分别在 7 月、10 月对科室半年度及第三季度目标执行情况进行数据汇总，并以沟通会的形式向各临床医技科室中层反馈分析结果，对实际执行情况与目标差距明显的重点分析存在问题并协助科室改进。监察室负责对各考核责任科室反馈数据的真实性和有效性进行监管，针对异常数据进行复核，发现考核责任科室实施考核流程有问题的需指正并登记扣分。

3. 每年 1 月，上年度考核周期结束，在人力资源部的统筹协调下，各实施考核责任部门按照目标责任书考核项目指标和相应的考核标准，根据各考核对象在考核周期内的实际情况，进行考核扣/加分，并在 1 月 15 日前对上个考核周期的各临床/医疗技术科室的目标责任书考核扣/加分的具体事由及汇总分数，并对其中反映的重点问题进行分析，提出改进建议，并将考核结果和分析结果于 1 月 15 日前统一交到人力资源部。

4. 人力资源部负责汇总各临床/医疗技术科室的目标责任书考核结果，收集整理考核实施部门对各科室绩效管理的改进建议，在 1 月 20 日前上报医院领导。

5. 人力资源部 1 月 20 日前组织临床/医疗技术科室进行年终述职，各科室负责人对本部门年度工作完成情况进行汇报，内容以目标责任书内容为基础，同时阐述其他亮点和创新工作，述职环节须以 PPT 演示方式进行，时间控制在 15～20 分钟为宜。院领导根据各科室目标完成情况进行现场综合评分，人力资源部收集汇总评分结果。

6. 人力资源部综合目标责任书考核结果和现场综合评分结果得出各临床 / 医疗技术科室年度综合目标得分，在 1 月 25 日前上报医院领导。

7. 医院领导在收到考核结果 3 个工作日内将审批后的综合目标考核结果反馈人力资源部，由人力资源部把考核结果反馈给各被考核科室。

第三章　行政职能部门综合目标考核内容和实施流程

第十一条　行政职能部门综合目标的被考核主体

党政办、医务部、护理部、人力资源部、财务部、科教部、医学装备部、信息部、后勤保障部、事业发展部、监察室、质控科、院感科，其中质控科和院感科作为医务部的二级科室，其目标完成情况医务部负相应的监管责任。

第十二条　实施行政职能部门科室综合目标考核的责任主体

人力资源部统筹协调，由医院领导实施年度重点关键工作考核评价，各职能科室根据本科室职责范围参与基础指标考核。

第十三条　行政职能部门综合目标的考核周期

行政职能部门目标考核以年度考核为主，考核周期为当年度的 1 月 1 日 — 12 月 31 日，目标考核实施责任部门每年 1 月参照具体考核标准对被考核主体上年度综合目标完成考核，由人力资源部汇总考核结果。

第十四条　行政职能部门综合目标考核内容和权重

行政职能部门综合目标考核分为日常缺陷管理、关键年度工作完成情况、现场述职综合评估三部分，各部分权重如（表 19-4）。

表 19-4　行政职能部门年度综合目标考核组成及权重

综合目标考核组成部分	权重		考核责任科室
日常缺陷管理考核	80%	30%	人力资源部牵头，各行政职能部门参与
关键年度工作考核		70%	医院领导
现场述职综合评估	20%		医院领导
亮点加分	10 分封顶		医院领导

一、日常缺陷管理和关键年度工作考核内容和权重细则

行政职能科室目标责任书考核包括日常缺陷管理和关键年度工作两部分，具体各部分设置指标和权重设置详见附件（表 19-5，各部门具体细化指标和权重以目标

责任书为准）：

表 19-5　行政职能部门关键年度工作项目权重评定标准

维度	项目	相对权重	考核责任科室
关键年度工作 70	以院部根据年度目标分解下达的重点工作和本科室上报的年度关键工作为主	①作为该项工作的主导部门：重要紧急的评 20～30 分、重要非紧急的评 15-20 分、紧急非重要的评 5～10 分，如果是本部门常规化的年度工作，建议按上述权重的 50% 核定； ②作为该项工作的协作部门：重要紧急的评 15～20 分、重要非紧急的评 10～15 分、紧急非重要的评 5 分； 具体的权重设置不仅限于以上标准，但单项权重设置范围须在 5～30 分之间	以院领导组成的评估委员会为主，其他行政职能科室根据部门监管职责范围参与评估
确认相对权重时，综合考核完成该项工作的时间跨度、所运用的专业知识与技术的难度、涉及的部门范围以及与这些部门沟通的频繁程度，即综合该项工作周期耗时、复杂性、协调性等评估其重要性。 关键年度工作得分＝各项工作完成度得分÷各项工作相对权重加和×70			

二、关键年度工作完成度院领导现场评估标准

以各职能科室提交的业绩总结报告中对关键年度工作完成情况的一一阐述为评分基础，结合院领导对该项工作实际执行情况的了解，针对每项工作的完成程度进行评分，每项工作评分以 10 分制进行，即满分为 10 分，分数最多保留 1 位小数点。评分可以从以下几方面进行考虑（表 19-6）：

表 19-6　行政职能部门关键年度工作考核评分表

评估指标		评分细则	参考分值			
			一档	二档	三档	四档
过程控制	技术性 2	完成该项关键工作充分运用部门人员的专业知识，体现技术操作专业性和管理水平	8～10	6～8	4～6	4 以下
	协调性 2	该项关键指标与所涉及的部门沟通协调是否顺畅，各项工作统筹安排是否得当，不需要领导过多干预协调				
	时效性 2	是否在规定时间内完成该项年度重点工作				
结果完成度	取得成效 4	该项关键工作完成质量如何，是否达到预期目标，取得预期成效				

三、其他亮点工作加分院领导现场评估标准

以各职能科室提交的业绩总结报告中对本年度其他亮点工作开展情况的阐述为

评分基础，结合院领导对该项工作实际执行情况的了解，针对其他亮点工作整体的创新性、影响力等方面进行评分，其他亮点工作按加分项目设置，所有亮点工作作为一个整体评分，在整体目标任务书得分外加分，最高加分为 10 分，分数最多保留1 位小数点。评分可以从以下几方面进行考虑（表 19-7）。

表 19-7　行政职能部门其他亮点工作考核评分表

评估指标		评分细则	参考分值			
			一档	二档	三档	四档
亮点数量与工作周期 2	该职能部门所完成的亮点工作的多少以及完成每项亮点工作所需要的时间跨度		8~10	6~8	4~6	4 以下
创新性 4	吸收先进管理理念，有效改进工作方式，具有开拓性，体现新思维。是否达到预期目标，取得预期成效					
影响力 4	有助于提升该部门在医院的影响力或该项工作对医院整体运营有借鉴作用					

其他亮点工作加分建议由院领导班子先集中讨论评议选择 3 个职能科室作为加分后再根据加分项目评分。

四、现场述职综合评估考核内容和权重细则（表 19-8）。

表 19-8　行政职能部门现场述职综合评估考核内容和权重细则

评估指标	评分标准——可保留 1 位小数 优秀 4 分、良好 3 分、一般 2 分、较差 1 分以下	指标得分	得分合计
工作态度 4	该部门履行各项工作职责时所应具备的认真、踏实、任劳任怨、积极向上的工作态度		
沟通协调 4	具备与院领导、平级部门、下级科室以及院外工作单位良好沟通协调的能力		
服务质量 4	该部门具有严格的工作标准，注重礼仪，待人接物礼貌大方，服务水平、服务质量较高		
执行力 4	及时、有效完成既定目标计划的能力		
团队建设 4	该部门凝聚力强，成员间团结协作、坦诚相待，具有良好的综合素质		

第十五条　行政职能部门综合目标考核实施流程

1. 日常缺陷管理考核　是根据各行政职能部门日常管理中的关键职责，制定相应的考核标准。日常缺陷考核的办法为先赋予 30 分自然得分值，出现缺陷后在 30 分的基础上扣减。日常缺陷考核实施动态考核，有明确考核责任科室的固定基础项目，在工作过程中发现问题立即予以记录并进行扣 / 加分；关于各部门履职情况的考核以日常院级层面会议通报的部门缺陷或上级来院检查需要重点整改事项为主要信息获取途径，监察室记录、会议主持或责任院领导签字确认，但对扣分或加分的事由需记录详细、清晰，评分由人力资源部牵头完成。日常缺陷管理考核建议每个季度汇总通报 1 次，1 月 15 日前各考核责任部门综合上年度考核情况交人力资源部汇总各部门最终扣分情况。

2. 关键年度工作目标考核　是由人力资源部组织，院领导和职能科室主任沟通布置本年度关键工作目标、评估上年度关键目标工作完成情况。每年第一季度，由医院办公室确认院部下达的本年度重点工作目标，人力资源部组织各行政职能部门上报本部门本年度重点工作计划，人力资源部结合院部要求做的、本部门要做的、其他部门要求协作的，整理各部门本年度关键工作目标，原则上选定最重要和核心的工作应该大于 5 项、小于 10 项，并量化为具体指标、完成时限以及要达到的预期效果。各分管院领导对分管行政职能科室的本年度关键工作确认相对权重，经院务会讨论，由人力资源部整理汇总后形成各行政职能部门年度目标责任书，由院长、分管院领导和各行政职能部门主任 / 负责人签订本年度目标责任书。

对关键年度工作目标执行情况进行季度数据反馈，由医院人力资源部组织各相关职能科室分别在 7 月、10 月对科室半年度及第三季度目标执行情况进行目标完成情况描述，并且由医院办公室结合上级布置的临时性重要工作情况和各职能科室的自主申请，组织绩效管理委员会对各职能科室需要补充的关键年度工作进行审议。各职能科室对本科室实际执行情况与目标差距明显的关键年度工作重点分析存在问题并提出改进计划。监察室负责对各职能科室自我描述的任务完成情况的真实性和有效性进行监管。

每年 1 月，上年度考核周期结束，人力资源部组织各行政职能部门编写年度业绩总结报告，报告内容以年度目标任务书中的关键年度工作完成情况为主，以及除重点工作以外的其他亮点工作。总结报告要求囊括全面、重点突出，言简意赅，能真实反映各科室 1 年来的主要工作，能对年度重点工作一一解析，对于因客观原因无法按要求完成的工作，应详细陈述理由；其他亮点工作要有特色，突出创新性和影响力。年度业绩总结报告在 1 月 15 日前提交人力资源部整理后提交院领导，由院领导对各行政职能科室的关键年度工作完成情况进行预评估。

3．在人力资源部的统筹协调下，各实施考核责任部门按照目标责任书考核项目指标和相应的考核标准，根据各考核对象在考核周期内的实际情况，进行考核扣/加分，并在 1 月 15 日前对上 1 个考核周期的各临床/医疗技术科室的目标责任书考核扣/加分的具体事由及汇总分数，并对其中反映的重点问题进行分析，提出改进建议，并将考核结果和分析结果于 1 月 15 日前统一交到人力资源部。

4．人力资源部 1 月 20 日前组织行政职能部门进行年终述职，各部门主任/负责人对本部门年度工作完成情况进行汇报，内容以目标责任书内容为基础，同时阐述其他亮点和创新工作，述职环节须以 PPT 演示方式进行，时间控制在 30～40 分钟为宜。院领导根据各科室目标完成情况结合与评估结果最终确认各项工作完成分，并同时进行现场综合评分，人力资源部收集汇总最终关键年度工作评分结果、其他亮点工作加分和现场综合评分结果。

5．人力资源部综合日常缺陷管理考核结果、关键年度工作考核结果、其他亮点工作加分和现场综合评分结果得出各行政职能部门年度综合目标得分，在 1 月 25 日前上报医院领导。

6．医院领导于在收到考核结果 3 个工作日内将审批后的综合目标考核结果反馈人力资源部，由人力资源部把考核结果反馈给各被考核部门。

第四章　综合目标考核管理体系的保障子体系

第十六条　综合目标考核决策管理部门

为了持续推进医院综合目标管理工作，医院成立综合目标考核领导小组，作为年度目标统筹评审体系的决策和督导部门，其主要监督管理职责是：

1．决定目标考核的重大事项，监督各科室考核有效开展。

2．听取各科室部门的评估意见和汇报，针对考核存在的关键问题，进行专题讨论，提出处理办法。

3．纠正考核过程和结果中的偏差，有效控制考核尺度。

4．仲裁员工申诉，对员工的大功大过事件予以审定，确保综合目标考核客观、公正。

5．综合目标考核领导小组下设日常监管部门为纪检监察审计室，具体负责日常考核执行效能监管工作。

第十七条　综合目标考核日常实施统筹部门

人力资源部作为医院综合目标考核日常实施的统筹部门，履行以下职责：

1. 制定和完善综合目标考核相关流程、制度，组织考核工作的具体实施，并在考核责任部门实施考核时进行指导，规范评分过程，并对考核过程中出现的问题进行解释或纠正。

2. 统筹全院综合目标考核工作，拟订目标考核时间进度表，检查、监督综合目标考核工作执行情况和进度。

3. 收集、整理、汇总各科室部门的综合目标考核结果和分析情况，按要求撰写综合目标考核结果分析材料，提交医院领导，并反馈给各被考核的科室部门。

4. 针对某些科室部门或某些专题，如目标设定、面谈技巧等，提供咨询和辅导培训。

5. 做好每期综合目标考核资料的留底、存档，以备查证，建立综合目标考核档案，为各科室部门持续改进绩效或评优等提供重要依据。

第五章　综合目标考核面谈与绩效改进

第十八条　综合目标考核结果反馈与面谈

考核的核心是结合工作计划和目标，目的在于医院对各科室部门工作业绩进行监督和指导，在工作思路拓展和绩效改进上提供帮助，因此每年度目标考核结束后五个工作日内，人力资源部应向被考核主体反馈考核结果，而考核结果反馈后一周内部门的分管院领导（临床／医疗技术科室的反馈由相关主管职能科室协助）需与该被考核科室部门负责人进行考核面谈，加强双向沟通。

就绩效改进与能力提升所进行的沟通应做到：

1. 让被考核主体了解现实工作中存在的优、缺点。

2. 对下一阶段工作的期望和目标达成一致意见。

3. 讨论制定双方都能接受的绩效改进计划。

第十九条　绩效改进

每个考核周期结束后，被考核主体应填写《部门工作绩效改进计划表》，并制定实施细则，报人力资源部和业务主管职能部门备案。

第二十条　目标考核结果的应用

一、年度目标绩效考核结果与年终绩效工资挂钩，医院根据全年业务完成情况核定年终绩效工资基数，结合年度目标考核结果按一定比例发放，具体发放标准建议如表 19-9。

表 19-9　目标绩效考核结果与年终绩效工资

评定等级	评定区间	发放比例
出色	临床医技科室排名 1～3 名（35 个科室） 职能科室排名 1～2 名（10 个科室）	按 110% 发放
优秀	临床医技科室排名 4～10 名 职能科室排名 3～4 名	按 105% 发放
良好	临床医技科室排名 11～15 名 职能科室排名 5～6 名	按 100% 发放
合格	临床医技科室排名 16～25 名 职能科室排名 7～8 名	按 95% 发放
有待改进	临床医技科室排名 25 名以后 职能科室排名 8 名以后	按 90% 发放

二、年度目标绩效考核结果与年终评先评优挂钩

1. 先进科室　当年度的"先进科室"直接从年度目标考核评定等级为"出色"的科室中进行推选。

2. 优秀管理奖　当年度"优秀管理奖"的候选人从年度目标考核评定等级为"出色"及"优秀"的科室中推选，评定等级为"良好""合格"及"有待改进"的科室的管理人员不参与评选推荐。

3. "十佳员工"　当年度"十佳员工"的候选人，年度目标考核评定等级为"出色"的科室有资格在科室内部推选 1 名员工作为候选人，评定等级为"优秀""良好""合格"的科室的员工都有资格参与推选，评定等级为"有待改进"的科室不参与推选。

第六章　综合目标考核结果的管理

第二十一条　考核指标和标准的修正

每年年初或客观环境发生重大变化时，由人力资源部组织所有参与目标考核实施的责任部门梳理医院综合目标考核指标和标准体系，对考核结果效果欠缺或需要增减的指标和标准进行修订完善。先由该指标负责实施考核的责任部门提出初步修订意见，经医院目标考核领导小组讨论通过后，确定调整并实施。对修订完善后的综合目标考核指标和标准要组织被考核主体培训，让他们清晰了解考核的要点。

第二十二条　考核结果归档

每期综合目标考核结束后考核结果作为保密资料，由人力资源部汇总整理归入综合目标考核档案并保存，根据制定的管理制度规范考核档案的查阅、复印、借用、销毁等程序。

第七章　附　　则

第二十三条　本方案由医院人力资源部负责解释。

第二十四条　本方案自 2020 年 1 月 1 日起开始实施。

附件：

1．福建省福州儿童医院职能部门年度工作计划与任务（表 19-10）。

2．福建省福州儿童医院行政职能部门关键年度工作完成情况评分表（表 19-11）。

3．福建省福州儿童医院科室部门绩效持续改进计划表（表 19-12）。

4．临床科室目标责任书考核关键指标及权重（表 19-13）。

5．医疗技术科室目标责任书考核关键指标及权重（表 19-14）。

6．行政职能部门日常缺陷考核关键指标及权重（表 19-15）。

7．业务科室年度目标任务书关键年度工作和其他亮点工作评分办法（表 19-16）。

8．职能科室年度目标任务书关键年度工作和其他亮点工作评分办法（表 19-17）。

附件1：医院_____职能部门_____年工作计划与任务

表 19-10　本部门核心目标任务描述

序列	工作项目	工作目标	进度安排	考核量化指标	验证标准	主要协同部门（如无可不填写）	权重
1							
2							
3							
4							
5							
6							
7							
8							
9							
总分值							

部门主任签名：

分管领导确认无修改签名：

年　月　日

附件 2

表 19-11　____年职能部门目标责任指标评估考核内容及权重细则（____部）

序号	项目	内容	指标值	完成度评分（最高 10 分，取一位小数点）
1				
2				
3				
4				
5				

序号	项目	内容	指标值	绝对权重	整体评估加分
加分	其他亮点工作	本年度完成的其他亮点工作	按要求完成，有成效	＋10 封顶	

附件 3

表 19-12　职能部门 / 业务科室绩效持续改进计划表

填表时间：　　年　月　日

被考核部门		考核 时间段	年　月　至　　年　月
考 绩 摘 要 （由分管院领导主持填写，主管职能部门协助）			
需改进的工作 （按重要性排列）	1.		
	2.		
	3.		
	4.		
	5.		
	6.		
绩 效 改 进 计 划 （由被考核部门负责人支持填写，分管院领导审核）			
应采取的行动			完成时间
被考核部门 / 科 室负责人签名		相关职能部门 负责人签字	分管领导 签名
备注	需交到主管职能部门及人力资源部备案（改进计划可另附纸说明，附于此表后）		

附件 4

表 19-13　临床科室目标责任书考核关键指标及权重

维度	序列	考核指标	考核依据	数据来源	内科权重	外科权重	考核科室
财务业务25分	1	门诊人次	医院运行基本监测指标	工作量统计系统	5	3	医务部
	2	出院人次	医院运行基本监测指标	工作量统计系统	5	3	
	3	医疗服务收入占比	①国家三级公立医院绩效考核指标。② 2019 年院长绩效指标	按医院管理数据	5	5	
	4	三四级手术量	①住院患儿医疗质量与安全监测指标。②国家三级公立医院考核指标	电子病历统计报表	——	4	
	5	工作量	财务业务 - 工作量指标	HIS 统计表	5	5	财务部
	6	万元人工成本服务量	财务业务 - 万元人工成本服务量指标	HIS 统计表	2	2	财务部
	7	直接成本比例控制率	财务业务 - 业务总量指标	HIS 统计表	3	3	
客户服务15分	8	服务满意度	公立医院绩效考核办法及医院评价标准	医院服务中心或第三方开展的调查	3	3	医院服务中心
	9	门诊预约诊疗率	公立医院绩效考核办法	医院信息系统提取数据	3	3	事业发展部
	10	护理服务意见	患者服务中心	第三方	3	3	护理部
	11	优质护理亮点项目	优质护理考评	护理部检查	2	2	
	12	文化宣传	科室宣传安排表	医院宣传量统计	2	2	党政办（院办）
	13	物价管理	客户服务 - 物价管理指标	价格执行正确率	2	2	物价科
内部运营50分	14	等级评审	等级办奖惩制度、内审程序与计划	等级内审记录	5	5	等级评审办
	15	临床路径	上级部门文件要求及福建省福州儿童医院关于印发调整临床路径管理奖惩办法的通知	报表	4	4	质控科
	16	抗菌药物管理	《关于印发抗菌药物临床应用专项整治活动方案的通知》榕童医 2018 267 号文	药剂科抗菌药物统计报表	5	5	医务部
	17	按病种付费纳入例数	《福建省福州儿童医院关于印发按病种收费和支付实施方案的通知》	电子病历系统	2	3	医务部

续表

维度	序列	考核指标	考核依据	数据来源	内科权重	外科权重	考核科室
内部运营 50 分	18	基础、特一级护理合格率	福建省护理质控中心	质量检查	3	3	护理部
	19	护理文件书写合格率					
	20	医疗核心制度落实	三级儿童医院评审标准	三级儿童医院评审标准			质控科
	21	敏感指标	福建省护理质量控制中心	护理部收集	2	2	护理部
	22	科室持续改进项目	医院评价	质量检查	2	2	
	23	疑难危重症病种收治	医院运行基本监测指标	电子病历系统	4	——	医务部
	24	传染病漏报、迟报例数	医院运行基本监测指标	医务科日常传染病监测数据	2	2	
	25	病案首页主要诊断正确率	① 2021 年国家医疗质量安全改进目标六为提高病案首页主要诊断编码正确率。② 2011 三级儿童医院评审标准（条款 4.28.2.4）要求病案首页主要诊断正确率 95%	病案室编码员检查结果	2	2	质控科
	26	医疗不良事件	① 2021 年国家医疗质量安全改进目标七为提高医疗质量安全不良事件报告率。② 2011 三级儿童医院评审标准（条款 3.9.1.1）【B】每百张实际开放床位年报告医疗不良事件≥15 件	不良事件上报系统	2	2	质控科
	27	护理不良事件	榕童医【2014】104 号《福建省福州儿童医院非惩罚性护理安全不良事件报告制度》	护理部登记	2	2	护理部
	28	出勤管理	根据考勤管理规定	考勤抽查	2	2	人资部
	29	政治任务	根据上级及医院的政治任务安排或上级临时紧急通知	根据工作安排实际情况记录有抵触或不执行的行为，上会研究处理决定	2	2	
	30	全院各科室月度考核	根据医院绩效考核方案	日常检查	2	2	

续表

维度	序列	考核指标	考核依据	数据来源	内科权重	外科权重	考核科室
内部运营50分	31	信息管理	《WI-FEY-A08000-002 信息部工作操作程序》	查看科室申请报告单	2	2	信息部
	32	信息安全	《WI-FEY-A08000-002 信息部工作操作程序》	现场查看软件扫描日常巡查记录	2	2	
	33	节能管理	节能工作要求	现场抽查	3	3	后勤保障部
	34	无烟医院创建	无烟医院要求	现场抽查			
	35	生活垃圾管理	生活垃圾分类文件	现场抽查			
	36	设备管理	①医疗设备使用管理制度②医疗器械使用前质量检查制度③医疗器械贮存管理制度④医疗器械维护维修管理制度⑤医疗器械不良事件监督管理制度⑥有害物资管理制度	现场考核	2	2	医学装备部
	37	植入性耗材溯源管理	①植入耗材采购、验收使用管理制度。②植入性耗材销毁制度	现场考核	——	3	
学习成长10分	38	教学任务	完成科教部下达的教学任务并且院级教学督查合格	本科室统计	2	2	科教部
	39	院内讲座	护理教学任务	护理部登记			护理部
	40		≥1 次	本科室统计			科教部
	41	论文发表篇数	科研论文管理	护理部登记	2	2	护理部
	42		≥9%	本科室统计			科教部
	43	"继教"达标	福建省人事厅《福建省继续医学教育学分授予与管理实施细则》	上级验证	3	3	护理部
	44	"继教"达标	福建省人事厅《福建省继续医学教育学分授予与管理实施细则》	本科室统计			科教部
	45	"三基"考核	榕童医【2018】216 号《福建省福州儿童医院护理人员培训与考核制度》	护理部考试			护理部
	46		福建省福州儿童医院"三基三严"培训与考核管理制度	本科室统计			科教部

续表

维度	序列	考核指标	考核依据	数据来源	内科权重	外科权重	考核科室
学习成长 10 分	47	专科护士培养计划和数量	专科护士培训计划	通过院内认证	1	1	护理部
	48	教师证	医护各≥1 本	本科室统计	1	1	科教部
	49	科研立项 / 结题数量	各级立项≥1 项	本科室统计	1	1	
附加分＋ 23 分	50	获得市级及以上重点学（专）科	按项目级别及项目数分别加分	本科室统计	+5 封顶	+5 封顶	科教部
	51	获得院内重点学（专）科	按照 SCI 论文数量	本科室统计			
	52	学会加分	按学会级别及任职级别加分	本科室统计	+5 封顶	+5 封顶	科教部
	53		按项目级别及项目数分别加分	本科室统计	+3 封顶	+3 封顶	
	54	新技术项目加分项	①医院管理要求②申报并完成院内新技术新项目工作；	根据上级文件确认；医务科新技术备案情况	+3 封顶	+3 封顶	医务部
	55	学科建设加分项（院内 / 市级）			+5 封顶	+5 封顶	
	56	公共卫生任务			+2 封顶	+2 封顶	
减分项 -5 分	57	医保稽核	①医保稽核扣费标准；②医院管理要求；③上级卫生部门下派任务	①根据上级文件确认；②医务部医疗纠纷管理数据（按发文情况）；③根据上级文件确认	-3 封顶	-3 封顶	医务部
	58	医疗纠纷			-2 封顶	-2 封顶	

附件 5

表 19-14　医疗技术科室目标责任书考核关键指标及权重

维度	序列	考核指标	考核依据	数据来源	权重	考核科室
财务业务 25 分	1	工作量	医院管理运行监测指标	医技科室自行上报	10	医务部
	2		全年工作总量	≥3225.01 万	10	财务部
	3	直接成本比例控制率	财务业务 - 业务总量指标	HIS 统计表	5	
客户服务 20 分	4	服务满意度	公立医院绩效考核办法及医院评价标准	医院服务中心或第三方开展的调查	5	事业发展部
	5	文化宣传	科室宣传安排表	医院宣传量统计	5	党政办（院办）
	6	物价管理	客户服务 - 物价管理指标	价格执行正确率	10	物价科
内部运营 45 分	7	等级评审	等级办奖惩制度、内审程序与计划	等级内审记录	5	等级评审办
	8	医疗核心制度落实	三级儿童医院评审标准	三级儿童医院评审标准	5	质控科
	9	院内感染管理	①医务人员手卫生规范。②医务人员手卫生制度	①科室自查。②院感抽查	5	院感科
	10	医疗不良事件	① 2021 年国家医疗质量安全改进目标七为提高医疗质量安全不良事件报告率。② 2011 三级儿童医院评审标准（条款 3.9.1.1）【B】每百张实际开放床位年报告医疗不良事件≥15 件	不良事件上报系统	6	质控科
	11	质控指标	全国检验中心质量控制要求、三级儿童医院评审标准		5	
	12	设备管理	①医疗设备使用管理制度。②医疗器械使用前质量检查制度。③医疗器械贮存管理制度。④医疗器械维护维修管理制度。⑤医疗器械不良事件监督管理制度。⑥有害物资管理制度	现场考核	6	医学装备部
	13	出勤管理	根据考勤管理规定	考勤抽查	2	人力资源部
	14	政治任务	根据上级及医院的政治任务安排或上级临时紧急通知	根据工作安排实际情况记录有抵触或不执行的行为，上会研究处理决定	2	
	15	全院各科室月度考核	根据医院绩效考核方案	日常检查	2	

维度	序列	考核指标	考核依据	数据来源	权重	考核科室
内部运营 45分	16	信息管理	《WI-FEY-A08000-002 信息部工作操作程序》	查看科室申请报告单	2	信息部
	17	信息安全	《WI-FEY-A08000-002 信息部工作操作程序》	现场查看软件扫描日常巡查记录	2	
	18	节能管理	节能工作要求	现场抽查	3	后勤保障部
	19	无烟医院创建	无烟医院要求	现场抽查		
	20	生活垃圾管理	生活垃圾分类文件	现场抽查		
学习成长 10分	21	教学任务	完成科教部下达的教学任务并且院级教学督查合格	本科室统计	2	科教部
	22	院内讲座	≥1 次	本科室统计		
	23	论文发表篇数	≥9%	本科室统计	2	
	24	"继教"达标	福建省人事厅《福建省继续医学教育学分授予与管理实施细则》	本科室统计	3	
	25	"三基"考核	福建省福州儿童医院"三基三严"培训与考核管理制度	本科室统计		
	26	教师证	医护各≥1 本	本科室统计	1	
	27	科研立项／结题数量	各级立项≥1 项	本科室统计	2	
附加分＋ 13分	28	本年度获得各级科研／论文奖励	按项目级别及项目数分别加分	本科室统计	＋5封顶	科教部
	29	各科室发表SCI论文数量	按照 SCI 论文数量	本科室统计		
	30	学会加分	按学会级别及任职级别加分	本科室统计	＋5封顶	
	31		按项目级别及项目数分别加分	本科室统计	＋3封顶	
财务业务 25分	1	工作量	医院管理运行监测指标	医技科室自行上报	10	医务部

以上指标具体扣分标准相见考核实施指标细则评分表（EXCEL 表）。

附件 6

表 19-15　行政职能部门日常缺陷考核关键指标及权重

维度	序列	项目	绝对权重	考核责任科室
日常缺陷管理 30	1	出勤管理	2	人力资源部
	2	政治任务	1	
	3	全院各科室月度考核	1	院办公室
	4	科室宣传	1	
	5	网站维护	0.5	
	6	会议传达	1	
	7	后勤管控	2	后勤保障部
	8	信息安全	1.5	信息科
	9	本部门职责范围工作履行情况	20	由人力资源部结合各类上级检查结果反馈及院内通告提取
	10	临时任务	—	院部科室

附件 7

业务科室年度目标任务书关键年度工作和其他亮点工作评分办法

一、现场述职综合评估考核内容和权重细则

以各业务科室提交的本年度目标任务卡中对财务业务、客户、内部运营、学习成长项目完成情况的一一阐述为评分基础，结合院领导对该项工作实际执行情况的了解，针对每项评估指标进行评分，每项指标评分以 4 分制进行，即满分为 4 分，分数最多保留 1 位小数点（表 19-16）。

表 19-16　临床 / 医疗技术科室现场述职综合评估考核内容和权重细则

评估指标	评分标准 优秀 4 分、良好 3 分、一般 2 分、较差 1 分以下	指标得分	得分合计
工作态度 4	科室履行各项工作职责认真踏实、任劳任怨、积极向上		
沟通协调 4	与院领导、职能部门、平级科室沟通协调良好，配合默契		
服务质量 4	工作标准严格，注重礼仪，医患关系和谐，服务质量较高		
执行力 4	及时、有效完成既定目标计划		
团队建设 4	凝聚力强，成员间团结协作、坦诚相待，团队建设高效		

二、其他亮点工作加分院领导现场评估标准

以各业务科室提交的本年度目标任务卡中对本年度其他亮点工作开展情况的阐述为评分基础，结合院领导对该项工作实际执行情况的了解，针对其他亮点工作整体实施取得的成效进行评估，其他亮点工作按加分项目设置，所有亮点工作作为一个整体评分，在整体目标任务书得分外加分，最高加分为 10 分，分数最多保留 1 位小数点（表 19-17）。

表 19-17 业务科室其他亮点工作考核内容和权重细则

评估指标	评分标准 优秀 4 分、良好 3 分、一般 2 分、较差 1 分以下	指标得分	得分合计
经济运营 2	经济运营改善措施落实效果明显，收支结构优化，科室人均工作效率提升		
服务提升 2	吸收先进管理理念，有效改进工作方式和工作流程，具有开拓性，优质服务得到患者认可		
安全保障 3	医疗护理质量与安全持续改进成绩显著，采取有效措施减少安全隐患		
技术创新 3	学术气氛浓厚，在新技术、新项目方面成绩突出，医疗技术水平明显提高		

附件 8

职能科室年度目标任务书关键年度工作和其他亮点工作评分办法

一、关键年度工作明确项目

以各职能科室提交的业绩总结报告中对关键年度工作完成情况的一一阐述为评分基础，结合院领导对该项工作实际执行情况的了解，针对每项工作的完成程度进行评分，每项工作评分以 10 分制进行，即满分为 10 分，分数最多保留 1 位小数点。评分可以从以下几方面进行考虑表（19-18）。

表 19-18 关键年度工作完成情况

评分指标		评分细则	参考分值			
			一档	二档	三档	四档
过程控制	技术性 2	完成该项关键工作充分运用部门人员的专业知识，体现技术操作专业性和管理水平	8~10	6~8	4~6	4 以下
	协调性 2	该项关键指标与所涉及的部门沟通协调是否顺畅，各项工作统筹安排是否得当，不需要领导过多干预协调				
	时效性 2	是否在规定时间内完成该项年度重点工作				
结果完成度	取得成效 4	该项关键工作完成质量如何，是否达到预期目标，取得预期成效				

二、其他亮点工作项目——没有亮点工作则不加分

以各职能科室提交的业绩总结报告中对本年度其他亮点工作开展情况的阐述为评分基础，结合院领导对该项工作实际执行情况的了解，针对其他亮点工作整体的创新性、影响力等方面进行评分，其他亮点工作按加分项目设置，所有亮点工作作为一个整体评分，在整体目标任务书得分外加分，最高加分为 10 分，分数最多保留 1 位小数点。评分可以从以下几方面进行考虑（表 19-19）。

表 19-19　亮点工作按加分项目

评分指标		评分细则	参考分值			
			一档	二档	三档	四档
亮点数量与工作周期 2		该职能部门所完成的亮点工作的多少以及完成每项亮点工作所需要的时间跨度	8~10	6~8	4~6	4 以下
创新性 4		吸收先进管理理念，有效改进工作方式，具有开拓性，体现新思维。是否达到预期目标，取得预期成效				
影响力 4		有助于提升该部门在医院的影响力或该项工作对医院整体运营有借鉴作用				

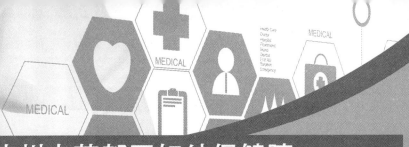

方案与
案例20

**广州市花都区妇幼保健院
护理人力资源管理方案**

一、指导思想

　　坚持"以患者为中心"的理念，夯实基础护理，提高护理质量，加强科学管理，促进医疗机构护理工作贴近患者、贴近临床、贴近社会。切实加强护理工作和护士队伍建设，坚持问题导向，推动医疗机构高质量发展。落实责任制整体护理的基础上，以实施护士岗位管理为切入点，从护理岗位设置、护士配置、绩效考核、职称晋升、岗位培训等方面制定和完善制度框架，建立和完善调动护士积极性，激励护士服务临床一线，有利于护理职业生涯发展的制度安排，努力为人民群众提供更加安全、优质、满意的护理服务。

二、基本原则

1．以改革护理服务模式为基础

　　落实责任制整体护理工作模式，按照"五制"（管床责任制、层级责任制、小组负责制、床边工作制，床边记录制）的要求，全面、全程、连续、专业、人性化的履行医学照顾、病情观察、治疗处置、心理护理、健康教育和康复指导等职责。集中优势资源，确保患者资源和医疗护理质量，使患者合理需求得到最大满足。

2．以建立岗位管理制度为核心

　　将护士从按身份管理逐步转变为按岗位管理，科学设置护理岗位，合理配备护士数量，大力开展护理岗位能力培训，实行按需设岗、按岗聘用，竞争上岗。通过实施护理岗位管理制度，实现岗位工资同岗同酬、同工同酬，绩效工资多劳多酬、优绩优酬逐步建立人员能进能出、岗位能上能下、待遇能高能低的激励性的用人机制。

3. 以护士队伍健康发展为目标

建立公平、公开、公正的岗位晋升机制，以护士岗位能力、学历、职称、资历为要素，构建护士职业生涯晋级平台，充分发挥高职级护士在应急、危重症救治、查房会诊、患者安全、风险管理、质量控制、健康教育、临床教学等方面的优势，使护士得到与岗位相匹配的待遇保障、晋升空间、培训支持和职业发展、稳定临床一线护理队伍，促进护士队伍健康发展。

三、科学设置护理岗位

1. 护理岗位设置原则

按照科学管理、按需设岗、保障患者安全和临床护理质量的原则合理设置护理岗位。即基于岗位工作性质、任务、风险和技术难度等要素，结合护士临床能力、专业技术、学历及专业技术职称等细化护理岗位设置名录，编制岗位说明书，明确任职条件、岗位职责。工作任务等，实现护士从身份管理项岗位管理转变。

2. 护理岗位类别设置

护理岗位设置为护理管理岗位、临床护理岗位和其他护理岗位，各岗位类别根据需要设置不同岗位等级。

（1）护理管理岗位：护理管理岗位是从事医院护理管理工作的岗位。我院根据规模、任务及管理横幅实行护理部-院区-病区三级管理，对应管理岗位为护理部主任、院区护士长及病区护士长，确保管理工作效率。

（2）临床护理岗位：临床护理岗位是护士为患者提供直接护理服务的岗位，主要包括：普通病房；特殊科室-急诊科、重症医学科、手术室、产房；门诊/医技科室-门诊各护理单元。此外，根据我院的功能和任务设立：

① 专科护理岗位：在重症医学科、急诊急救、手术室、助产、静脉输液治疗、糖尿病护理等护理技能要求较高的临床护理岗位设专科护理岗位。

② 临床带教岗位：根据我院护理教学任务设置专人分管教学，院区、病区设置

临床教学组长。临床带教护士不脱离临床，在从事直接临床护理工作基础上，负责护理专业学生、新入职护士临床带教工作、新业务技术培训以及针对护士能力的临床培训。

（3）其他护理岗位：是护士为患者提供非直接护理服务的岗位，主要包括：消毒供应中心、静脉药物配置中心、感染管理科等间接服务于患者的岗位。

3．护士层级评定制度

护理部根据临床实际工作需要，设置 N0、N1、N2、N3、N4 五个护士层级。并根据护士层级的不同，护理不同病情、护理难度和技术要求的患者。危重患者由高级责任护士或护理组长承担本专科危重症患者 / 复杂疑难专科患者的专责护理和个案管理。及时与主管医师沟通，了解病情和治疗方案，制定护理计划或下达护嘱，使护理有连续过程，并配以相应的绩效考核制度、激励制度。

（1）临床护士层级设置：N0 为轮转护士、N1 为初级责任护士一级、N2 为高级责任护士二级、N3 高级责任护士三级 / 护理组长，N4 为专科护士。

（2）临床护士层级要求

N0 层级护士：严格遵守各项规章制度，严格执行各项护理技术操作规程；熟知环境、工作流程；具备基本的护理照护能力，能提供患者常见疾病的基本照护；在资深护理人员指导下从事临床护理工作；认真落实分级护理，做好患者的生活护理。

N1 层级护士：严格遵守各项规章制度、护理操作规程，确保护理安全；掌握常见专科疾病的常规护理和常用护理技术操作；经常深入病房，密切观察病情变化，发现异常及时汇报，积极配合抢救；加强临床实践、虚心求学、积极参加各种业务培训、示教；积极参与业务学习、三基培训，自觉完成继续教育任务。

N2 层级护士：严格遵守各项规章制度，严格执行各项护理技术操作规程；认真落实分级护理，按时完成各项治疗护理工作，积极配合抢救；具备护理指导的能力，能协助指导护生及新进人员；担任科室业务查房、疑难病历讨论工作；具备护理急、危重症患者的能力；积极参与新技术、新业务的开展，积极参与临床护理科研实践。

N3 层级护士：具备专科护理照顾能力；具备护理急、危重症患者的能力；在临床护理工作中发挥示范作用；参与并指导下级护士的临床实践，解决护理中的疑难问题，协助修订专科护理常规；具备指导科室业务查房、疑难病历讨论等能力，担任护理质控检查工作，研究改进各项护理业务；参与病区护理管理，协助护士长做好病室管理、重症护理、安全护理及物品管理工作。

N4 层级护士：加强专科护理系列培训、提高专科护理理论及技能、重症监护级危重患者抢救技术级相关知识能力，加强护理管理、护理教学和科研、循证护理等相关知识培训。注重重症监护、急诊急救、手术室、助产等专业领域的骨干培养。培训后护士能按照工作制度 / 流程、质量标准、技术规范完成 N4（7-3 级）技术岗位职责 / 任务，还需培训相关法律法规、规章、标准及规范；专科领域必须具备的核心能力；专科领域的最新发展信息。培训后护士能按照工作质量 / 流程、质量标准、技术规范开展专科护理门诊等工作。

（3）护士层级评定指标：理论水平考核；技能操作；业务能力：根据带教情况、组织业务查房、疑难病历讨论、参与院外会诊、院内会诊情况评定，带教、业务查房，疑难病历讨论、院内外会诊；科研论文，课题立项；临床工作经验同行评议。

（4）护士层级管理办法：N0 护士经科室专业培训考核合格后可进阶 N1。进阶护士通过培训，达到上一级的层级，护士可申请进阶，由科室及护理部审核后方可任职。在此期间因工作需要调动科室或岗位的人员，应根据调入科室的情况重新定级。

4. 护理岗位级别

根据医院现有规模、功能任务、护理专业及专科属性，结合各临床护理岗位的专业内涵、技术难度、工作强度、工作量、责任风险，服务需求等各种因素，参考危重或特一级护理数量、床位周转率、床位使用率、新技术开展率等客观指标，将护理岗位分为 4 个级别。

A 级岗位：技术难度、责任风险、工作量大，危重患者多的护理单元。实行带班组长或护士长、夜班双人以上、二线值班制度。重症医学科（PICU、NICU、产科重症病房等）、新生儿病区、产房、急诊科。

B 级岗位：指技术难度、责任风险、工作量较大的护理单元。

实际床护比大于 1：0.43。产科、儿科、手术室。

C 级岗位：指技术难度、责任风险、工作量较小的护理单元。

实际床护比等于或接近 1：0.4。妇科、内科、外科、口腔科、消毒供应中心。

D 级岗位：为其他护理岗位。

门诊部（含导诊、B 超、保健部、游泳馆等科室护士）、客户服务部等。可根据需要决定护士数量的配置。

5. 岗位设置的要求

（1）护理部根据临床工作需要，指导护理岗位目录和岗位说明书，后者包含任职条件、岗位职责及任务等，岗位任职条件与护士的工作能力、技术水平、学历、职称、资历等相结合。

（2）护理管理岗位和临床护理岗位的护士数量占全院护士总数的 95% 以上，并兼有教学功能。

（3）根据临床护理岗位技术和专业要求，建立临床护士分层级管理，体现层级对应。

6. 理顺护理岗位与专业技术职称的对应关系（表 20-1）

（1）专业技术职称资格准入：由我院人事部协同上级主管部门对护士的专业技术职称进行审核及聘任，并对执行情况进行监督检查，并持续改进工作。

（2）各层级护士资格准入：护理人员按专业资格及技术划分为 N0、N1、N2、N3、N4 五个资格层次、1-13 级。护士层级分层资格由我院护理人员培训委员会进行审核，N0-N1 级的晋升由院区培训小组负责，N2 级以上的晋升由护理部培训小组负责。审核时间为每年 4 月到 9 月。

（3）新护士 / 轮科护士独立值班资格准入：新护士要接受严格的资格审查，未取得执业资格、未经注册的护士不得单独从事护理工作。新护士办理报到手续后，应在规定时间和地点接受岗前培训。岗前培训的内容和时长见人事部及护理部共同制定并实施的岗前培训方案。新护士必须参加岗前培训的全部课程。

新护士到新的科室独立值班前，应由病区的护士长、护理组长或带教老师，根据专科要求进行评价，合格者方可独立当班。

轮科护士到另一科室独立值班前，应在通过夜班护士准入的基础上，由转入科室的护士长、护理组长或带教老师按照专科要求进行评价，评价合格后方可独立值班。

四、科学合理配置护士数量

为能使全院的护理人力资源达到人尽其才，发挥最大的效能，护理部对护理人

表 20-1　护理岗位与专业技术职称的对应关系

类别	高级职称					中级职称			初级职称			培训前（见习期）
专业技术职称系列（旧）	主任护师		副主任护师			主管护师			护师		护士	新毕业1年或未获得护士执业证者
专业技术职称系列（新）	3级	4级	5级	6级	7级	8级	9级	10级	11级	12级	13级	
临床护理岗位	N4					N3			N2		N1	N0
	专科护师专科护士					高级责任护士			初级责任护士			助理护士
管理岗位	护理部主任											
	片区/院区护士长											
	病区护士长											

力进行有效地配置。

1. 配置计划

护理部根据临床科室特点、患者病情轻重和临床护理工作量，以及每个岗位在护理专业、技能和任职资格等方面的要求（即护理人员需求）等来设置护理人员配置计划。病房护士的配备遵循责任制整体护理的工作模式，护士分管患者护理级别符合护士层级能力水平，配置数量适宜、结构合理的护士。其中护理岗位和临床岗位护士占全院护士总数的 95% 以上。

2. 护理工作量

科室护理工作量的测算核定每个科室的住院床位，依托计算机信息系统，统计每个科室的每周的床位使用率、入院患者数、出院患者数、手术台数及护理级别（特级护理、一级护理、二级护理和三级护理各占多少以及治疗、护理工作量统计汇总）。护士长排班时按照每班不同的工作量合理安排护士人数，避免白班护士人数多而夜班只有 1～2 人的现象，从而避免医疗护理安全隐患。护理部也通过信息系统掌握了每周护士长排班情况和各科室工作量及护理人力情况，为全院护理人力的机动调配和护理人力的招聘计划提供了依据。

3. 护理管理岗位

根据目前医院任务要求，护理部设主任 1 名，副主任 2～3 名；院区护士长 3

名；病区护士长 30～35 名。并按医院及护理专业的发展进行适当的补充和调整。管理人员要求具有临床护理岗位工作经验，具备护理管理知识和能力；通过公开选拔竞聘，符合医院干部选拔条件的护理人员从事护理管理岗位工作。

4．临床护理岗位

根据临床护理岗位分类，结合岗位的工作量、技术难度、专业要求、工作风险等要素以及责任制整体护理的工作模式，合理配置护士、动态调整。不同层级岗位之间的比例为 N4：N3：N2：N1 为 1：3：5：7；每名责任护士平均负责的患者不超过 8 名。护士的配备遵循以下原则：

（1）病房护士的配备按责任制整体护理工作模式要求，遵循适宜配备、重点配备和优化配备的原则，全院总床护比不低于 1：0.8；普通病房实际开放床护比平均不低于 1：0.43。

（2）门诊、急诊等部门的人员配置根据门（急）诊量、手术量等合理配置护士。

（3）实际开放床位超过 30 张以上病区夜班实行双人在岗，确保 2 名以上护士值班。部分护理工作量小、患者数量少且病情较轻的病区，可根据实际情况合理安排，保证患者安全和护理质量。

（4）根据不同专科特点、护理工作量实行科学的排班制度。需要 24 小时持续性工作的临床护理岗位应当科学安排人员班次；护理工作量较大、危重患者较多时，应当增加护士的数量；护士排班兼顾临床需要和护士意愿，体现对患者的连续、全程、人性化和专业化护理。

（5）建立护士人力资源配置和弹性调配制度，保障临床护理需求。增加护理工作量高峰工作段、薄弱时间科室，弹性动态增加护士人力。鼓励对护士实施弹性排班，及时补充临床护理岗位护士的缺失，最大限度保障临床护理岗位护士配置。建立机动护士人力库，制定护士人力紧急调配预案，确保有效应对突发事件或特殊情况下临床护理的紧急需要。

五、建立科学绩效考核管理制度

根据《关于促进护理服务业改革与发展的指导意见》（国卫医发〔2018〕20 号）

要求，建立健全护士绩效考核指标体系，护士绩效考核向临床护理岗位倾斜，突出岗位职责履行、临床工作量、服务质量、行为规范、医疗质量安全、医德医风和患者满意度等指标，薪酬分配要与护理服务的数量、质量、技术难度和服务对象满意度等挂钩，体现多劳多酬、优绩优酬、同工同酬。

六、完善护士岗位培训

护理部根据本院护士的实际业务水平、岗位工作需要以及职业发展，制定护士在培训计划及职业生涯发展规范框架，并保障护士按照计划接受培训，护士在职培训包括护士规范化培训、岗位继续教育培训。

1. 护士规范化培训

主要针对毕业后从事护理工作 2 年以内护士。培训内容包括护士素质、医院规章制度、护理规范和标准、责任制整体护理的要求及临床护理技术等。培训方式以临床科室带教式为主，在医院各科室进行轮训。

2. 护士岗位核心能力培训

主要对象是完成规范化培训并相对固定专业的护士，培训内容以岗位要求、新业务、新技术为重点。

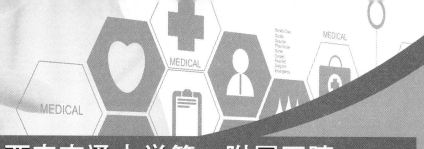

西安交通大学第一附属医院
行风建设与医德医风考评方案

　　建立医务人员医德考评制度，完善医务人员医德档案，对于提高医务人员职业道德素质和医疗服务水平，构建和谐医患关系，具有十分重要的作用。通过对考评内容、考评指标、考评标准、考评途径（方法）、考评结果的记载和运用等方面的调研和实践，探索对科室、对医务人员的行风建设、医德考评制度的建立和操作运行，以期建立有责任、有激励、有约束、有竞争、有活力的医德医风考评约束机制，特制定本考评方案。

1　行风建设与医德医风考核评价的原则

　　（1）指标公平：考评指标设置的公平是行风与医德医风考评的基础。在指标项目的确认调研中，要充分听取各方的意见建议，结合政策要求，确认指标设置。定性考核的内容，要充分听取临床科室医务人员的普遍意见和建议，体现出考评指标普遍公平性。在二级指标设置及分值上，通过深入细致的分析调查研究，区分事实，客观判定，既充分肯定优良表现，也要对行风与医德医风表现的不足，通过设置关键事件进行量化，充分体现出指标的公平性。

　　（2）客观公正：考评过程的客观公正是行风与医德医风考评的关键。考评组织要保证全面、系统。全面和系统收集考评信息，用准确的考评信息来支撑考评的客观公正。行风与医德考评是一个持续不断的沟通过程，考评标准的确定、考评过程中的指导、考评指标的调整、考评结果的反馈及运用都离不开考评者和被考评者之间的沟通。通过与考评科室、考评部门经常性持续的沟通，共同探讨分析。让被考评科室、医务人员对照标准，认识不足，及时改进。

　　（3）结果公开：考评结果公开是行风与医德医风考评的重要环节。结果公开，是对前期各科室部门、医务人员考评内容、程序标准的检验。公示考评结果环节，一是及时定期将考评结果向科室反馈，有利于科室评估行风与医德医风运行状况，利于持续改进。二是年度的医务人员考评公示，体现了公开与考评的规范性，便于监督，增加透明度。科室内考评公开，更能体现考评工作的导向与规范程序，增强考评工作的权威性。

（4）结合奖惩：做好奖惩是促进行风与医德建设的重要手段。设定目标后，没有明确的奖惩措施，考评工作就失去生命力。奖惩措施与评先评优等各项措施的挂钩，体现了考评工作的导向性。对行风与医德医风优秀科室医务人员表扬肯定，彰显医疗机构正确的办院方向和人文强院的导向，激励医院科室及医务人员树立医院良好形象，改善医患关系，促进医院服务形象的不断提升。

2　行风建设与医德医风考核评价的内容

（1）医务人员医德考评内容：医德考评是在全院在职的医师、护士及其他卫生专业技术人员范围进行。原卫生部文件规定考核内容涵盖七个方面：

- 救死扶伤，全心全意为人民服务。
- 尊重患者的权利，为患者保守医疗秘密。
- 文明礼貌，优质服务，构建和谐医患关系。
- 严谨求实，努力提高专业技术水平。
- 遵纪守法，廉洁行医。
- 因病施治，规范医疗服务行为。
- 支持公益事业，顾全大局，团结协作，和谐共事。

依据以上考评内容，结合医务人员具体工作行为，为增强医德考评的针对性和实效性，依据卫生部规定的上述考评内容，结合西安交通大学第一附属医院实际，细化、量化考评内容，修订和完善医德考评的指标和标准，细化为21条考评内容、41条考评标准（其中加分项20项，扣分项21项）。考评信息来源于医务部、护理部、人力资源部、科技部、门诊部、财务部、党委办公室、院长办公室、纪委监察科、宣传部、行风建设办公室等11个职能管理部门和医务人员所在临床医技科室。

医务人员医德考评具体内容和考评标准如下（表21-1）：

表 21-1　西安交通大学第一附属医院医务人员医德考评指标、标准表

序号	考评指标（基础 80 分）	具体内容	扣分标准	加分标准	信息来源部门
一	医德教育忠于职守（10 分）	1. 加强职业道德学习，树立救死扶伤、以患者为中心、全心全意为人民服务的宗旨意识和服务意识。 2. 工作责任心强，热爱本职，尽职尽责。	1. 无故不按时参加院、科组织的职业道德学习，一次扣 1 分。 2. 擅离工作岗位造成服务缺陷，经查实一人次扣 2 分	1. 积极参加职业道德专题学习，并在实际工作中宣讲职业道德及医院核心制度的加 1 分。 2. 工作责任心强，及时发现并杜绝因其他环节失误可能造成服务缺陷的一件次加 2 分。 3. 个人获得院级以上单项荣誉称号的一次加 5 分	党办、院办、宣传部、行风办、医务部、护理部、人力资源部 各临床、医技科室
二	尊重患者保守医秘（10 分）	1. 对患者不分民族、性别、职业、地位、贫富都平等对待，不歧视。 2. 维护患者合法权益，尊重患者知情权、选择权和隐私权，保守医疗秘密。 3. 在开展临床药物或医疗器械试验、应用新技术和有创诊疗活动中，遵守医学伦理道德，尊重患者的知情同意权。	1. 不能平等对待患者，没有正当原因拒诊，拒收患者经查实一次扣 2 分。 2. 医疗服务中因不履行告知义务或泄露患者医疗秘密、隐私，引起投诉，经查实 1 次扣 2 分。 3. 临床试验、应用新技术不履行不尊重患者知情同意权，发现一件次扣 1 分；引起纠纷的视情节轻重扣 2～5 分	1. 平等对待患者，切实维护患者知情同意权，遵守医学伦理道德，在院内检查中提名表扬的 1 件次加 1 分； 2. 受患者表扬表扬的加 2 分； 3. 院外专项检查表扬的加 3 分	医务部、护理部、科技部、行风办 各临床、医技科室

续表

序号	考评指标（基础80分）	具体内容	扣分标准	加分标准	信息来源部门
三	文明礼貌优质服务（10分）	1. 关心、体贴患者，做到"四心"（接待热心、解释耐心、检查细心、听意见虚心）。 2. 规范佩戴胸卡，自觉接受监督，着装整齐，举止稳重。 3. 语言文明，服务态度好，无"生、冷、硬、顶、推、拖"现象。 4. 认真践行医疗服务承诺，加强与患者的交流和沟通	1. 不带胸卡、仪表不规范，1次扣0.5分。 2. 语言不文明，服务态度差、沟通不到位引发医患纠纷的，患者投诉1次扣2分。 3. 年度发生前款投诉的，再次被投诉的扣5分。	1. 医疗服务中收到服务对象表扬、感谢信、锦旗等，1件次加2分。 2. 职能部门检查工作中收到与服务对象对医务人员的肯定与表扬，1件次加2分。	党办、行风办、人力资源部、医务部、护理部、门诊部 各临床、医技科室
四	严谨求实提高技术（10分）	1. 积极参加在职培训，刻苦钻研业务技术，努力学习新知识、新技术，提高专业技术水平。 2. 增强责任意识，防范医疗差错、医疗事故的发生	1. 无故不参加院、科安排的在职培训，1次扣1分。 2. 未按规范行医、发生医疗差错1次扣3分；不认真履行职责、发生医疗事故责任或严重医疗差错的直接定为较差	1. 开展新医疗、新技术的第1负责人1项加2分。 2. 发表科研论文、专著第1作者或通讯作者1件次加2分； 3. 培养年轻人才、受到表扬和嘉奖的1件次加5分； 4. 获得院级以上科研及医疗技术获奖第1负责人1项加5分。 5. 开展医疗新技术及推介医院诊疗优势学科省市以上媒体报道、提升医院社会声誉的1件次加5分。 6. 工作责任心强、发现同事不足及时补位而避免出现医疗差错或责任事故的1次加5分	医务部、护理部、科教部、人力资源部 各临床、医技科室

续表

序号	考评指标（基础 80 分）	具体内容	扣分标准	加分标准	信息来源部门
五	遵纪守法廉洁行医（15 分）	1. 严格遵守卫生法律法规、卫生行政规章制度和医学伦理道德，严格执行各项医疗护理工作制度，坚持依法执业，保证医疗质量和安全。 2. 在医疗服务活动中，不收受、不索要患者及其亲友的财物。 3. 不利用工作之便谋取私利，不收受药品、医用设备、耗材等生产、经营企业或经销人员给予的财物、回扣以及其他单位不正当利益，不以介绍患者到其他单位检查、治疗和购买药品、医疗器械等为由，从中牟取不正当利益。 4. 不开具虚假医学证明，不参与虚假医疗广告宣传和药品医疗器械促销，伪造或变造、伪造或销毁、不隐匿，销毁医学文书及有关资料。 5. 不违反规定外出行医，不违反规定鉴定胎儿性别。	1. 超范围执业一次扣 5 分；造成医疗质量和安全问题依法处理。 2. 在医疗服务活动中，收受患者及其亲友的财物的定为一般；索要患者及其亲友财物直接定为较差。 3. 介绍患者到其他单位检查、治疗和购买药品、医疗器械等为由，从中牟取不正当便益定为一般；利用工作之便谋取私利，收受药品、耗材等生产、经营企业给予的财物，医疗器械设备、经销人员给予的财物及其他不正当利益的直接定为较差。 4. 开具虚假医学证明，参与虚假医疗广告宣传和药品医疗器械促销定为一般；隐匿、造成违反规定涂改、销毁医学文书及有关资料的直接定为较差。 5. 违反规定外出行医，违反规定鉴定胎儿性别。1 次扣 5 分。	1. 医疗服务中拒收红包、回扣、财物，有价证券等，经查属实 1 人次加 2 分。 2. 按正常组织程序举报他人有违反本项"遵纪守法/廉洁行医"具体行为的，经查属实 1 次加 3 分。 3. 严格执行"遵纪守法/廉洁行医"规定，受到医院及上级表扬的加 5 分。	纪委监察科、行风办、医务部、护理部、人力资源部等 各临床、医技科室

续表

序号	考评指标（基础80分）	具体内容	扣分标准	加分标准	信息来源部门
六	因病施治规范行医（15分）	1. 严格执行诊疗规范和用药指南，坚持合理检查、合理治疗、合理用药。 2. 认真落实有关控制医药费用的制度和措施，不搭车开药，不打车做检查。 3. 严格执行医疗服务和药品价格政策，不多收、乱收和私自收取费用	1. 超诊疗范围和用药指南，出现不合理检查、治疗、用药，1次扣5分。 2. 搭车开药、搭车做检查1次扣5分。 3. 违反医院价格管理，因工作疏忽出现多收、漏收的扣2分；虚设项目乱收费的1次扣5分；私自收费的定为一般；多收、私自收费情节严重的直接定为较差	1. 医疗服务（诊疗、有违医疗服务流程内、收费等）规范的苗头，及时制止利纠正的加2分。 2. 院级专项检查中受到表扬的一人次加2分	医务部、护理部、财务部、纪委监察科、行风办 各临床、医技科室
七	顾全大局团结协作（10分）	1. 积极参加上级安排的指令性医疗任务和社会公益性的扶贫、支农、支边、援外等医疗活动。 2. 正确处理同事、同事间的关系，互相尊重，互相配合，取长补短，共同进步	1. 无故不参加医院、科室指令性医疗任务和社会公益性医疗活动的1次扣5分。 2. 不尊重同事，发生吵架等不利团结影响工作行1次扣5分	1. 在重大应急突发事件中表现突出并受到院内外表彰的一次加5分。 2. 积极参加医院组织的对口支援、扶贫义诊、下乡支农、援外等活动，视具体情况1人次加2~5分	党办、院办、行风办、人力资源部、医务部、护理部、宣传部等 各临床、医技科室

（2）临床医技科室行风建设考核内容

医院整体的行风建设状况是由临床医技科室日常行风管理效果得以体现。按照西安交通大学第一附属医院院科两级管理体系，科室强化"谁主管，谁负责"的责任主体意识，从组织体系上能显著提升医院整体行风建设成效。依据卫生健康委员会颁发的"医务人员医德规范"、医疗机构和医务人员"行业作风建设九不准"、西安交通大学第一附属医院规定的医务人员"七条禁令"和行风建设责任书的目标和具体要求，对临床、医技科室的行风建设考评内容主要为八个方面：

- 加强职业道德教育，提高全科人员职业道德素质，全心全意为人民服务。
- 尊重服务对象的人格与权利，一视同仁，为患者保守医疗秘密。
- 文明礼貌，优质服务，与服务对象构建和谐融洽的关系。
- 严谨求实，努力提高专业技术水平，提高服务质量。
- 遵纪守法，廉洁行医，廉洁奉公。
- 因病施治，规范医疗服务行为。
- 加强科室行风管理，顾全大局，团结协作，和谐共事。
- 服务对象对服务评价的情况。

为增强对科室行风考评的针对性和实效性，结合工作实际，细化、量化考评内容，制定科室行风考评的指标和标准，并明确负责各项指标、标准的考评部门。围绕8方面内容制定了21条考评内容、38条考评标准（其中加分项22项，扣分项16项）。

临床、医技科室行风建设考评具体内容和考评标准如下（表21-2）：

3　行风建设与医德医风考核评价的方法

（1）医务人员医德考评的方法

医德考评要坚持实事求是、客观公正的原则，坚持定性考评与量化考核相结合，以医务人员行为为对象，主要采用关键事件、行为量表等行为导向型的客观考评方法，年初给予每人医德基础分80分，赋予员工行为一定分值，对于好的行为给予加分，不应该的行为给予减分。

医德考评与医务人员的年度考核、定期考核等工作相结合，纳入医院管理体系，

表21-2　西安交通大学第一附属医院临床、医技科室行风考评内容、标准表

序号	考评指标（基础80分）	具体内容	扣分标准	加分标准	考评部门
一	职业道德（5分）	1. 加强职业道德学习，认真组织教育活动，树立职工全心全意为人民服务的宗旨意识和服务意识。 2. 工作责任心强，热爱本职，安心工作，坚守岗位，尽职尽责。	1. 科室不能按要求组织职工参加院级层面的职业道德学习，1次扣2分； 2. 医务人员擅离工作岗位造成服务缺陷，经查实1人次扣2分	工作责任心强，及时发现并杜绝因其他环节失误可能造成服务缺陷的一件次加2分	党办、院办、宣传部、行风办、医务部、护理部、人力资源部
二	尊重服务对象（10分）	1. 对服务对象不分民族、性别、职业、地位、贫富都平等对待，不歧视。 2. 维护患者合法权益，尊重患者知情权、选择权和隐私权，为患者保守医疗秘密。 3. 在开展临床药物或诊疗器械试验、应用新技术和有创诊疗活动中，遵守医学伦理道德，尊重患者的知情同意权。	因不履行告知义务或泄露患者医疗秘密、隐私，不尊重患者知情同意权，一次扣2分	尊重服务对象不同民族风俗、切实维护好患者知情同意权，在院内检查中提名表扬的1件次加2分；院外专项检查表扬的加3分	医务部、护理部、科技部、行风部
三	文明优质服务（10分）	1. 关心服务对象，做到"四心"（接待热心、解释耐心、办事细心、听取意见虚心）。 2. 规范佩戴胸卡，自觉接受监督，着装整齐，举止稳重。 3. 职工语言文明，无"生、冷、硬、顶、推、拖"现象。 4. 认真践行服务承诺，加强与服务对象的交流和沟通。 5. 持续改进服务，采取并坚持便民措施。	1. 不带胸卡、仪表不规范，1人次扣0.5分。 2. 服务态度差，沟通不到位引发医患纠纷的，患者投诉1次扣2分，造成恶劣影响严重后果扣5分。	1. 医疗服务中收到患者表扬、感谢信、锦旗等，1件次加2分。（最高加20分） 2. 有提升文明服务实际措施，实施有效地1件次加2分。	党办、行风办、人力资源部、医务部、护理部、门诊部
四	提高专业技术（10分）	1. 积极组织在职培训、刻苦钻研业务技术，开展新技术，提高专业技术水平和服务质量。 2. 增强责任意识，防范差错、事故的发生	1. 不能按要求组织人员参加在职培训，1次扣2分； 2. 医疗服务工作中，出现差错1次扣3分，责任事故未造成严重后果的1次扣5分，发生严重责任事故或严重差错情的给医院造成重大社会影响的直接定为较差	1. 开展新医疗、新技术的1项加2分。 2. 获得院级以上科研及医疗技术获奖1项加5分。 3. 开展医疗优势专科新技术及推介医院诊疗优势科研科普宣传提升医院社会声誉的一件次加5分	医务部、护理部、科技部、人力资源部、宣传部

续表

序号	考评指标（基础80分）	具体内容	扣分标准	加分标准	考评部门
五	遵纪廉洁奉公（15分）	1. 严格遵守卫生法律法规、卫生行政规章制度和医学伦理道德，严格执行各项医疗护理工作制度，坚持依法执业，保证医疗质量和安全。 2. 在医疗服务活动各项工作中，不收受、不索要服务对象及其亲友的财物。 3. 不利用工作之便谋取私利，经营企业或经销人员给予的财物。医用设备、耗材等生产、经营企业或经销人员给予的财物，回扣以及其他不正当利益。 4. 不以介绍患者到其他单位检查、治疗和购买药品、医疗器械等为由，从中牟取不正当利益。 5. 不开具虚假医学证明，不参与虚假医疗广告宣传和药品医疗器械促销。 6. 不隐匿、伪造或违反规定涂改、销毁医学文书及有关资料。 7. 不违反规定外出行医，不违反规定鉴定胎儿性别	1. 超范围执业一次扣5分；造成医疗质量和安全问题依法处理。 2. 收受服务对象及其亲友的财物1人次收受扣5分。索要患者及其亲友收受财物1人次扣10分。 3. 利用工作之便谋取私利、收受药品、医用设备、耗材等生产、经营企业或经销人员给予的财物，回扣以及其他不正当利益的1人次扣20分。 4. 介绍患者到其他单位检查、治疗和购买药品、医疗器械等为由，从中牟取利益的1人次扣10分。 5. 开具虚假医学证明，参与虚假医疗广告宣传和药品医疗器械促销的1人次扣10分。 6. 隐匿、伪造或违反规定涂改、销毁医学文书及有关资料的1人次扣20分； 7. 违反规定外出行医、违反规定鉴定胎儿性别的1次扣10分	1. 医疗服务中拒收红包、回扣、财物，有价证券等，经查属实1人次加2分。（最高加20分） 2. 严格执行"遵纪守法/廉洁行医"规定，受到医院及上级表彰的1件次加5分	纪委监察科、行风办、医务部、护理部、人力资源部等
六	规范服务行为（15分）	1. 严格执行诊疗规范和用药指南，坚持合理检查、合理治疗、合理用药。 2. 认真落实有关控制医药费用的制度和措施，不搭车开药、不搭车做检查。 3. 严格执行医疗服务和药品价格政策，不多收、乱收和私自收取费用。 4. 执行规章制度和相关管理规定，在规定时限内保质保量完成工作	1. 超诊疗范围检查、治疗、用药，出现不合理检查、治疗、用药，经查实1次扣5分。 2. 搭车开药、做检查查实1人次扣5分。 3. 违反医院价格管理、多收、漏收经查实1次扣5分，私自收费经查实1次扣10分	1. 医疗服务流程内、有违规范医疗服务的苗头（诊疗、收费等）、科室间积极协作，消除隐患的1件次加5分。 2. 院级专项检查中"规范服务行为"执行良好的科室，提出表扬的1次加2分	医务部、护理部、财务部、纪委监察科、行风办

续表

序号	考评指标（基础 80 分）	具体内容	扣分标准	加分标准	考评部门
七	科室行风管理（10 分）	1. 积极参加上级安排的指令性工作任务和社会公益性的扶贫、助残、支农、援外等活动。 2. 正确处理科室间、同行、同事间的关系，互相尊重，取长补短，共同进步。 3. 定期组织自查并报送行风建设情况自查表。 4. 科室正确对待服务对象投诉和意见，对投诉调查要积极配合，不互相推诿、拖延不办。	1. 无故不参加指令性任务和社会公益性活动 1 次扣 2 分。 2. 不能积极配合科室、同事导致服务缺陷、工作过失 1 次扣 2 分。 3. 科室不能积极配合处理投诉，1 次扣 5 分。	1. 积极参加医院组织的对口支援、扶贫、义诊、下乡支农、援外等活动。1 人次加 2 分。 2. 在重大应急突发事件中表现突出并受到院内外表彰的 1 次加 5 分。 3. 科室、个人获得院级以上单项荣誉称号及表彰的 1 次加 5 分。	党办、院办、行风办、人力资源部、医务部、护理部、宣传部等
八	服务对象评价（5 分）	1. 在院方调查中，服务对象综合满意度达 90%。 2. 主动征求服务对象意见，临床科室执行病员座谈会制度。	1. 服务对象满意度不达标，每下降 1% 扣 2 分。 2. 不按规定开启科室级意见箱，经查每季度次扣 3 分。 3. 不能按医院制度每季度组织召开科室级病员座谈会，经查实每缺次扣 5 分。	1. 服务对象满意率达标，每上升 1% 加 2 分。 2. 征求服务对象意见有分析和反馈，改进服务有成效，经查实每次加 5 分。	行风办、医务部、护理部、门诊部

说明：各职能管理部门根据管理职能承担各项考评指标具体内容信息，即各项考评指标具体内容信息、主要指标情况的提供，来自于相应管理职能部门的日常管理工作。

每年进行一次。为每位医务人员建立医德考评表，考评结果记入医务人员医德档案。

• 考评方法具体分三步：

1）自我评价。医务人员根据医德考评的内容、指标和标准，结合自己的实际工作表现，实事求是地进行自我评价。

2）科室评价。科室要建立医务人员《医德行为记录卡》，科级医德考评员做好日常记录。在医务人员自我评价的基础上，以科室为单位，由科务会根据个人日常的医德行为对照《医务人员医德考评指标、标准表》进行打分评价。

3）医院评价。由院行风建设领导小组办公室组织实施，根据自我评价和科室评价的结果，结合相关考评部门提供的管理信息和日常检查、问卷调查、患者反映、表扬奖励等记录反映出来的具体情况作为重要参考依据，对医务人员进行院级评价，做出医德考评结论。

（2）科室行风建设考核的方法

• 行为导向与结果导向的考评方法相结合。

1）采用行为导向型的客观考评方法，以关键事件、行为记录为主，将科室行风建设管理方面的好做法和存在问题作为对象，将科内每一位工作人员的行业作风、医德医风表现作为对象，均纳入对科室的行风建设考评中。

2）结合直接指标法为主的结果导向型考评方法，如设置服务对象满意度等硬性指标，纳入考评中。

• 定性与定量考核相结合。

采用行为量表法，年初赋予各科行风建设基础分80分，赋予科室行风建设管理行为、职工个人具体行为一定的分值，对于好的行为和事实给予加分，对不应该出现的行为和事实给予减分。

• 平时考核与年度考核相结合。

1）平时考核：重视日常考核的基础性工作，按季度搜集信息、整理原始资料，对科室进行季度考核评价。

2）年度考核：年终汇总四个季度的考核情况，并依据否决指标给予最终评价。

（3）院科两级医德考评员队伍建设

为使考评工作规范化，有效与科室、部门工作衔接，建立以职能管理部门、各临床医技科室为主体的院、科两级医德考评员网络，是夯实医德考评工作的基础。通过加强医德考评员培训和日常管理，充分利用现代信息网络，建立考评员QQ群、微信群，及时对考评工作进行工作交流，答疑解惑，保证了日常考评的沟通顺畅和工作落实。此外，要开展定期的医德考评员培训工作。一般分年度培训和中期培训，对医德工作新的政策及标准，通过中期培训，向考评员讲解培训，提升考评员的政策素质。年终培训重点结合年度考评工作，及时总结上年度考评工作的经验和重点注意加强之处，通过典型案例，促进考评工作持续提升。

西安交通大学第一附属医院赋予院级医德考评员和科级医德考评员不同的职责。

• 院级医德考评员

院级医德考评员是经职能部门选拔推荐，报请院行风建设领导小组审定的职能部门医德考评信息管理工作人员，在部门负责人领导下开展工作。其主要职责是：

1）协助院级医德考评领导小组加强对医德医风考评工作的组织领导。

2）按照职能分工（科室行风考评、医务人员医德考评指标标准表），负责每季度搜集、汇总和报送医德考评相关管理信息。

3）按时完成院级医德考评领导小组及办公室安排部署的各项工作，按时参加医德考评工作会议及活动等。

4）健全多部门共同参与的医德医风考评及结果共享机制，落实管理职能，通过考评推动医院医德医风建设，持续改善服务质量。

• 科级医德考评员

科级医德考评员是经临床、医技科室选拔推荐，报请院行风建设领导小组审定的科室兼职医德医风管理工作人员，在科主任领导下开展工作。其主要职责是：

1）协助科室负责人开展行风建设、医德医风管理以及医德考评工作，做好相关文书记录和资料整理，每季度进行行风、医德医风自查工作。

2）负责本科室医务人员医德行为记录卡的管理和信息记录工作。

3）负责本科室医务人员年度医德考评工作，做好对医务人员医德考评分值的计算、汇总，上报科务会做出医务人员医德考评的科级评价。

4）加强与医德考评职能管理部门的联络，主动了解、掌握科室和个人行风、医德医风情况，翔实、细致地记录医德考评信息。

5）按时参加医德考评有关会议，通过医德考评推动科室医德医风建设，持续改善和提升服务质量。

（4）行风和医德考评网络化管理方法

在医德考评工作中，西安交通大学第一附属医院也发现医德考评管理中一些亟待改善的问题。主要体现在医德考评工作和医德档案管理信息化水平低，诸如日常业务的材料收集归档、查询利用、统计分析等工作采取传统的纯人工的方式，导致医德档案工作质量和效率不高；医德档案查阅量大，医德档案因反复查询借阅，不可避免的带来原件受损等问题。

在网络化医德考评系统中为每位医务人员建立医德考评表，考评结果直接记入医务人员医德档案。与传统考评方法最大的区别在于，自我评价、科室评价、院级评价三个方面可以同时填报、审核信息。

1）自我评价方面：医务人员根据医德考评的内容、指标和标准，结合自己的实际工作表现，实事求是地进行自我评价，可随时登录医德考评网络系统进行信息录入和提交。

2）科室评价方面：科室建立医务人员《医德行为记录本》，科级医德考评员做好日常记录，并对照"医务人员医德考评指标、标准"随时登录医德考评网络系统进行信息录入和提交，同时负责对医务人员自行提交的考评信息进行审核。

3）院级评价方面：由院行风建设领导小组办公室组织实施，院级相关职能部门结合职能管理业务、依据考核权限随时录入考评信息并审定加分、扣分，对医务人员进行院级评价。行风建设办公室设专职人员进行确认归档。

4　行风建设与医德医风考核评价的实施步骤

（1）医务人员医德考评的程序和实施步骤

1）医德考评职能管理部门（行风建设办公室）为各科室配发医德考评行为记录卡、医德考评表等考评工具表21-3，表21-4。

2）科级医德考评员日常做好医务人员医德行为记录。

3）行风建设办公室结合管理实际对各科室医德行为记录情况进行检查。

4）年度末，医务人员以本人的实绩与行为事实为依据，对本人医德医风逐项评分，填写考评表。

5）各科室依据医务人员行为记录信息、医务人员的实绩与行为事实，对每个医务人员逐项评分并评价，将考评结果汇总报行风建设办公室。

6）行风建设办公室结合医德考评相关职能部门每季度提供的管理信息，对各科室报送的考评结果进行初步审核，并将审核结果反馈临床、医技科室，由科室将考评初步结果告知医务人员。

7）各科室医务人员若不同意考评意见，可以向科室或行风办提出申诉。如本人对申诉答复仍不满意，由医院行风建设领导小组做出最终考评。

8）行风建设办公室对医务人员医德考评初审结果报院行风建设领导小组审核后，上报院级会议审议通过。

9）医务人员医德考评结果通过院、科两级予以公示。

10）医务人员的年度医德考评表由行风建设办公室归档存入医务人员医德考评档案中。

表 21-3　医务人员医德医风行为记录卡

姓名			科室			工号：	
性别			职务			政治面貌	
出生年月			职称				
医德医风优良表现	时间	简要描述					
医德医风荣誉获奖情况	时间	荣誉描述					
被投诉的情况记录	时间	事由					
违反医德规范处理情况	时间	具体情况及处理结果					
备注	1、　此表由科主任负责下的科务会填写，院行风建设领导小组检查；记录栏填满后可粘贴附页。						

附：　　　　　　　　表 21-4　西安交通大学第一附属医院

医务人员医德考评表

执业单位：_____　　　年度：_____年

基本信息	姓名		性别		工号	
	科室		职称		行政职务	
	专业类别： □医师　□护士　□医技　□其他			上年考评结果： □优秀　□良好　□一般　□较差		
医德医风个人小结	（请根据《医务人员医德规范》的七条内容，对照分析自身一年来在医德医风方面的表现、存在问题及努力方向）					

（转下面）

续表

考评指标	基础分	自我评价		科室评价	
		得分	加分、扣分及理由	得分	加分、扣分及理由
救死扶伤忠于职守	10分				
尊重患者保守医秘	10分				
文明礼貌优质服务	10分				
遵纪守法廉洁行医	15分				
因病施治规范行医	15分				
顾全大局团结协作	10分				
严谨求实提高技术	10分				
小计	80分		等级		分数
科室评价等级	□优秀　□良好　□一般　□较差 科室主任签字：　　　（科室盖章）　年　月　日				
院级评价结果	在科室评分基础上加分或减分的理由： 医院评价等次：□优秀　□良好　□一般　□较差 　　　　　　　　　　　　　　　　年　月　日				
备注					

　　填表说明：1、请在选定的□内划"√"；2、考评为较差的原因填入备注栏；3、对考评结果不服并提出复核申请的处理情况填入备注栏；4、其他需说明的问题记入备注栏；5、表内不够书写可另附纸张。

（2）科室行风考核的程序和实施步骤

对临床医技科室进行行风建设情况的考核，按照以下程序和步骤实施：

1）行风建设办公室每季度末发出科室行风自查反馈表，各科室于下一季度首月10日前，逐项对照自查行风建设管理方面的成绩和存在问题。

2）相关职能部门每季度末向院行风建设领导小组提供职能管理对应指标的相关信息和资料，由行风建设办公室负责汇总。

3）根据职能管理部门掌握的信息，核实各科自查情况，由行风办依据考评指标、标准，将日常检查、问卷调查、患者反映、投诉举报、表扬奖励等记录反映出来的具体情况作为重要参考依据，对各科行风建设情况进行打分初评，填写记录，并将初评结果向考评对象反馈。

4）年终，计算四个季度初评结果，得出各科年度考评分值。并结合各职能部门提供的单项否决指标，综合分析后，初步确定对各科行风考评的分数和等级。

5）行风建设办公室将全年考评结果向考评对象反馈，受理对不同意见的申诉。如科室对申诉答复仍不满意，由医院行风建设领导小组做出最终考评。

6）院行风建设领导小组讨论、审核年度临床、医技科室行风建设考评结果并向院级会议上报。

7）行风建设办公室对科室行风考评记录表、结果汇总等资料整理存档。

以上实施步骤，依托信息化平台促进工作有效推进。发出、收回相关信息表均通过医院办公室自动化平台设置的专用 OA 流程，自查反馈表相关内容由科室考评员填写后，通过科室主任审核，提交传送至行风建设办公室统一汇总。

（3）行风和医德考评网络化管理程序和实施步骤

为增强对科室行风考评和医务人员医德考评的动态管理（表 21-5），结合工作实际对医务人员医德考评和科室行风考核的网络化管理程序进行了梳理和完善。实施步骤如下：

• 医务人员医德考评网络化管理

1）医德考评职能管理部门（行风建设办公室）为各科室配发医德考评行为记录卡（记录本）等考评工具。

2）科级医德考评员在科主任指导下做好医务人员医德行为信息的搜集整理、录入提交，科主任审核后提交院级审核。

3）院级医德考评员在部门负责人指导下做好医务人员医德行为信息的搜集整理、录入提交，部门负责人审核后提交。

4）所有考评信息经过行风建设办公室专人确认后归档。

5）年终，医务人员以本人的实绩与行为事实为依据，对本人医德医风进行小结，在网络化医德考评系统中填写考评自我小结。

6）年终，各科室依据对医务人员日常医德考核情况，召开科务会，按一定比例限定，对本科医务人员做出科级评价结果，并将考评结果汇总报行风建设办公室。

7）行风建设办公室结合医德考评相关职能部门的日常评价，对各科室报送的考评结果进行初步审核后，报院行风建设领导小组审议初步确定院级评价结果。

8）初步确定的院级评价结果若与科级评价有所不同，由行风建设办公室反馈至被考评医务人员所在科室临床、医技科室，由科室将考评初步结果告知医务人员。

9）医务人员若不同意考评意见，可以向科室或行风办提出申诉。如本人对申诉答复仍不满意，由医院行风建设领导小组做出答复。

10）行风建设办公室汇总医务人员医德考评初审结果，上报院级会议审议通过。

11）医务人员医德考评结果通过院、科两级予以公示。

12）医务人员的年度医德考评表由行风建设办公室归档存入医务人员医德考评电子档案中。

- 临床、医技科室行风建设考核网络化管理

1）各临床、医技科室指定专人作为科级医德考评员，负责随时搜集、整理、录入本科室医务人员和科室工作中所涉及的考评信息，每季度最后一天前在考评系统中经过主任确认后提交。各科主任对所提交考评信息的真实性负责。

2）相关职能部门指定专人作为院级医德考评员，随时搜集、整理录入本部门职能管理范围涉及的考评信息，每季度最后一天前在考评系统中经过部门负责人确认后提交。各部门负责人对提交考评信息的真实性负责。

3）每季度前五个工作日，行风建设办公室对前一个季度各临床、医技科室、职能部门填报情况进行再次确认后生成季度考评结果。

4）年终，网络化管理系统对各科各季度考评结果进行统计，得出各科年度考评分值，并结合单项否决指标，综合分析后，由院行风建设领导小组审核、初步确定对各科行风考评的年度考评分数和等级，向院级会议上报。

5）各被考评科室可随时在考评系统中查看考评信息和结果，行风建设办公室受理对不同意见的申诉。如科室对申诉答复仍不满意，由医院行风建设领导小组做出最终考评。

6）考评记录信息、结果汇总等资料均在电子系统中存档。

网络化管理能够显著提升医院行风与医德医风考评工作的规范性、标准化，充分利用信息化的便捷，提高考评工作的质量与效率。

结合网络化管理要求，对行风建设考评、医务人员医德考评的指标、标准及考评权限分工进行了修订和完善。下表以临床、医技科室行风建设考评为例：

表 21-5　临床、医技科室行风建设考评指标、标准及考评权限分工表

项目序号	考评指标	具体内容		加分、扣分标准	信息填报审定权限
一	职业道德 5分	1. 加强职业道德学习，认真组织教育活动，树立职工全心全意为人民服务的宗旨意识和服务意识。 2. 工作责任心强，热爱本职，安心工作，坚守岗位，尽职尽责	加分	1. 科室主动组织职业道德学习和医德医风教育活动，1次加1分 2. 工作责任心强，及时发现并杜绝因其他环节失误可能造成服务缺陷的1件次加1分 3. 班外时间进行志愿服务一次加1分	科级填报，行风办审定加分 医务部、护理部、人力资源部、客服部等院级填报并审定加分 院团委等院级填报并审定加分
			扣分	1. 科室不能按要求组织职工参加院级层面的职业道德学习，1次扣1分 2. 医务人员遭离工作岗位查实造成服务缺陷，经查实1人次扣2分	组织统战部、宣传部、行风办、医务部、护理部、人力资源部等院级填报并审定扣分 医务部、护理部、人力资源部、客服部、行风办等院级填报并审定扣分
二	尊重服务对象 10分	3. 对服务对象不分民族、性别、职业、地位、贫富都平等对待，不歧视。 4. 维护患者合法权益，尊重服务对象知情权、选择权和隐私权，为患者保守医疗秘密。 5. 开展临床药物或医疗器械试验，应用新技术有创诊疗活动中，遵守医学伦理道德，尊重患者的知情同意权	加分	尊重服务对象不同民族风俗，切实维护患者知情权，在院内检查中提名受表扬的1件次加1分；院外专项检查表扬的加2分	党院办、医务部、护理部等院级填报并审定加分
			扣分	因不履行告知义务或泄露患者医疗秘密，隐私，不尊重患者知情同意权，经查实1次扣2分	医务部、护理部、客服部、行风办等院级填报并审定扣分
三	文明优质服务 10分	6. 关心服务对象，做到"四心"（接待热心、解释耐心、办事细心、听意见虚心），着装整齐、举止稳重。 7. 规范佩戴胸卡，自觉接受监督，着装整齐、举止稳重。 8. 职工语言文明，服务态度好，无"生、冷、硬、顶、推、拖"现象。 9. 认真履行服务承诺，加强与服务对象的交流和沟通。 10. 持续改进服务，采取并坚持便民措施	加分	1. 医疗服务中收到患方表扬、感谢信、锦旗等，服务对象提名评价为"好"的，1件次加1分（每月最高加10分） 2. 有提升文明服务实际措施，实施有效地一件次加2分	科级填报，行风办审定加分。 行风办等院级填报并审定加分。 廉洁风险防控系统中患者评价自动生成 医务部、护理部、门诊部、行风办等院级填报并审定加分
			扣分	1. 不带胸卡；着装仪表不规范，1人次扣1分 2. 服务对象提名评价为"差"的1次扣1分 3. 服务态度差，沟通不到位引发医患纠纷的，有效投诉1次扣2分。造成恶劣影响或严重后果扣5分。	人力资源部、医务部、护理部等院级填报并审定扣分 廉洁风险防控系统中患者评价自动生成 客服部、医务部、护理部、门诊部等院级填报并审定扣分

续表

项目序号	考评指标	具体内容	加分、扣分标准		信息填报审定权限
四	提高专业技术 10分	11. 积极组织在职培训，刻苦钻研业务技术，开展新技术、提高专业技术水平和服务质量。 12. 增强责任意识，防范差错、事故的发生。	加分	1. 开展新医疗、新技术的1项加1分 2. 获得院级以上新医疗技术奖1项加2分 3. 发表科研论文1件次加1分，SCI加2分，专著加3分	医务部等院级填报并审定加分 医务部等院级填报并审定加分 科技部等院级填报并审定加分
			扣分	1. 不能按要求组织人员参加在职培训，1次扣1分 2. 医疗服务工作中，出现差错1次扣3分，责任事故但未造成严重后果的1次扣5分 3. 发生严重事故或严重差错的给医院造成重大社会影响的直接认定为较差	医务部、护理部等院级填报并审定扣分 医务部、护理部等院级填报并审定扣分 医务部、护理等院级填报并审定扣分
五	遵纪廉洁奉公 15分	13. 严格遵守卫生法律法规、卫生行政规章制度和医学伦理道德，严格执行各项医疗护理工作制度、坚持依法执业，保证医疗质量和安全。 14. 在医疗服务活动和各项工作中，不收受、不索要服务对象及其亲友的财物。 15. 不利用医用设备、耗材等生产、经营企业及其他不正当利益。 16. 不以介绍患者到其他单位检查、治疗和购买药品，医疗器械等为由，从中牟取不正当利益。 17. 不开具虚假医学证明，不参与虚假医疗广告宣传和药品医疗器械促销。 18. 不隐匿、伪造或违反规定涂改、销毁医学文书及有关资料。 19. 不违反规定外出行医，不违反规定鉴定胎儿性别	加分	1. 医疗服务中拒收红包、回扣、财物、有价证券等，经查属实1人次加1分（最高加10分） 2. 严格执行"遵纪守法"廉洁行医"规定，受到医院及上级表扬的1件次加2分。	科级填报、行风办审定加分。 纪委监察科、行风办等院级填报并审定加分
			扣分	1. 超范围执业1次扣5分；造成医疗质量和安全问题依法处理 2. 收受服务对象及其亲友的"红包"等财物1次扣5分。有索要行为的1次扣10分 3. 利用工作之便谋取私利，收受药品、医用设备、医用器材等生产、经营企业或经销人员给予的财物、回扣以及其他不正当利益的1次扣10分 4. 介绍患者到其他单位检查、治疗和购买药品、医疗器械等从中牟取不正当利益的1次扣10分 5. 开具虚假医学证明，参与虚假医疗广告宣传和药品医疗器械促销的1次扣10分	纪委监察科、行风办等院级填报并审定扣分 医务部、护理部、纪委监察科、行风办院级填报并审定扣分 纪委监察科等院级填报并审定扣分 医务部、护理部、纪委监察科、行风办等院级填报并审定扣分 医务部、护理部、纪委监察科等院级填报并审定扣分

续表

项目序号	考评指标	具体内容		加分、扣分标准	信息填报审定权限
五	遵纪廉洁奉公 15分	20. 严格执行诊疗规范和用药指南，坚持合理检查、合理治疗，合理用药。21. 认真落实有关控制医药费用的制度和措施。不搭车开药，不搭车做检查。22. 严格执行医疗服务和药品价格政策，不多收、乱收和私自收取费用。	扣分	6. 隐匿、伪造或违反规定涂改、销毁医学文书及有关资料的1次扣10分 7. 违反规定外出行医、违反规定鉴别胎儿性别的1次扣10分	医务部、护理部等院级填报并审定扣分 医务部、护理部等院级填报并审定扣分
六	规范服务行为 15分	23. 执行规章制度和相关管理规定，在规定时限内保质保量完成工作。	加分	1. 医疗服务流程内，有违规范医疗服务的苗头（诊疗、收费内），科室间积极协作，消除隐患的1件次加3分 2. 行风巡查、院级专项检查中"规范服务行为"执行好的科室，提出表扬的1次加2分	医务部、财务部等院级填报并审定加分 医务部、护理部、财务部等院级填报并审定加分
			扣分	1. 超诊疗范围和用药指南，出现不合理检查、治疗、用药，经查实1次扣3分 2. 搭车开药，做检查经查实1次扣3分 3. 违反医院价格管理，多收、漏收经查实1次扣1分；套用项目乱收的1次扣5分；私自收费经查实1次扣10分	医务部、护理部、财务部等院级填报并审定扣分 医务部、护理部等院级填报并审定扣分 财务部等院级填报并审定扣分
七	科室行风管理 10分	24. 积极参加上级安排的指令性工作任务和社会公益性的扶贫、义诊、援外等活动。25. 正确处理科室间、同行、同事间的关系，互相配合，取长补短，共同进步。26. 定期填报医德考评管理信息。27. 科室正确对待投诉对象投诉意见，不互相推诿，拖延不办。	加分	1. 积极参加医院组织的对口支援、扶贫义诊、援外援疆等1次加1分，下乡支农等1次加3分 2. 重点工作或重大应急事件中表现突出，院级表彰加2分，市级表彰加5分，省级表彰加8分	组织统战部、党院办人力资源部、护理部等院级填报并审定加分 党院办、组织统战部、宣传部、人力资源部、医务部等院级填报并审定加分
			扣分	1. 无故不参加指令性任务和社会公益活动1次扣2分 2. 不尊重同事、发生不利团结影响工作言行1次扣5分 3. 科室不能积极配合处理投诉，1次扣2分 4. 科室不能按期填报医考评管理信息，1次扣2分	组织统战部、党院办、人力资源部、护理部等院级填报并审定扣分 行风办等院级填报并审定扣分 客服部、医务部、护理部、门诊部等院级填报并审定扣分 行风办等院级填报并审定扣分

续表

项目 序号	考评 指标	具体内容		加分、扣分标准	信息填报 审定权限
八	服务 对象 评价 5分	28. 在院方调查中，服务对象综合满意度 达90% 29. 主动征求服务对象意见，认真执行病 员座谈会、意见箱管理制度	加 分	1. 服务对象满意率达标，每上升1%加1分 2. 科室征求服务对象意见有分析和反馈，改进服务有 成效，经查实每次每加2分	客服部、门诊部等院级填报并审定加分 行风办等院级院级填报并审定加分
			扣 分	1. 服务对象满意度不达标，每下降1%扣1分 2. 不按规定开启科级级意见箱，经查实1次扣2分 3. 不能按规定组织每季度组织科级级病员座谈会，经查实1 次扣3分	客服部、门诊部等院级填报并审定扣分 行风办等院级填报并审定扣分 行风办等院级填报并审定扣分

说明：1、考评指标的基础总分为80分。

2、各职能管理部门根据管理职能承担各项考评指标具体内容信息的填报，审定加分、扣分，即各项考评指标具体内容的信息资料，来自于相应管理职能部门的日常管理工作。

3、所有填报审定后均由行风建设办公室确认归档。

5　医务人员行风与医德医风考核评价的结果应用

《关于建立医务人员医德考评制度的指导意见》和《三级综合医院评审标准实施细则（2011年版）》中均要求，医德考评结果与医务人员的晋职晋级、岗位聘用、评先评优、绩效工资、定期考核等直接挂钩。医德档案作为医务人员医疗行为和思想品质的动态记录，对监督和评价医疗活动有着现实意义。

（1）医务人员医德考评档案管理

医院管理部门如果不太重视对医务人员的医德资料进行收集和整理，会造成对医务人员一贯的医德情况缺乏全面了解，在评先进、晋升职称以及岗位聘用时只能凭印象或者看看有无医疗纠纷，如果有医疗纠纷或者投诉，一票否决。但是，假如两个人都没有医疗纠纷，很难说清医德谁优谁劣时，难免出现缺乏说服力的问题。实施医德考评归档化制度，是医德考评结果的固化和延续，医德档案可以成为医德教育的材料，作为实施奖优罚劣、晋级晋职、干部使用的重要依据（表21-6）。

建立健全医德考评归档、登记、使用等相关制度流程，使医德考评结果能够及时整理、归档和使用。同时，积极实施考评网络化，使考评归档制度更加合理、客观、科学，建立医德档案数据库，最终实现档案资源共享。

（2）结果应用的依据

医务人员医德考评结果等级认定如下所述：

• 医德考评结果分为四个等级：优秀（考核分≥90分），良好（90分＞考核分≥80分）、一般（80分＞考核分≥70分）、较差（考核分＜70分）。

• 限制条件：考核分达90分以上但有扣分者不能评为优秀；扣分达10分者，不论总分多高，不能评为良好；扣分达20分者实行"一票否决"，总评为较差。

• 医务人员在考评周期内有下列情形之一的，医德考评结果认定为较差：

1）在医疗服务活动中索要患者及其亲友财物或者牟取其他不正当利益的；

2）在临床诊疗活动中，收受药品、医用设备、医用耗材等生产、经营企业或经销人员以各种名义给予的财物或提成的；

3）违反医疗服务和药品价格政策，多计费、多收费或者私自收取费用，情节严重的；

4）隐匿、伪造或擅自销毁医学文书及有关资料的；

5）不认真履行职责，导致发生医疗事故或严重医疗差错的；

6）出具虚假医学证明文件或参与虚假医疗广告宣传和药品医疗器械促销的；

7）医疗服务态度恶劣，造成恶劣影响或者严重后果的；

8）其他严重违反职业道德和医学伦理道德的情形。

• 医德考评要严格坚持标准，被确定为优秀等次的人数，一般在本科室考评总人数的百分之十，最多不超过百分之十五。

医德考评结果要经过公示环节，要在本单位内（院内范围和科内范围）分别予以公示。

为了强化医务人员对自身医德医风建设的重视，突显医德考评制度的激励和约束作用，医德考评的结果要与医务人员的晋职晋级、岗位聘用、评先评优、绩效工资、定期考核等直接挂钩。医德考评为较差的，延缓晋职晋级 1 次；不能参与评先评优，次年度绩效工资降低 10%。

对医务人员进行年度考核时，医德考评作为 1 项重要内容，结果为优秀或良好的，年度考核有资格评选优秀；医德考评结果为较差的，年度考核为不合格。

医务人员定期考核中的职业道德评定，以医德考评结果为依据。考核周期内，有 1 次以上医德考评结果为较差的，认定为考核不合格。执业医师的医德考评结果，直接纳入《医师定期考核管理办法》。

（3）行风考核和医德考评结果应用范围

科室行风考核结果与科室的评先评优、综合绩效考核挂钩，医务人员个人的医德考评结果与个人的晋职晋级、岗位聘用、评先评优、定期考核等直接挂钩。西安交通大学第一附属医院在相关范围内实现了行风、医德考评结果与职能管理工作的对接应用。

表 21-6 考核任务及负责实施部门：

对接部门	应用范围
人力资源部	年度科室、个人综合考核
党委组织部	优秀党支部、优秀党员评选
党委组织部	医院干部聘任
纪委监察室	干部廉政考核
人力资源部	职称晋升

续表

对接部门	应用范围
医务部、人力资源部	医师定期考核
党院办、人力资源部、工会等	向上级推荐先进集体、个人
医务部	年度十佳医师、十佳技师评选
护理部	年度十佳护士评选
院团委	医院明日之星、岗位能手评选

在实际操作中，管理部门之间以协办函的形式进行沟通与合作。以医院评选"十佳医师、五佳技师、十佳进修医师"工作中，关于医德考评结果应用为例：

首先，医务部作为具体负责评选工作的职能主管部门，向行风建设办公室发出协办来函。如下：

关于做好院"十佳医师、五佳技师、十佳进修医师"评选活动的协办函

行风建设办公室：

依据"2014年度十佳医师、五佳技师、十佳进修医师评选活动"工作安排。现请贵办提供参与申报同志的近两年有效服务投诉、行风不良记录（2014年1月-12月）和医德考评结果。为保证记录的有效性，请在材料上加盖本部门公章。

感谢对此项工作的大力支持！

附：申报候选人名单（略）

医务部（盖章）

2015年1月10日

行风建设办公室收到来函后，按要求查询管理资料，并以书面形式向医务部回函。如下：

关于"十佳医师、五佳技师、十佳进修医师"候选人
医德医风情况的审核说明

医务部：

按照"2014年度十佳医师、五佳技师、十佳进修医师评选活动"工作安排要求，对你部提供的医师、技师、进修医师候选人的医德医风情况进行了核查。名单所列医务人员在医德医风方面未涉及院级层面有效投诉（2014 年 1 月 -12 月）；名单所列候选人近两年（2013 年、2014 年考评周期）的医德考评均在合格等级以上。

特此说明。

附：候选人具体医德考评结果（略）

行风建设办公室（盖章）

2015 年 1 月 12 日

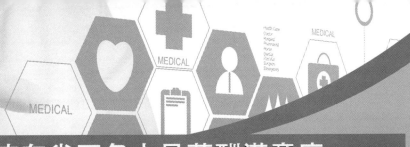

广东省医务人员薪酬满意度
调研分析研究报告

2020年1月至5月，广东省卫生经济学会人力资源分会与广州市景惠管理研究院配合，通过网络问卷的方式面向广东省医务人员开展薪酬满意度调研，通过现场访谈的方式就绩效考核与薪酬分配存在的问题进行调研，通过问卷分析和调研访谈就广东省医务人员薪酬满意度的调研结果与问题进行分析研究。

本次研究参与网络问卷调研的医疗机构类型共有9种，受访人员中综合性医院911人、中医医院59人、专科医院134人、中西医结合医院8人、妇幼保健院40人、医养结合医疗机构5人、乡镇卫生院86人、社区卫生服务中心41人、其他医疗机构19人（如诊所、疾控等）。合计参与调研的医务人员共有1303人。

参与现场访谈的医院共有15家，其中综合性医院6个、中医医院3个、专科医院2个、中西医结合医院1个、妇幼保健院3个。参与医务人员共有863名，访谈主要通过召开座谈会（平均每个医院3场座谈会）与个别访谈的形式进行。

现就本次问卷调研与现场访谈形成的研究报告如下。

一、问卷样本基本情况

1. 参与调研人员性别占比情况（表22-1）

表22-1 参与调研人员性别占比

性别	人数	占比
男	513	39.37%
女	790	60.63%
总计	1303	100%

2．参与调研人员学历占比情况（表 22-2）

表 22-2　参与调研人员学历占比

学历	人数	占比
博士	28	2.15%
硕士	124	9.52%
本科	784	60.17%
大专及以下	367	28.17%
总计	1303	100%

3．参与调研人员年龄占比情况（表 22-3）

表 22-3　参与调研人员年龄占比

年龄	人数	占比
35 岁以下	605	46.43%
35 岁—45 岁	465	35.69%
46 岁—55 岁	197	15.12%
56 岁以上	36	2.76%
总计	1303	100%

4．参与调研人员所在医疗机构占比情况（表 22-4）

表 22-4　参与调研人员所在医疗机构占比

医疗机构类别	人数	占比
综合性医院	911	69.92%
中医医院	59	4.53%
专科医院	134	10.28%
中西医结合医院	8	0.61%
妇幼保健院	40	3.07%
医养结合医疗机构	5	0.38%
乡镇卫生院	86	6.60%
社区卫生服务中心	41	3.15%
其他	19	1.46%
总计	1303	100%

5．参与调研人员所在岗位类别占比情况（表22-5）

表22-5　参与调研人员所在岗位类别占比

岗位类别	人数	占比
临床科室医师	456	35.00%
医技科室医师	73	5.60%
护理人员	473	36.30%
技师（影像、检验、康复等）	79	6.06%
药剂人员	35	2.69%
行政后勤人员	150	11.51%
院领导	37	2.84%
总计	1303	100%

6．参与调研人员职称占比情况（表22-6）

表22-6　参与调研人员职称占比

职称	人数	占比
高级	310	23.79%
中级	439	33.69%
初级	474	36.38%
无职称	80	6.14%
总计	1303	100%

7．参与调研人员国家事业编制占比情况（表22-7）

表22-7　参与调研人员国家事业编制占比

是否编制	人数	占比
是	636	48.81%
否	667	51.19%
总计	1303	100%

8．参与调研人员税前月收入占比情况（表22-8）

表22-8　参与调研人员税前月收入占比

税前	人数	占比
5000以下	300	23.02%
5000-10000	513	39.37%

续表

税前	人数	占比
10001-15000	263	20%
15001-20000	114	8.75%
20001-25000	50	3.84%
25001-30000	35	3%
30001-35000	15	1.15%
35000 以上	13	1.00%
总计	1303	100%

9. 参与调研人员所属职务占比情况（表 22-9）

表 22-9　参与调研人员所属职务占比

中层干部类别	人数	占比
职能科室主任（正副职）	117	8.98%
临床科室主任（正副职）	123	9.44%
医技科室主任（正副职）	32	2%
护士长	111	8.52%
院级领导	52	3.99%
无	868	67%
总计	1303	100%

10. 参与调研人员所在医院级别占比情况（表 22-10）

表 22-10　参与调研人员所在医院级别占比

医院级别	人数	占比
三级	494	37.91%
二级	639	49.04%
一级	53	4%
未评级	37	2.84%
乡镇卫生院	43	3.30%
社区卫生服务中心	37	3%
总计	1303	100%

11．参与调研人员所在医院性质占比情况（表 22-11）

表 22-11　参与调研人员所在医院性质占比

医院性质	人数	占比
公立医院	1226	94.09%
非公立医院	77	5.91%
总计	1303	100%

二、问卷样本数据整体情况

广东省医务人员薪酬满意度调研问卷设置 15 道题目，其中 11 道单选题，4 道多选题，具体包括工作安排的合理性、薪酬水平、薪酬竞争性、薪酬公平性、薪酬激励与保障等五个方面。对第 1 题至第 8 题的五级选择题采用 Likert 五级评分法对调查结果进行评分，如按"很满意"、"比较满意"、"一般"、"不太满意"、"很不满意"分别赋予 5、4、3、2、1 分；第 9 题的答案为比较高、适中、比较低、说不清，依次设置分数为 4 分、3 分、2 分、0 分；第 11 题的答案为非常强、比较强、一般、比较小、非常小，依次设置分数为 5 分、4 分、3 分、2 分、1 分，得分越高，满意度越高。然后利用模糊数学综合评判法（也称加权平均统计法）计算满意度（百分制，满分 100 分，表 22-12）。

（1）各指标满意度计算方法

设指标为 X，X 指标满意度为 T，Z 指标的评分为"1-5"，对应频数为 a、b、c、d、e。

$$T_x = \frac{1 \times a_z + 2 \times b_z + 3 \times c_z + 4 \times d_z + 5 \times e_z}{5 \times (a_z + b_z + c_z + d_z + e_z)} \times 100$$

（2）各维度满意度计算方法

设维度为 D，D 指标满意度为 T，若维度 D 对应指标为 Zi、Zj、Zk，指标 Zi、Zj、Zk 的满意度评分为 Ti、Tj、Tk。

$$T_D = \frac{T_i + T_j + T_k}{3} \times 100$$

（3）总体满意度计算方法

设总体满意度为 Ta，总体满意度分值对应总体满意度指标问题的统计结果，该指标的评分"1-5"分的频数一次为 a、b、c、d、e。

$$T_a = \frac{1\times a + 2\times b + 3\times c + 4\times d + 5\times e}{5\times(a+b+c+d+e)}\times 100$$

表 22-12　广东省医务人员薪酬满意度调研问卷统计结果

维度	问题	平均得分	综合得分
工作安排合理性	对工作时间安排的满意度	61.83	58.70
	对工作负荷的满意度	55.56	
薪酬水平	对个人收入水平的满意度	49.13	49.13
薪酬竞争性	对目前的个人收入与社会的其他行业相比的满意度	54.83	54.83
薪酬公平性	对本院薪酬分配方案公平性的满意度	48.90	50.28
	对个人收入水平与业绩贡献相关性的满意度	51.67	
薪酬激励与保障	对工作保障（如执业安全、辐射防护、劳动权益保障）的满意度	61.21	55.00
	对个人贡献与晋升匹配程度的满意度	57.48	
	对个人福利待遇及保障的满意度	51.39	
	对本院薪酬分配激励性的满意度	49.93	
总计		54.19	

综合以上统计，广东省医务人员薪酬满意度调研整体得分为 54.19 分，综合得分最高的维度为工作安排合理性，得分最低的为薪酬水平。

薪酬满意度调研问题按得分由高到低排序如表 22-13 所示。

从薪酬满意度问卷得分可知，综合满意度最高的三项分别为：对工作时间安排的满意度（61.83 分）、对工作保障（如执业安全、辐射防护、劳动权益保障）的满意度（61.21 分）和对个人贡献与晋升的匹配程度（57.48 分）。结果表明，参与调研人员对工作时间安排、贡献与晋升匹配程度以及工作保障满意度最高。

表 22-13　广东省医务人员薪酬满意度调研问题排序

问题	综合得分
您对工作时间安排的合理性	61.83
您对工作保障（如执业安全、辐射防护、劳动权益保障）	61.21
您对个人贡献与晋升的匹配程度	57.48
您对工作负荷的合理性	55.56
您认为目前的个人收入与社会的其他行业相比	54.83
您对个人收入水平与业绩贡献的相关性	51.67
您对个人福利待遇及保障	51.39
您认为本院薪酬分配的激励性	49.93
您对个人收入水平	49.13
您对本院薪酬分配方案的公平性	48.90

综合满意度最低的 3 项分别为：对本院薪酬分配的激励性的满意度（49.93 分）、对个人收入水平的满意度（49.13 分）、对本院薪酬分配方案公平性的满意度（48.90 分）。结果表明，参与调研人员集中对目前薪酬制度表示不满，主要体现在激励作用不明显、对个人收入水平不满意以及分配不公平。

三、问卷样本数据分析

（一）基本信息与各因素之间的相关性分析

1. 性别与各因素的相关性分析

1.1. 工作保障的满意度分析——性别（表 22-14，图 22-1）

表 22-14　工作保障的满意度

性别	非常满意	比较满意	一般	不满意	非常不满意
男	5.46%	29.43%	37.43%	17.74%	9.94%
女	5.06%	26.33%	45.44%	18.10%	5.06%

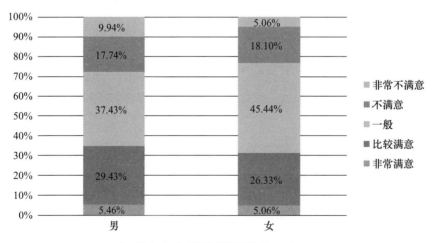

图 22-1　工作保障的满意度分析——性别

由图 22-1 可知，参与调研人员中 34.89% 的男性和 31.39% 的女性对工作保障感到满意或非常满意，37.43% 的男性和 45.44% 的女性感到一般。

1.2. 工作时间安排满意度——性别（表 22-15，图 22-2）

表 22-15　工作时间安排满意度

性别	非常满意	比较满意	一般	不满意	非常不满意
男	4.09%	30.80%	39.38%	16.76%	8.97%
女	4.81%	28.99%	45.32%	15.44%	5.44%

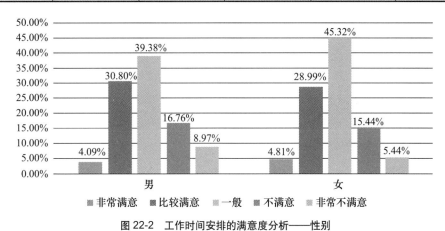

图 22-2　工作时间安排的满意度分析——性别

由图 22-2 可知，34.89% 的男性和 33.80% 的女性对工作时间安排的感到满意或非常满意，39.38% 的男性和 45.53% 的女性感到一般。

1.3. 工作负荷满意度分析——性别（表 22-16，图 22-3）

表 22-16　工作负荷满意度分析

性别	非常满意	比较满意	一般	不满意	非常不满意
男	3.31%	22.03%	34.50%	25.73%	14.42%
女	2.03%	18.48%	45.70%	25.32%	8.48%

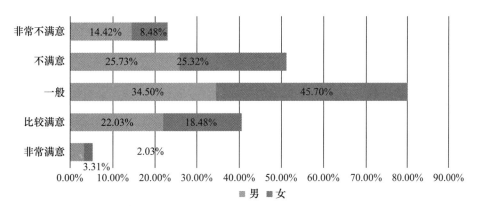

图 22-3　工作负荷满意度分析——性别

　　由图 22-3 可知，男性对工作负荷的满意度比女性对工作负荷的满意度低，40.16% 的男性对工作负荷感到不满意或非常不满意，而 33.8% 的女性对工作负荷感到不满意或非常不满意。

1.4. 本院薪酬分配方案公平性分析——性别（表 22-17，图 22-4）

表 22-17　薪酬分配方案公平性分析

性别	非常满意	比较满意	一般	不满意	非常不满意
男	2.34%	13.84%	31.38%	31.19%	21.25%
女	1.01%	12.41%	34.05%	34.94%	17.59%

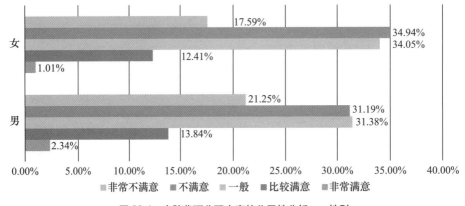

图 22-4　本院薪酬分配方案的公平性分析——性别

　　由图 22-4 可知，过半参与调研人员认为绩效分配方案不公平，其中男性占比达到 52.44%，女性占比达到 52.53%。

1.5. 个人收入水平与业绩贡献相关性的满意度分析——性别（表 22-18，图 22-5）

表 22-18　个人收入水平与业绩贡献相关性的满意度分析

性别	非常满意	比较满意	一般	不满意	非常不满意
男	2.34%	14.42%	34.11%	29.24%	19.88%
女	1.39%	15.70%	39.62%	31.77%	11.52%

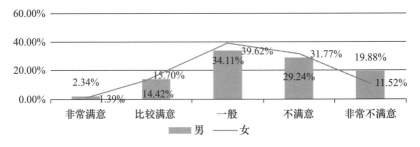

图 22-5　个人收入水平与业绩贡献相关性的满意度分析——性别

由图 22-5 可知，参与调研人员中 49.12% 的男性和 43.23% 的女性认为个人收入水平与业绩贡献的相关性不高，个人付出与回报不对等。

1.6. 个人贡献与晋升匹配程度的满意度分析——性别（表 22-19）

表 22-19　个人贡献与晋升匹配程度的满意度分析

性别	非常满意	比较满意	一般	不满意	非常不满意
男	3.31%	20.08%	43.86%	22.03%	10.72%
女	2.28%	17.47%	53.92%	20.76%	5.57%

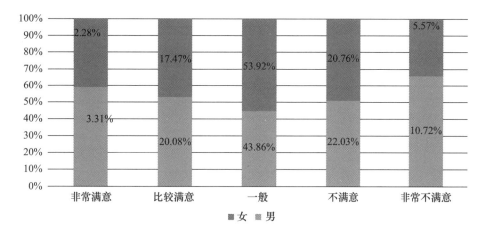

图 22-6　个人贡献与晋升匹配程度的满意度分析——性别

由图 22-6 可知，接近一半的参与调研人员认为个人贡献与晋升匹配程度一般，而 32.75% 的男性和 26.33% 的女性认为不满意或非常不满意。

1.7. 个人收入水平的满意度分析——性别（表 22-20）

表 22-20　个人收入水平的满意度分析

性别	非常满意	比较满意	一般	不满意	非常不满意
男	2.34%	11.31%	31.38%	34.11%	20.86%
女	1.65%	12.78%	31.90%	40.51%	13.16%

由图 22-7 可知，参与调研人员中，一半以上人员对个人收入水平感到不满意或非常不满意，其中认为不满意的男性占比 54.97%，女性占比为 53.67%。

1.8. 个人福利待遇及保障的满意度分析——性别（表 22-21）

表 22-21　个人福利待遇及保障的满意度分析

性别	非常满意	比较满意	一般	不满意	非常不满意
男	2.14%	13.84%	34.89%	31.77%	17.35%
女	1.39%	15.06%	37.72%	34.18%	11.65%

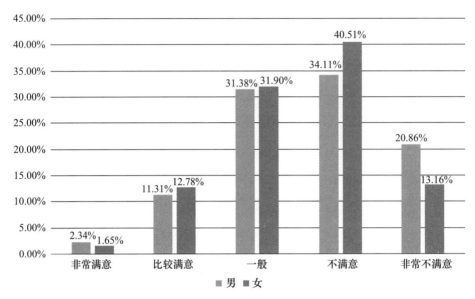

图 22-7　个人收入水平的满意度分析——性别

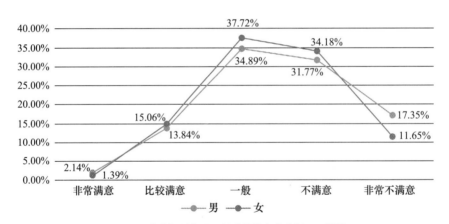

图 22-8　个人福利待遇及保障的满意度分析——性别

由图 22-8 可知，参与调研人员中 49.12% 的男性和 45.82% 的女性对个人福利待遇及保障不满意或非常不满意，而 34.89% 的男性和 37.72% 的女性感到一般。

1.9. 个人收入与社会的其他行业相比的满意度分析——性别（表 22-22）

表 22-22　个人收入与社会的其他行业相比的满意度分析

性别	比较高	适中	比较低	说不清
男	2.53%	23.39%	68.03%	6.04%
女	2.15%	27.59%	64.94%	5.32%

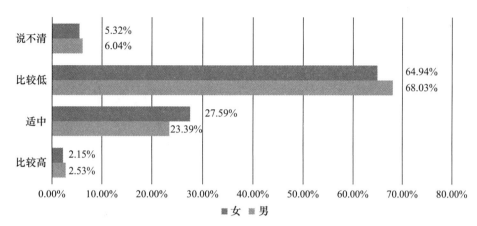

图 22-9　个人收入与社会的其他行业相比的满意度分析——性别

由图 22-9 可知，参与调研人员普遍认为个人收入与社会的其他行业相比比较低，其中认为比较低的男性占比为 68.03%，女性占比为 64.94%。

1.10. 本院医务人员薪酬水平的差距分析——性别（表 22-23）

表 22-23　本院医务人员薪酬水平的差距分析

性别	非常大	比较大	一般	比较小	非常小
男	18.91%	39.38%	32.94%	8.19%	0.58%
女	19.62%	47.22%	29.24%	3.16%	0.76%

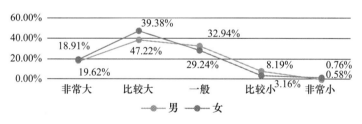

图 22-10　本院医务人员薪酬水平的差距分析——性别

由图 22-10 可知，参与调研人员普遍认为薪酬水平差距大，其中认为差距大的男性占比为 58.28%，女性占比为 66.84%。

1.11. 本院薪酬分配的激励性分析——性别（表 22-24）

表 22-24　本院薪酬分配的激励性分析

性别	非常强	比较强	一般	比较小	非常小
男	1.95%	8.77%	44.05%	23.59%	21.64%
女	1.39%	9.87%	44.56%	27.85%	16.33%

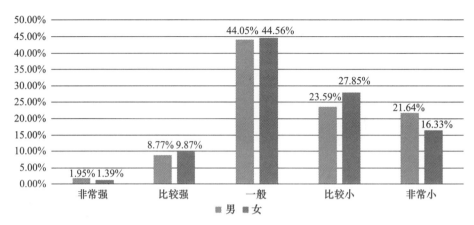

图 22-11　本院薪酬分配的激励性分析——性别

由图 22-11 可知，参与调研人员中 45.22% 的男性和 44.18% 的女性认为本院薪酬分配的激励性小，44.05% 的男性和 44.56% 的女性认为激励性一般。

综合分析可知，在对影响薪酬满意度的各因素中，男女性别不同，看法基本一致，男女对不同问题的看法没有显著差异。

2．学历与各因素的相关性分析

2.1. 工作保障的满意度分析——学历（表 22-25）

表 22-25　工作保障的满意度分析

学历	非常满意	比较满意	一般	不满意	非常不满意
博士	3.57%	28.57%	35.71%	28.57%	3.57%
硕士	8.87%	27.42%	35.48%	22.58%	5.65%
本科	5.36%	29.85%	40.43%	16.33%	8.04%
大专及以下	3.81%	22.62%	49.05%	19.07%	5.45%

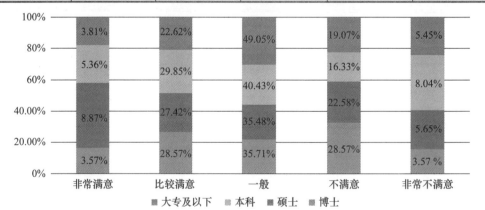

图 22-12　工作保障的满意度分析——学历

由图 22-12 可知，参与调研人员普遍对工作保障的满意度感到一般，认为一般的占比均在 35% 以上，满意度最高的是硕士学历，满意占比达到 36.29%，大专及以下学历的人员满意度最低，满意占比仅 26.43%。

2.2. 工作时间安排的满意度分析——学历（表 22-26）

表 22-26　工作时间安排的满意度分析

学历	非常满意	比较满意	一般	不满意	非常不满意
博士	7.14%	21.43%	42.86%	14.29%	14.29%
硕士	6.45%	30.65%	32.26%	20.16%	10.48%
本科	4.72%	32.78%	40.94%	15.05%	6.51%
大专及以下	3.27%	23.43%	50.95%	16.62%	5.72%

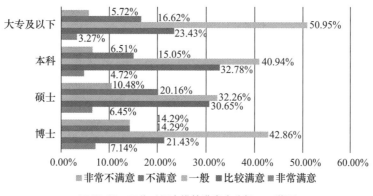

图 22-13　工作时间安排的满意度分析——学历

由图 22-13 可知，参与调研人员中本科学历的对工作时间安排的满意度最高，满意或非常满意占比达到 37.5%，大专及以下学历的满意度最低，满意或非常满意占比仅达到 26.7%。

2.3. 工作负荷的满意度分析——学历（表 22-27）

表 22-27　工作负荷的满意度分析

学历	非常满意	比较满意	一般	不满意	非常不满意
博士	3.57%	14.29%	39.29%	14.29%	28.57%
硕士	3.23%	24.19%	29.03%	29.03%	14.52%
本科	2.93%	21.17%	40.56%	24.49%	10.84%
大专及以下	1.36%	16.08%	47.14%	27.25%	8.17%

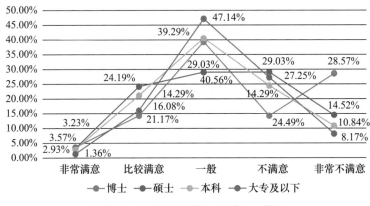

图 22-14 工作负荷的满意度分析——学历

由图 22-14 可知，参与调研人员中博士学历及硕士学历的对工作负荷的满意度最低，前者不满意或非常不满意占比达到 42.86%，后者不满意或非常不满意占比达到 43.55%。

2.4. 本院薪酬分配方案的公平性分析——学历（表 22-28）

表 22-28 薪酬分配方案的公平性分析

学历	非常满意	比较满意	一般	不满意	非常不满意
博士	3.57%	10.71%	21.43%	42.86%	21.43%
硕士	1.61%	20.16%	31.45%	24.19%	22.58%
本科	1.91%	14.16%	34.06%	30.74%	19.13%
大专及以下	0.54%	8.17%	32.15%	41.69%	17.44%

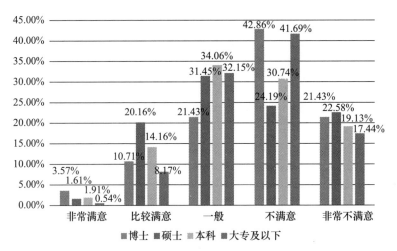

图 22-15 本院薪酬分配方案的公平性分析——学历

由图 22-15 可知，参与调研人员中博士学历的人员对本院薪酬分配方案公平性的满意度最低，不满意或非常不满意占比高达 64.29%，次之的为大专及以下学历的人员，不满意或非常不满意占比达到 59.13%。

2.5. 个人收入水平与业绩贡献相关性的满意度分析——学历（表 22-29）

表 22-29　个人收入水平与业绩贡献相关性的满意度分析

学历	非常满意	比较满意	一般	不满意	非常不满意
博士	3.57%	10.71%	14.29%	50.00%	21.43%
硕士	2.42%	16.94%	35.48%	26.61%	18.55%
本科	2.30%	16.33%	37.37%	28.83%	15.18%
大专及以下	0.27%	12.53%	40.05%	34.88%	12.26%

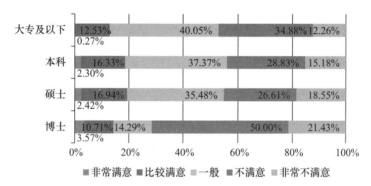

图 22-16　个人收入水平与业绩贡献相关性的满意度分析——学历

由图 22-16 可知，参与调研人员中博士学历的人员对个人收入水平与业绩贡献相关性的满意度最低，不满意或非常不满意占比高达 71.43%，次之的为大专及以下学历的人员，不满意或非常不满意占比达到 47.14%。

2.6. 个人贡献与晋升的匹配程度的满意度分析——学历（表 22-30）

表 22-30　个人贡献与晋升的匹配程度的满意度分析

学历	非常满意	比较满意	一般	不满意	非常不满意
博士	7.14%	7.14%	39.29%	35.71%	10.71%
硕士	2.42%	20.16%	41.13%	28.23%	8.06%
本科	3.57%	20.92%	46.68%	20.03%	8.80%
大专及以下	0.54%	13.62%	60.76%	20.44%	4.63%

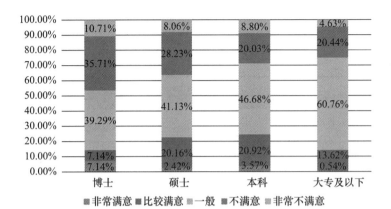

图 22-17　个人贡献与晋升的匹配程度的满意度分析——学历

由图 22-17 可知，参与调研人员中博士学历的人员对个人贡献与晋升的匹配程度的满意度最低，不满意或非常不满意占比高达 46.43%。

2.7. 个人收入水平的满意度分析——学历（表 22-31）

表 22-31　个人收入水平的满意度分析

学历	非常满意	比较满意	一般	不满意	非常不满意
博士	3.57%	10.71%	25.00%	46.43%	14.29%
硕士	3.23%	15.32%	30.65%	36.29%	14.52%
本科	2.17%	12.76%	32.40%	35.71%	16.96%
大专及以下	0.82%	10.08%	31.06%	42.78%	15.26%

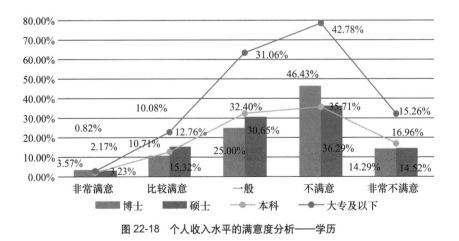

图 22-18　个人收入水平的满意度分析——学历

由图 22-18 可知，参与调研人员中博士学历的人员对个人收入水平的满意度最低，不满意或非常不满意占比高达 60.71%。

2.8. 个人福利待遇及保障的满意度分析——学历（表 22-32）

表 22-32　个人福利待遇及保障的满意度分析

学历	非常满意	比较满意	一般	不满意	非常不满意
博士	3.57%	17.86%	25.00%	35.71%	17.86%
硕士	3.23%	15.32%	36.29%	32.26%	12.90%
本科	1.91%	15.18%	37.37%	32.14%	13.39%
大专及以下	0.54%	12.81%	35.97%	35.69%	14.99%

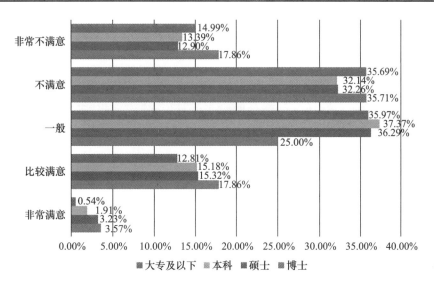

图 22-19　个人福利待遇及保障的满意度分析——学历

由图 22-19 可知，参与调研人员对个人福利待遇及保障的满意度普遍感到低，其中博士学历的人员满意度最低，不满意或非常不满意占比高达 53.57%，次之的是大专及以下学历的人员，不满意或非常不满意占比达到 50.68%。

2.9. 个人收入与社会的其他行业相比的满意度分析——学历（表 22-33）

表 22-33　个人收入与社会的其他行业相比的满意度分析

学历	比较高	适中	比较低	说不清
博士	3.57%	17.86%	71.43%	7.14%
硕士	4.03%	28.23%	63.71%	4.03%
本科	2.68%	26.02%	66.20%	5.10%
大专及以下	0.82%	25.61%	66.49%	7.08%

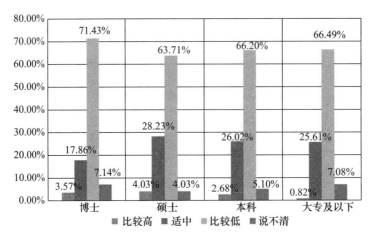

图 22-20　个人收入与社会的其他行业相比的满意度分析——学历

由图 22-20 可知，66.16% 的参与调研人员对个人收入与社会的其他行业相比的满意度感到低。

2.10. 本院医务人员薪酬水平的差距分析——学历（表 22-34）

表 22-34　医务人员薪酬水平的差距分析

学历	非常大	比较大	一般	比较小	非常小
博士	21.43%	32.14%	25.00%	17.86%	3.57%
硕士	16.13%	39.52%	34.68%	8.87%	0.81%
本科	17.60%	43.75%	32.53%	5.61%	0.51%
大专及以下	23.98%	47.41%	25.89%	1.91%	0.82%

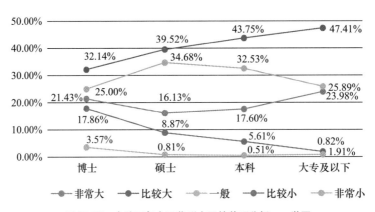

图 22-21　本院医务人员薪酬水平的差距分析——学历

由图 22-21 可知，参与调研人员对本院医务人员薪酬水平的差距普遍感到很大，其中大专及以下学历的人员认为差距最大，占比高达 71.93%。

2.11. 本院薪酬分配的激励性分析——学历（表 22-35）

表 22-35　薪酬分配的激励性分析

学历	非常强	比较强	一般	比较小	非常小
博士	7.14%	3.57%	46.43%	10.71%	32.14%
硕士	2.42%	14.52%	38.71%	25.00%	19.35%
本科	1.79%	9.82%	44.90%	26.02%	17.47%
大专及以下	0.54%	7.36%	44.96%	28.07%	19.07%

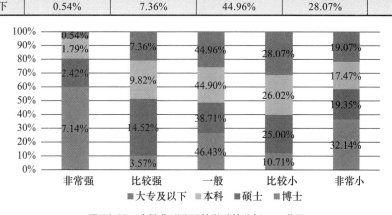

图 22-22　本院薪酬分配的激励性分析——学历

由图 22-22 可知，参与调研人员普遍认为本院薪酬分配的激励性小，各学历人员认为激励性小的占比均接近 45%，表示激励性一般的也接近 45%。

综上分析，高学历的人员对于工作负荷、薪酬制度的公平性、薪酬与业绩贡献的相关性满意度均比较低，而大专及以下学历人员则对工作保障、薪酬差距的满意度比较低。这表明，高学历人员更关注付出需要有回报，低学历人员更关注他们与高收入人员的薪酬差距，这也是在薪酬分配要进行深入探讨的如何平衡好业务熟练人员与初入职人员或新手之间的差距，做到既能调动工作积极性，又能保护潜在人力资源的利益，以期做到效率与公平兼顾。

3．年龄与各因素的相关性分析

3.1. 工作保障的满意度分析——年龄（表 22-36）

表 22-36　工作保障的满意度分析

年龄	非常满意	比较满意	一般	不满意	非常不满意
56 岁以上	8.33%	27.78%	47.22%	16.67%	0.00%
46～55 岁	8.12%	41.62%	33.50%	11.17%	5.58%
35～45 岁	6.88%	27.74%	40.43%	17.63%	7.31%
35 岁以下	2.81%	22.81%	46.28%	20.50%	7.60%

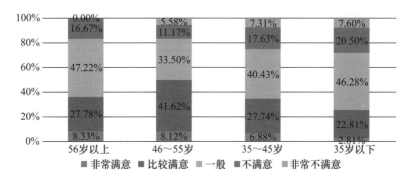

图 22-23　工作保障的满意度分析——年龄

由图 22-23 可知，参与调研人员中年龄段在 46～55 岁的人员对工作保障的满意度最高，满意或非常满意的占比达到 49.75%；满意度最低的是年龄在 35 岁以下的人员，满意或非常满意的占比仅达到 25.62%。

3.2. 工作时间安排的满意度分析——年龄（表 22-37）

表 22-37　工作时间安排的满意度分析

年龄	非常满意	比较满意	一般	不满意	非常不满意
56 岁以上	5.56%	41.67%	44.44%	8.33%	0.00%
46～55 岁	3.05%	48.22%	35.03%	9.64%	4.06%
35～45 岁	6.02%	28.60%	42.15%	15.91%	7.31%
35 岁以下	3.80%	23.80%	46.12%	18.51%	7.77%

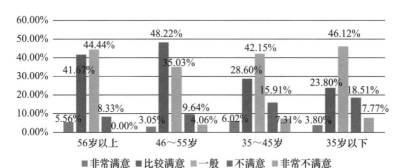

图 22-24　工作时间安排的满意度分析——年龄

由图 22-24 可知，参与调研人员中年龄段在 46～55 岁的人员对工作时间安排的满意度最高，满意或非常满意的占比达到 51.27%；满意度最低的是年龄在 35 岁以下的人员，满意或非常满意的占比仅达到 27.60%。

3.3. 工作负荷安排的满意度分析——年龄（表22-38）

表22-38　工作负荷安排的满意度分析

年龄	非常满意	比较满意	一般	不满意	非常不满意
56岁以上	0.00%	22.22%	50.00%	22.22%	5.56%
46～55岁	2.54%	34.01%	36.55%	18.27%	8.63%
35～45岁	3.66%	20.65%	38.49%	25.16%	12.04%
35岁以下	1.82%	14.55%	44.46%	28.26%	10.91%

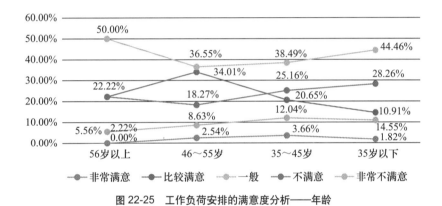

图22-25　工作负荷安排的满意度分析——年龄

由图22-25可知，参与调研人员中大部分人对工作负荷安排的满意度感到一般，其中年龄段在56岁以上的人员认为一般的占比达到50%，而满意度最低的是35岁以下的人员，不满意或非常不满意的占比达到39.17%。

3.4. 本院薪酬分配方案公平性的满意度分析——年龄（表22-39）

表22-39　薪酬分配方案公平性的满意度分析

年龄	非常满意	比较满意	一般	不满意	非常不满意
56岁以上	0.00%	22.22%	30.56%	30.56%	16.67%
46～55岁	2.54%	20.30%	38.07%	26.90%	12.18%
35～45岁	2.58%	15.91%	32.90%	29.89%	18.71%
35岁以下	0.50%	7.77%	31.57%	38.51%	21.65%

由图22-26可知，参与调研人员中大部分人认为本院薪酬分配方案不公平，各年龄段中认为不公平的占比均在接近40%或以上，其中年龄段在35岁以下的人员认为不公平的占比最高，达到60.17%。

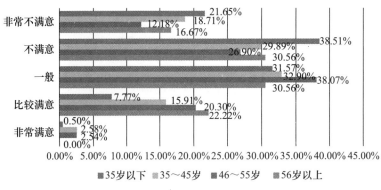

图 22-26 本院薪酬分配方案公平性的满意度分析——年龄

3.5. 个人收入水平与业绩贡献相关性的满意度分析——年龄（表 22-40）

表 22-40 个人收入水平与业绩贡献相关性的满意度分析

年龄	非常满意	比较满意	一般	不满意	非常不满意
56 岁以上	2.78%	22.22%	30.56%	36.11%	8.33%
46～55 岁	2.03%	22.84%	35.03%	28.43%	11.68%
35～45 岁	3.23%	17.20%	33.55%	30.32%	15.70%
35 岁以下	0.50%	10.74%	41.65%	31.57%	15.54%

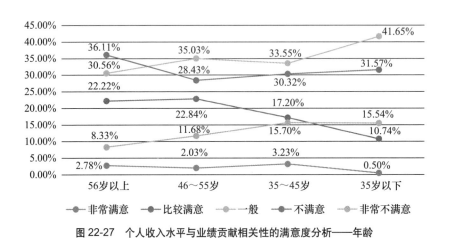

图 22-27 个人收入水平与业绩贡献相关性的满意度分析——年龄

由图 22-27 可知，参与调研人员中大部分人认为个人收入水平与业绩贡献的相关性低，各年龄段中认为相关性低的占比均在 40% 以上，其中年龄段在 35 岁以下的人员认为相关性低的占比最高，达到 47.11%。

3.6. 个人贡献与晋升匹配程度的满意度分析——年龄（表 22-41）

表 22-41　个人贡献与晋升匹配程度的满意度分析

年龄	非常满意	比较满意	一般	不满意	非常不满意
56 岁以上	2.78%	22.22%	50.00%	22.22%	2.78%
46～55 岁	5.58%	27.92%	39.09%	21.83%	5.58%
35～45 岁	3.87%	21.72%	44.09%	21.72%	8.60%
35 岁以下	0.83%	12.73%	58.02%	20.66%	7.77%

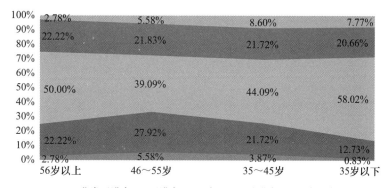

图 22-28　个人贡献与晋升匹配程度的满意度分析——年龄

由图 22-28 可知，参与调研人员中大部分人认为个人贡献与晋升匹配程度一般，占比均在接近 40% 及以上，其中年龄段在 35～45 岁的人员认为匹配程度低的占比最高，达到 30.32%。

3.7. 个人收入水平的满意度分析——年龄（表 22-42）

表 22-42　个人收入水平的满意度分析

年龄	非常满意	比较满意	一般	不满意	非常不满意
56 岁以上	2.78%	22.22%	33.33%	38.89%	2.78%
46～55 岁	3.05%	19.29%	34.52%	29.95%	13.20%
35～45 岁	3.01%	15.05%	32.04%	35.27%	14.62%
35 岁以下	0.66%	7.11%	30.41%	42.64%	19.17%

由图 22-29 可知，参与调研人员中大部分人对个人收入水平的满意度感到低，不满意占比均在 41% 及以上，其中年龄段在 35 岁以下的人员认为满意度低，比例达到 61.82%。

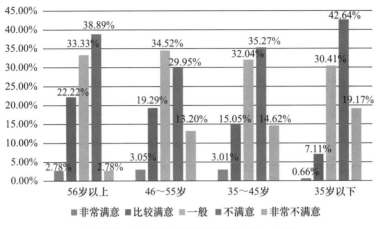

图 22-29　个人收入水平的满意度分析——年龄

3.8. 个人福利待遇及保障的满意度分析——年龄（表 22-43）

表 22-43　个人福利待遇及保障的满意度分析

年龄	非常满意	比较满意	一般	不满意	非常不满意
56 岁以上	2.78%	19.44%	36.11%	38.89%	2.78%
46～55 岁	2.54%	24.87%	34.52%	26.40%	11.68%
35～45 岁	2.58%	16.99%	34.19%	34.19%	12.04%
35 岁以下	0.66%	9.09%	39.17%	34.38%	16.69%

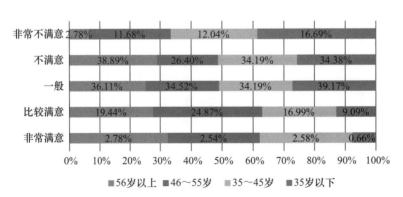

图 22-30　个人福利待遇及保障的满意度分析——年龄

由图 22-30 可知，参与调研人员中各年龄段认为个人福利待遇及保障一般的接近
35%，其中年龄段在 35 岁以下的人员满意度最低，比例达到 51.07%。

3.9. 个人收入与社会的其他行业相比的满意度分析——年龄（表 22-44）

表 22-44　个人收入与社会的其他行业相比的满意度分析

年龄	比较高	适中	比较低	说不清
56 岁以上	5.56%	19.44%	69.44%	5.56%
46~55 岁	3.55%	31.98%	59.90%	4.57%
35~45 岁	3.44%	27.74%	64.73%	4.09%
35 岁以下	0.83%	22.98%	69.09%	7.11%
总计	2.30%	25.94%	66.16%	5.60%

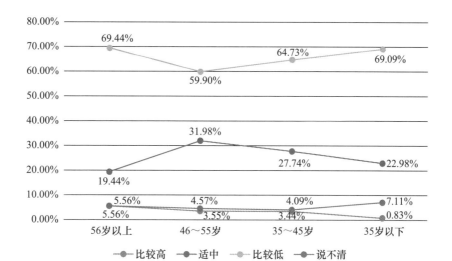

图 22-31　个人收入与社会的其他行业相比的满意度分析——年龄

由图 22-31 可知，参与调研人员普遍认为个人收入与社会的其他行业相比比较低，认为比较低的占比均接近 60% 及以上，其中年龄段在 56 岁以上的人员，认为比较低的占比为 69.44%。

3.10. 本院医务人员薪酬水平的差距分析——年龄（表 22-45）

表 22-45　医务人员薪酬水平的差距分析

年龄	非常大	比较大	一般	比较小	非常小
56 岁以上	11.11%	36.11%	36.11%	11.11%	5.56%
46~55 岁	15.23%	40.61%	34.01%	9.14%	1.02%
35~45 岁	17.20%	43.87%	31.61%	6.88%	0.43%
35 岁以下	22.81%	45.95%	28.60%	2.15%	0.50%

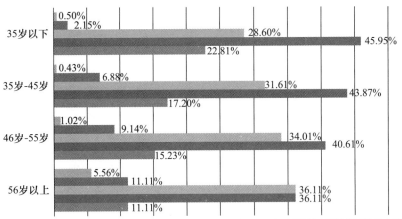

图 22-32　本院医务人员薪酬水平的差距分析——年龄

由图 22-32 可知，参与调研人员普遍认为本院医务人员薪酬水平的差距大，认为差距大的占比均接近 50% 及以上，其中年龄段在 35 岁以下的人员认为差距最大，占比为 68.76%。

3.11. 本院薪酬分配的激励性分析——年龄（表 22-46）

表 22-46　薪酬分配的激励性分析

年龄	非常强	比较强	一般	比较小	非常小
56 岁以上	0.00%	19.44%	44.44%	25.00%	11.11%
46～55 岁	2.03%	13.20%	50.76%	22.34%	11.68%
35～45 岁	2.80%	12.26%	43.23%	23.44%	18.28%
35 岁以下	0.66%	5.45%	43.14%	29.59%	21.16%

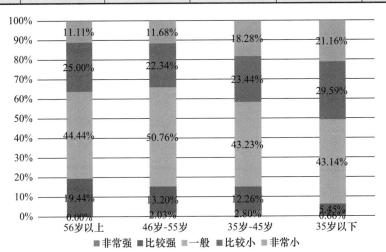

图 22-33　本院薪酬分配的激励性分析——年龄

由图 22-33 可知，参与调研人员普遍认为本院薪酬分配的激励性一般，认为激励性一般的占比均在 43% 及以上，其中年龄段在 35 岁以下的人员认为激励性最小，占比为 50.74%。

综上分析，从年龄结构来看，年龄越小对影响薪酬的各个因素的满意度均较低，结合访谈情况分析，这与年轻医务人员待遇普遍不高，且年轻人对薪酬的期望值高，同时他们也与高年资医务人员的收入进行对比，会有心理上的不平衡感。

4．医疗机构与各因素的相关性分析

4.1. 工作保障的满意度分析——医疗机构（表 22-47）

表 22-47　工作保障的满意度分析

医疗机构	非常满意	比较满意	一般	不满意	非常不满意
妇幼保健院	3.57%	32.14%	21.43%	17.86%	25.00%
其他	0.00%	37.50%	50.00%	12.50%	0.00%
社区卫生服务中心	4.57%	27.59%	45.88%	16.92%	5.03%
乡镇卫生院	1.47%	17.65%	42.65%	20.59%	17.65%
中医医院	6.76%	25.68%	31.08%	25.68%	10.81%
专科医院	4.24%	32.20%	39.83%	16.95%	6.78%
综合性医院	7.41%	27.64%	40.17%	18.23%	6.55%

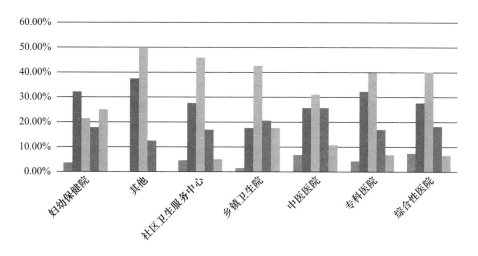

图 22-34　工作保障的满意度分析——医疗机构

由图 22-34 可知，参与调研人员普遍对工作保障的满意度感到一般，其中满意度最低的为妇幼保健院，不满意或非常不满意占比达到 42.86%。

4.2. 工作时间安排的满意度分析——医疗机构（表 22-48）

表 22-48　工作时间安排的满意度分析

医疗机构	非常满意	比较满意	一般	不满意	非常不满意
妇幼保健院	3.57%	17.86%	39.29%	25.00%	14.29%
其他	12.50%	25.00%	37.50%	12.50%	12.50%
社区卫生服务中心	4.57%	28.96%	45.58%	15.70%	5.18%
乡镇卫生院	0.00%	14.71%	54.41%	14.71%	16.18%
中医医院	8.11%	28.38%	28.38%	21.62%	13.51%
专科医院	5.93%	40.68%	40.68%	7.63%	5.08%
综合性医院	3.99%	31.62%	40.17%	17.66%	6.55%

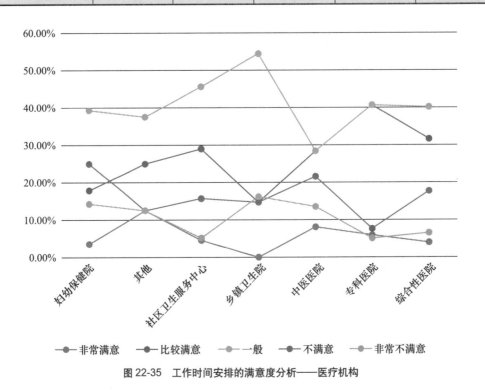

图 22-35　工作时间安排的满意度分析——医疗机构

由图 22-35 可知，参与调研人员普遍对工作时间安排的满意度感到一般，其中满意度最高的为专科医院，满意或非常满意占比达到 46.61%，满意度最低的为乡镇卫生院，满意或非常满意占比仅达 14.71%。

4.3. 工作负荷的满意度分析——医疗机构（表 22-49）

表 22-49　工作负荷的满意度分析

医疗机构	非常满意	比较满意	一般	不满意	非常不满意
妇幼保健院	0.00%	20.00%	32.50%	30.00%	17.50%
其他	0.00%	38.46%	38.46%	15.38%	7.69%
社区卫生服务中心	6.98%	18.60%	30.23%	34.88%	9.30%
乡镇卫生院	0.00%	15.12%	45.35%	25.58%	13.95%
医养结合医疗机构	0.00%	40.00%	60.00%	0.00%	0.00%
中西医结合医院	0.00%	12.50%	50.00%	25.00%	12.50%
中医医院	5.08%	5.08%	40.68%	25.42%	23.73%
专科医院	1.49%	25.37%	47.01%	17.16%	8.96%
综合性医院	2.73%	20.22%	40.87%	26.34%	9.84%

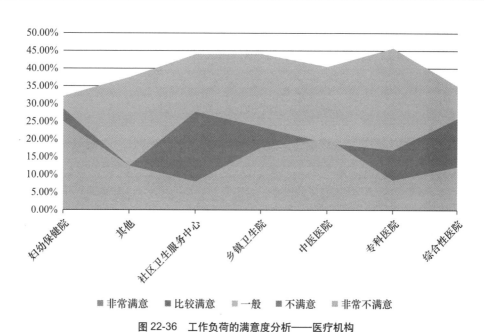

图 22-36　工作负荷的满意度分析——医疗机构

由图 22-36 可知，医养结合医疗机构的人员对工作负荷的满意度最高，满意或非常满意占比达到 40%，认为一般的达到 60%；满意度最低的为中医医院，满意或非常满意占比仅为 10.17%。

4.4. 本院薪酬分配方案公平性的满意度分析——医疗机构（表 22-50）

表 22-50 薪酬分配方案公平性的满意度分析

医疗机构	非常满意	比较满意	一般	不满意	非常不满意
妇幼保健院	7.50%	7.50%	10.00%	37.50%	37.50%
其他	0.00%	23.08%	30.77%	38.46%	7.69%
社区卫生服务中心	0.00%	11.63%	44.19%	32.56%	11.63%
乡镇卫生院	0.00%	6.98%	29.07%	34.88%	29.07%
医养结合医疗机构	0.00%	20.00%	0.00%	60.00%	20.00%
中西医结合医院	0.00%	0.00%	37.50%	37.50%	25.00%
中医医院	3.39%	10.17%	23.73%	37.29%	25.42%
专科医院	0.75%	15.67%	33.58%	28.36%	21.64%
综合性医院	1.53%	13.55%	34.54%	33.44%	16.94%

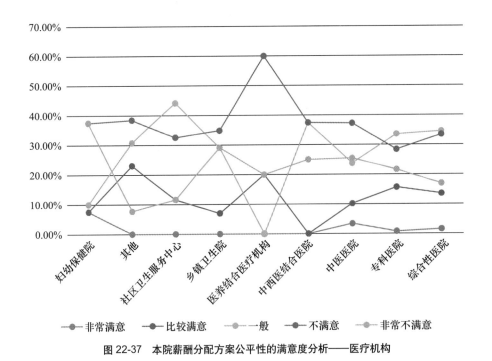

图 22-37 本院薪酬分配方案公平性的满意度分析——医疗机构

由图 22-37 可知，参与调研人员普遍认为本院薪酬分配方案不公平，认为不公平的占比均在 44% 及以上，其中医养结合医疗机构的人员认为公平性低的占比最高，比例为 80%，次之的为妇幼保健院，认为公平性低的占比为 75%。

4.5. 个人收入水平与业绩贡献相关性的满意度分析——医疗机构（表 22-51）

表 22-51　个人收入水平与业绩贡献相关性的满意度分析

医疗机构	非常满意	比较满意	一般	不满意	非常不满意
妇幼保健院	7.50%	7.50%	25.00%	32.50%	27.50%
其他	0.00%	30.77%	30.77%	30.77%	7.69%
社区卫生服务中心	0.00%	11.63%	37.21%	34.88%	16.28%
乡镇卫生院	0.00%	8.14%	36.05%	34.88%	20.93%
医养结合医疗机构	0.00%	20.00%	0.00%	80.00%	0.00%
中西医结合医院	0.00%	12.50%	50.00%	25.00%	12.50%
中医医院	5.08%	6.78%	38.98%	30.51%	18.64%
专科医院	0.75%	17.16%	36.57%	24.63%	20.90%
综合性医院	1.75%	16.39%	38.36%	30.82%	12.68%

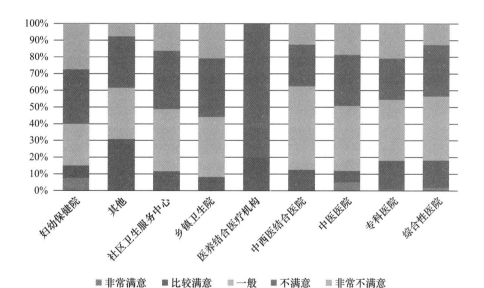

图 22-38　个人收入水平与业绩贡献相关性的满意度分析——医疗机构

由图 22-38 可知，参与调研人员普遍认为个人收入水平与业绩贡献相关性不高，其中医养结合医疗机构的人员认为相关性低的占比最高，比例为 80%，次之的为妇幼保健院，认为相关性低的占比为 60%。

4.6. 个人贡献与晋升匹配程度的满意度分析——医疗机构（表22-52）

表 22-52 个人贡献与晋升匹配程度的满意度分析

医疗机构	非常满意	比较满意	一般	不满意	非常不满意
妇幼保健院	10.00%	7.50%	40.00%	25.00%	17.50%
其他	0.00%	15.38%	61.54%	15.38%	7.69%
社区卫生服务中心	0.00%	13.95%	51.16%	30.23%	4.65%
乡镇卫生院	0.00%	13.95%	53.49%	22.09%	10.47%
医养结合医疗机构	0.00%	20.00%	0.00%	80.00%	0.00%
中西医结合医院	0.00%	12.50%	62.50%	25.00%	0.00%
中医医院	5.08%	13.56%	38.98%	30.51%	11.86%
专科医院	1.49%	17.91%	52.99%	19.40%	8.21%
综合性医院	2.84%	20.11%	50.27%	20.00%	6.78%

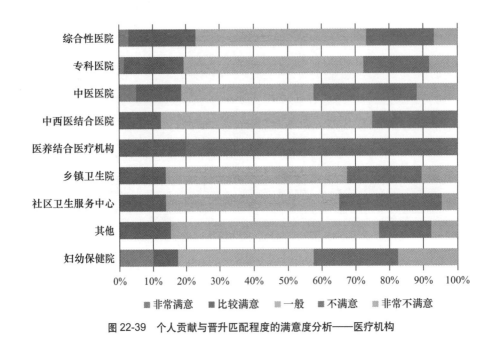

图 22-39 个人贡献与晋升匹配程度的满意度分析——医疗机构

由图 22-39 可知，参与调研人员普遍认为个人贡献与晋升匹配程度一般，其中医养结合医疗机构的人员认为匹配度低的占比最高，比例为 80%，次之的为妇幼保健院，认为匹配度低的占比为 42.5%。

4.7. 个人收入水平的满意度分析——医疗机构（表 22-53）

表 22-53　个人收入水平的满意度分析

医疗机构	非常满意	比较满意	一般	不满意	非常不满意
妇幼保健院	3.57%	7.14%	10.71%	39.29%	39.29%
其他	0.00%	12.50%	75.00%	12.50%	0.00%
社区卫生服务中心	1.07%	13.57%	34.15%	39.79%	11.43%
乡镇卫生院	0.00%	4.41%	26.47%	39.71%	29.41%
中医医院	4.05%	14.86%	32.43%	25.68%	22.97%
专科医院	0.85%	12.71%	27.97%	38.98%	19.49%
综合性医院	3.70%	10.83%	29.91%	37.04%	18.52%

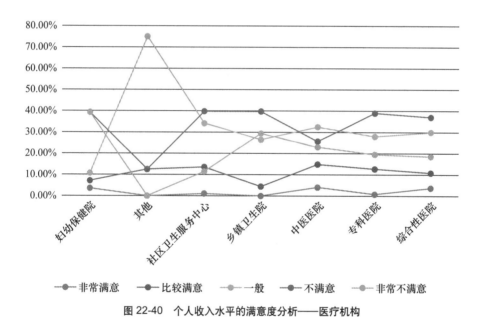

图 22-40　个人收入水平的满意度分析——医疗机构

由图 22-40 可知，各医疗机构人员普遍认为个人收入水平低下，其中妇幼保健院的人员认为水平低的占比最高，比例为 78.57%，次之的为乡镇卫生院，认为水平低的占比为 69.12%。

4.8. 个人福利待遇及保障的满意度分析——医疗机构（表 22-54）

表 22-54　个人福利待遇及保障的满意度分析

医疗机构	非常满意	比较满意	一般	不满意	非常不满意
妇幼保健院	0.00%	10.71%	10.71%	39.29%	39.29%
其他	0.00%	25.00%	37.50%	37.50%	0.00%

续表

医疗机构	非常满意	比较满意	一般	不满意	非常不满意
社区卫生服务中心	0.76%	16.01%	40.55%	33.08%	9.60%
乡镇卫生院	0.00%	2.94%	30.88%	39.71%	26.47%
中医医院	4.05%	17.57%	35.14%	22.97%	20.27%
专科医院	1.69%	13.56%	36.44%	34.75%	13.56%
综合性医院	3.42%	13.96%	32.76%	33.33%	16.52%

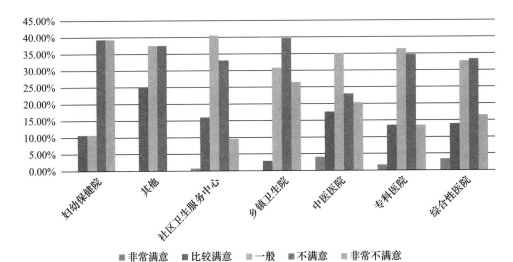

图 22-41   个人福利待遇及保障的满意度分析——医疗机构

由图 22-41 可知，各医疗机构人员普遍认为个人福利待遇及保障不高，其中妇幼保健院的人员认为不高的占比最高，比例为 78.57%，次之的为乡镇卫生院，认为不高的占比为 66.18%。

4.9. 个人收入与社会其他行业相比的满意度分析——医疗机构（表 22-55）

表 22-55   个人收入与社会其他行业相比的满意度分析

医疗机构	比较高	适中	比较低	说不清
妇幼保健院	3.57%	10.71%	78.57%	7.14%
其他	0.00%	37.50%	62.50%	0.00%
社区卫生服务中心	1.98%	26.52%	65.40%	6.10%
乡镇卫生院	0.00%	10.29%	83.82%	5.88%
中医医院	6.76%	24.32%	62.16%	6.76%
专科医院	1.69%	23.73%	66.95%	7.63%
综合性医院	2.56%	29.91%	63.82%	3.70%

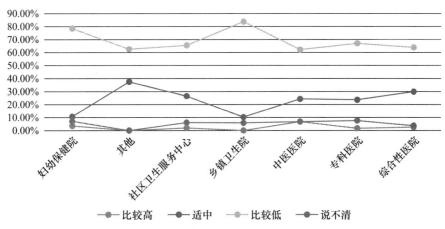

图 22-42　个人收入与社会其他行业相比的满意度分析——医疗机构

由图 22-42 可知，各医疗机构人员普遍认为个人收入与社会其他行业相比低，其中乡镇卫生院的人员认为低的占比最高，比例为 83.82%，次之为妇幼保健院，认为低的占比为 78.57%。

4.10. 本院医务人员薪酬水平差距的满意度分析——医疗机构（表 22-56）

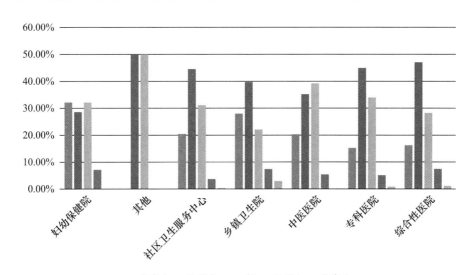

图 22-43　本院医务人员薪酬水平差距的满意度分析——医疗机构

表 22-56　医务人员薪酬水平差距的满意度分析

医疗机构	非常大	比较大	一般	比较小	非常小
妇幼保健院	32.14%	28.57%	32.14%	7.14%	0.00%
其他	0.00%	50.00%	50.00%	0.00%	0.00%

续表

医疗机构	非常大	比较大	一般	比较小	非常小
社区卫生服务中心	20.43%	44.51%	31.10%	3.66%	0.30%
乡镇卫生院	27.94%	39.71%	22.06%	7.35%	2.94%
中医医院	20.27%	35.14%	39.19%	5.41%	0.00%
专科医院	15.25%	44.92%	33.90%	5.08%	0.85%
综合性医院	16.24%	47.01%	28.21%	7.41%	1.14%

由图 22-43 可知，各医疗机构人员普遍认为本院医务人员薪酬水平差距大，其中乡镇卫生院的人员认为差距大的占比最高，比例为 67.65%，次之为社区卫生服务中心，认为差距大的占比为 64.94%。

4.11. 本院薪酬分配的激励性的满意度分析——医疗机构（表 22-57）

表 22-57　薪酬分配的激励性的满意度分析

医疗机构	非常强	比较强	一般	比较小	非常小
妇幼保健院	0.00%	7.14%	25.00%	28.57%	39.29%
其他	0.00%	0.00%	62.50%	25.00%	12.50%
社区卫生服务中心	1.22%	9.45%	49.24%	26.22%	13.87%
乡镇卫生院	1.47%	7.35%	30.88%	25.00%	35.29%
中医医院	1.35%	16.22%	33.78%	22.97%	25.68%
专科医院	0.85%	7.63%	40.68%	23.73%	27.12%
综合性医院	2.85%	9.40%	42.45%	27.64%	17.66%

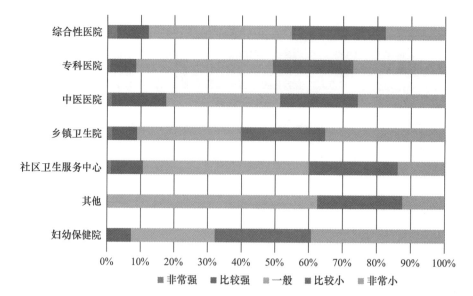

图 22-44　本院薪酬分配的激励性的满意度分析——医疗机构

由图 22-44 可知，各医疗机构人员普遍认为本院薪酬分配的激励性小，其中妇幼保健院的人员认为激励性小的占比最高，比例为 67.84%，次之为乡镇卫生院，认为激励性小的占比为 60.29%。

5. 岗位与各因素的相关性分析

5.1. 工作保障的满意度分析——岗位（表 22-58）

表 22-58　工作保障的满意度分析

岗位	非常满意	比较满意	一般	不满意	非常不满意
行政后勤人员	15.33%	50.67%	28.67%	4.00%	1.33%
护理人员	4.02%	24.52%	49.68%	17.12%	4.65%
技师（影像、检验、康复等）	5.06%	32.91%	35.44%	18.99%	7.59%
临床科室医师	2.63%	20.39%	41.67%	23.68%	11.62%
药剂人员	2.86%	25.71%	45.71%	14.29%	11.43%
医技科室医师	5.48%	24.66%	38.36%	26.03%	5.48%
院领导	13.51%	56.76%	29.73%	0.00%	0.00%

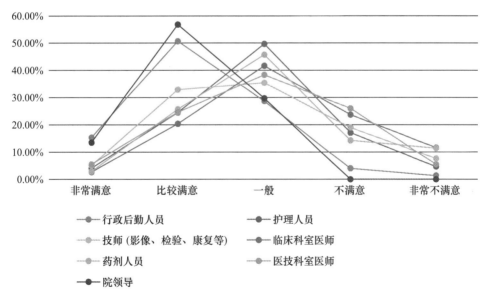

图 22-45　工作保障的满意度分析——岗位

由图 22-45 可知，各岗位类别中，院领导对工作保障的满意度最高，认为满意或非常满意的比例为 70.27%，次之行政后勤人员，比例为 66%；认为最不满意的是临床科室医师，认为满意或非常满意的占比仅为 23.03%。

5.2. 工作时间安排的满意度分析——岗位（表 22-59）

表 22-59   工作时间安排的满意度分析

岗位	非常满意	比较满意	一般	不满意	非常不满意
行政后勤人员	12.67%	53.33%	30.00%	4.00%	0.00%
护理人员	3.38%	27.27%	51.80%	14.38%	3.17%
技师（影像、检验、康复等）	7.59%	30.38%	46.84%	10.13%	5.06%
临床科室医师	2.63%	21.71%	39.91%	22.37%	13.38%
药剂人员	5.71%	25.71%	48.57%	5.71%	14.29%
医技科室医师	4.11%	27.40%	35.62%	27.40%	5.48%
院领导	2.70%	70.27%	21.62%	5.41%	0.00%

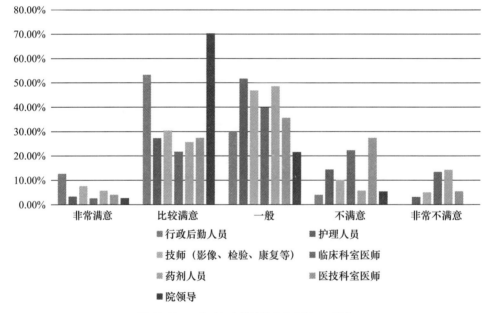

图 22-46   工作时间安排的满意度分析——岗位

由图 22-46 可知，各岗位类别中，院领导对工作时间安排的满意度最高，认为满意或非常满意的比例为 72.97%，次之的行政后勤人员，比例为 66%；认为最不满意的是临床科室医师，认为满意或非常满意的占比仅为 24.34%。

5.3. 工作负荷的满意度分析——岗位（表 22-60）

表 22-60   工作负荷的满意度分析

岗位	非常满意	比较满意	一般	不满意	非常不满意
行政后勤人员	7.33%	37.33%	42.00%	10.67%	2.67%
护理人员	1.48%	16.70%	49.05%	26.22%	6.55%

续表

岗位	非常满意	比较满意	一般	不满意	非常不满意
技师（影像、检验、康复等）	5.06%	18.99%	46.84%	24.05%	5.06%
临床科室医师	1.54%	15.57%	34.21%	30.26%	18.42%
药剂人员	0.00%	22.86%	42.86%	17.14%	17.14%
医技科室医师	2.74%	16.44%	31.51%	34.25%	15.07%
院领导	5.41%	48.65%	32.43%	10.81%	2.70%

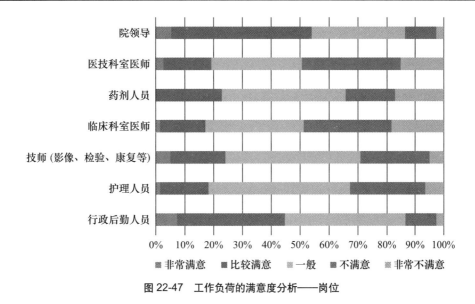

图 22-47　工作负荷的满意度分析——岗位

由图 22-47 可知，各岗位类别中，对工作负荷最不满意的是临床科室医师，其次为护理人员，再者为医技科室医师，认为满意或非常满意的占比分别仅为 17.11%，18.18%，19.18%。

5.4. 本院薪酬分配方案公平性的满意度分析——岗位（表 22-61）

表 22-61　薪酬分配方案公平性的满意度分析

岗位	非常满意	比较满意	一般	不满意	非常不满意
行政后勤人员	5.33%	30.00%	44.00%	15.33%	5.33%
护理人员	0.42%	10.36%	33.40%	39.11%	16.70%
技师（影像、检验、康复等）	1.27%	11.39%	22.78%	37.97%	26.58%
临床科室医师	0.66%	9.43%	30.92%	34.43%	24.56%
药剂人员	0.00%	11.43%	28.57%	22.86%	37.14%
医技科室医师	2.74%	4.11%	31.51%	41.10%	20.55%
院领导	10.81%	43.24%	37.84%	8.11%	0.00%

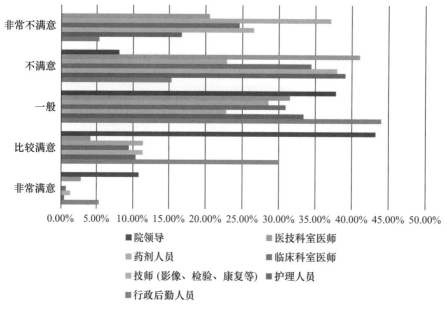

图 22-48   本院薪酬分配方案公平性的满意度分析——岗位

由图 22-48 可知，各岗位类别中，认为本院薪酬分配方案最不公平的是技师，其次为医技科室医师，再者为药剂人员，认为不满意或非常不满意的占比分别为 64.56%，61.64%，60.00%。

5.5. 个人收入水平与业绩贡献相关性的满意度分析——岗位（表 22-62）

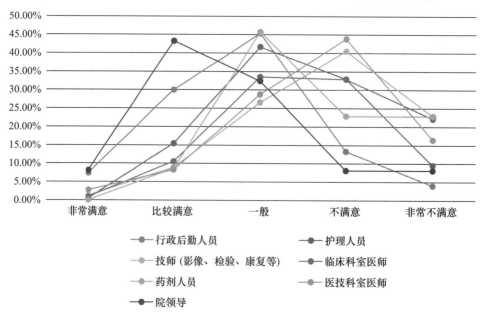

图 22-49   个人收入水平与业绩贡献相关性的满意度分析——岗位

表 22-62　个人收入水平与业绩贡献相关性的满意度分析

岗位	非常满意	比较满意	一般	不满意	非常不满意
行政后勤人员	7.33%	30.00%	45.33%	13.33%	4.00%
护理人员	0.42%	15.43%	41.65%	32.98%	9.51%
技师（影像、检验、康复等）	1.27%	8.86%	26.58%	40.51%	22.78%
临床科室医师	0.88%	10.53%	33.55%	32.89%	22.15%
药剂人员	0.00%	8.57%	45.71%	22.86%	22.86%
医技科室医师	2.74%	8.22%	28.77%	43.84%	16.44%
院领导	8.11%	43.24%	32.43%	8.11%	8.11%

　　由图 22-49 可知，各岗位类别中，认为个人收入水平与业绩贡献相关性最低的是技师，其次为医技科室医师，再者为临床科室医师，认为不满意或非常不满意的占比分别为 63.29%，60.27%，55.04%。

5.6. 个人贡献与晋升匹配程度的满意度分析——岗位（表 22-63）

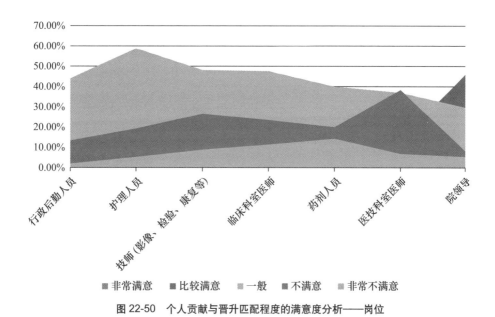

图 22-50　个人贡献与晋升匹配程度的满意度分析——岗位

表 22-63　个人贡献与晋升匹配程度的满意度分析

岗位	非常满意	比较满意	一般	不满意	非常不满意
行政后勤人员	8.67%	32.00%	44.00%	13.33%	2.00%
护理人员	1.06%	15.64%	58.77%	19.24%	5.29%

续表

岗位	非常满意	比较满意	一般	不满意	非常不满意
技师（影像、检验、康复等）	1.27%	15.19%	48.10%	26.58%	8.86%
临床科室医师	1.97%	15.57%	47.59%	23.46%	11.40%
药剂人员	0.00%	25.71%	40.00%	20.00%	14.29%
医技科室医师	4.11%	13.70%	36.99%	38.36%	6.85%
院领导	10.81%	45.95%	29.73%	8.11%	5.41%

由图 22-50 可知，各岗位类别中，认为个人贡献与晋升匹配程度最低的是医技科室医师，认为不满意或非常不满意的占比为 45.21%。

5.7. 个人收入水平的满意度分析——岗位（表 22-64）

表 22-64　个人收入水平的满意度分析

岗位	非常满意	比较满意	一般	不满意	非常不满意
行政后勤人员	7.33%	34.00%	34.67%	19.33%	4.67%
护理人员	0.42%	11.63%	33.83%	41.01%	13.11%
技师（影像、检验、康复等）	2.53%	2.53%	26.58%	41.77%	26.58%
临床科室医师	1.10%	7.24%	29.39%	41.45%	20.83%
药剂人员	0.00%	2.86%	34.29%	28.57%	34.29%
医技科室医师	2.74%	4.11%	28.77%	47.95%	16.44%
院领导	8.11%	37.84%	35.14%	13.51%	5.41%

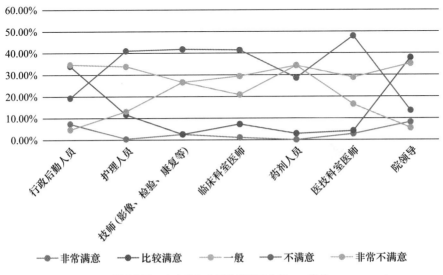

图 22-51　个人收入水平的满意度分析——岗位

由图 22-51 可知，各岗位类别中，除了院领导与行政后勤人员，其余岗位人员均认为个人收入水平低，认为不满意或非常不满意的占比均在 54% 及以上。

5.8. 个人福利待遇及保障的满意度分析——岗位（表 22-65）

表 22-65　个人福利待遇及保障的满意度分析

岗位	非常满意	比较满意	一般	不满意	非常不满意
行政后勤人员	7.33%	36.00%	32.67%	20.00%	4.00%
护理人员	0.21%	13.53%	39.11%	35.31%	11.84%
技师（影像、检验、康复等）	1.27%	7.59%	35.44%	35.44%	20.25%
临床科室医师	1.10%	9.65%	35.09%	35.53%	18.64%
药剂人员	0.00%	8.57%	34.29%	34.29%	22.86%
医技科室医师	1.37%	6.85%	39.73%	41.10%	10.96%
院领导	8.11%	37.84%	37.84%	10.81%	5.41%

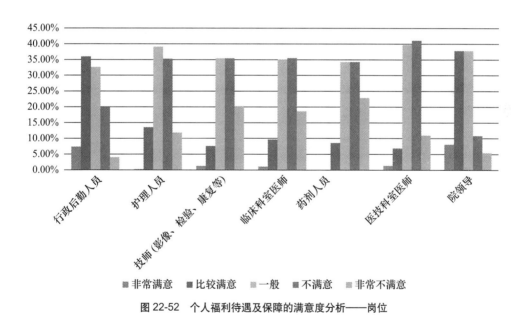

图 22-52　个人福利待遇及保障的满意度分析——岗位

由图 22-52 可知，各岗位类别中，除了院领导与行政后勤人员，其余岗位人员均认为个人福利待遇及保障低，认为不满意或非常不满意的占比均在 47% 及以上，认为一般的也在 35% 左右。

5.9. 个人收入与社会其他行业相比的满意度分析——岗位（表 22-66）

表 22-66 个人收入与社会其他行业相比的满意度分析

岗位	比较高	适中	比较低	说不清
行政后勤人员	8.00%	47.33%	39.33%	5.33%
护理人员	1.48%	28.96%	63.42%	6.13%
技师（影像、检验、康复等）	2.53%	11.39%	79.75%	6.33%
临床科室医师	1.32%	18.42%	73.90%	6.36%
药剂人员	0.00%	25.71%	71.43%	2.86%
医技科室医师	0.00%	17.81%	82.19%	0.00%
院领导	8.11%	40.54%	48.65%	2.70%

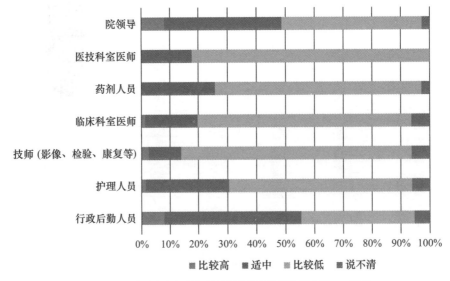

图 22-53 个人收入与社会其他行业相比的满意度分析——岗位

由图 22-53 可知，各岗位类别人员普遍认为个人收入与社会其他行业相比低，其中，认为最低是医技科室医师，认为比较低的占比为 82.19%，其次为技师，认为比较低的占比为 79.75%。

5.10. 本院医务人员薪酬水平差距的满意度分析——岗位（表 22-67）

表 22-67 医务人员薪酬水平差距的满意度分析

岗位	非常大	比较大	一般	比较小	非常小
行政后勤人员	14.00%	45.33%	37.33%	2.67%	0.67%
护理人员	23.47%	49.05%	24.95%	2.33%	0.21%

续表

岗位	非常大	比较大	一般	比较小	非常小
技师（影像、检验、康复等）	25.32%	50.63%	22.78%	1.27%	0.00%
临床科室医师	16.67%	36.18%	36.62%	9.21%	1.32%
药剂人员	34.29%	51.43%	11.43%	2.86%	0.00%
医技科室医师	16.44%	52.05%	23.29%	6.85%	1.37%
院领导	0.00%	37.84%	54.05%	8.11%	0.00%

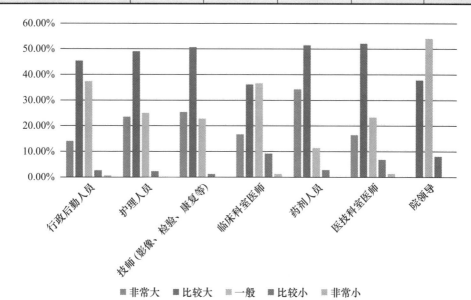

图 22-54　本院医务人员薪酬水平差距的满意度分析——岗位

由图 22-54 可知，各岗位类别人员普遍认为本院医务人员薪酬水平差距大，其中，认为差距最大是药剂人员，认为差距大的占比为 85.71%，其次为技师，再者为护理人员。

5.11. 本院薪酬分配激励性的满意度分析——岗位（表 22-68）

表 22-68　薪酬分配激励性的满意度分析

岗位	非常强	比较强	一般	比较小	非常小
行政后勤人员	6.00%	16.67%	52.67%	16.67%	8.00%
护理人员	0.63%	8.03%	46.09%	30.02%	15.22%
技师（影像、检验、康复等）	2.53%	2.53%	32.91%	35.44%	26.58%
临床科室医师	0.88%	8.77%	41.45%	25.44%	23.46%
药剂人员	0.00%	8.57%	48.57%	5.71%	37.14%
医技科室医师	4.11%	5.48%	36.99%	32.88%	20.55%
院领导	0.00%	29.73%	59.46%	10.81%	0.00%

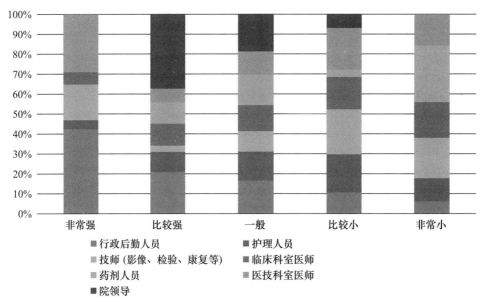

图 22-55　本院薪酬分配激励性的满意度分析——岗位

由图 22-55 可知，各岗位类别人员普遍认为本院薪酬分配激励性小，认为一般的也接近 40%，其中认为激励性最小是技师，其次为医技科室医师。

6. 职称与各因素的相关性分析

6.1. 工作保障的满意度分析——职称（表 22-69）

表 22-69　工作保障的满意度分析

职称	非常满意	比较满意	一般	不满意	非常不满意
高级	9.35%	33.87%	37.74%	14.84%	4.19%
中级	4.78%	27.79%	41.23%	18.68%	7.52%
初级	2.32%	20.68%	48.31%	20.68%	8.02%
无职称	8.75%	42.50%	30.00%	10.00%	8.75%

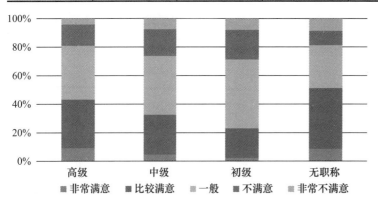

图 22-56　工作保障的满意度分析——职称

由图 22-56 可知，各职称类别人员中，对工作保障满意度最高的是无职称人员，其余认为满意度一般的也在 30% 及以上。

6.2. 工作时间安排的满意度分析——职称（表 22-70）

表 22-70　工作时间安排的满意度分析

职称	非常满意	比较满意	一般	不满意	非常不满意
高级	5.16%	39.03%	37.10%	12.58%	6.13%
中级	4.10%	31.21%	40.55%	17.54%	6.61%
初级	3.59%	21.10%	50.63%	17.30%	7.38%
无职称	10.00%	36.25%	33.75%	12.50%	7.50%

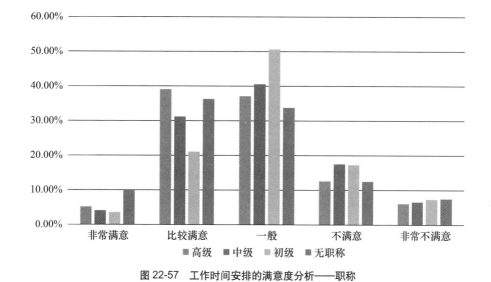

图 22-57　工作时间安排的满意度分析——职称

由图 22-57 可知，各职称类别人员中，对工作时间安排满意度感到一般的在 33% 及以上，对工作时间安排满意度最高的是无职称人员，认为满意的占比为 46.25%。

6.3. 工作负荷的满意度分析——职称（表 22-71）

表 22-71　工作负荷的满意度分析

职称	非常满意	比较满意	一般	不满意	非常不满意
高级	2.90%	28.06%	33.87%	24.19%	10.97%
中级	2.51%	18.68%	41.91%	25.74%	11.16%
初级	1.69%	15.19%	44.94%	27.00%	11.18%
无职称	6.25%	22.50%	45.00%	20.00%	6.25%

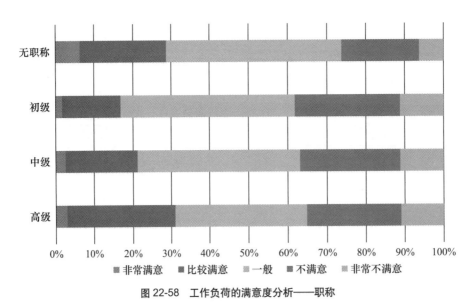

图 22-58 工作负荷的满意度分析——职称

由图 22-58 可知，各职称类别人员普遍对工作负荷的满意度感到一般，其中满意度最低的是初级职称人员，不满意或非常不满意的占比为 38.19%。

6.4. 本院薪酬分配方案公平性的满意度分析——职称（表 22-72）

表 22-72　薪酬分配方案公平性的满意度分析

职称	非常满意	比较满意	一般	不满意	非常不满意
高级	2.90%	20.65%	34.19%	27.74%	14.52%
中级	1.59%	14.12%	30.30%	33.94%	20.05%
初级	0.21%	6.12%	33.97%	37.76%	21.94%
无职称	3.75%	17.50%	37.50%	27.50%	13.75%

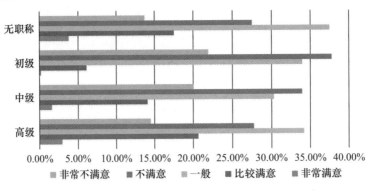

图 22-59　本院薪酬分配方案公平性的满意度分析——职称

由图 22-59 可知，各职称类别人员普遍认为本院薪酬分配方案不公平，认为绩效分配方案公平性一般的也在 30% 左右，其中满意度最低的是初级职称人员，不满意或非常不满意的占比为 59.7%。

6.5. 个人收入水平与业绩贡献相关性的满意度分析——职称（表 22-73）

表 22-73　个人收入水平与业绩贡献相关性的满意度分析

职称	非常满意	比较满意	一般	不满意	非常不满意
高级	2.90%	21.29%	30.97%	31.29%	13.55%
中级	1.82%	16.40%	36.90%	28.70%	16.17%
初级	0.63%	9.49%	40.72%	34.39%	14.77%
无职称	3.75%	18.75%	46.25%	18.75%	12.50%

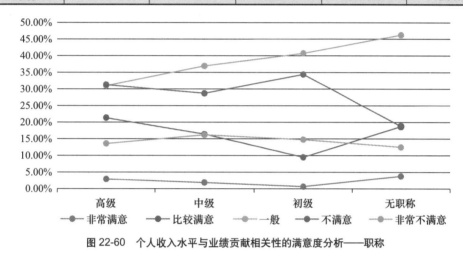

图 22-60　个人收入水平与业绩贡献相关性的满意度分析——职称

由图 22-60 可知，各职称类别人员普遍认为个人收入水平与业绩贡献相关性低，认为相关性一般的也在 30% 及以上，其中满意度最低的是初级职称人员，不满意或非常不满意的占比为 49.16%。

6.6. 个人贡献与晋升匹配程度的满意度分析——职称（表 22-74）

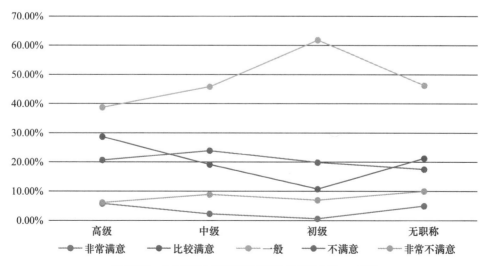

图 22-61　个人贡献与晋升匹配程度的满意度分析——职称

表 22-74　个人贡献与晋升匹配程度的满意度分析

职称	非常满意	比较满意	一般	不满意	非常不满意
高级	5.81%	28.71%	38.71%	20.65%	6.13%
中级	2.28%	19.13%	45.79%	23.92%	8.88%
初级	0.63%	10.76%	61.81%	19.83%	6.96%
无职称	5.00%	21.25%	46.25%	17.50%	10.00%

由图 22-61 可知，各职称类别人员普遍对个人贡献与晋升匹配程度的满意度感到一般，其中满意度最低的是中级职称人员，不满意或非常不满意的占比为 32.8%。

6.7. 个人收入水平的满意度分析——职称（表 22-75）

表 22-75　个人收入水平的满意度分析

职称	非常满意	比较满意	一般	不满意	非常不满意
高级	4.19%	16.77%	32.90%	33.55%	12.58%
中级	1.59%	14.81%	31.44%	36.22%	15.95%
初级	0.21%	6.33%	30.59%	43.67%	19.20%
无职称	5.00%	15.00%	35.00%	31.25%	13.75%

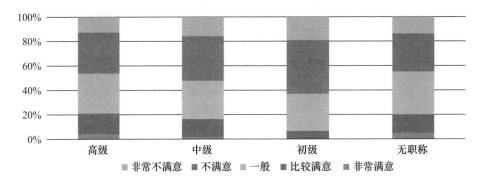

图 22-62　个人收入水平的满意度分析——职称

由图 22-62 可知，各职称类别人员普遍认为个人收入水平低下，其中满意度最低的是初级职称人员，不满意或非常不满意的占比为 62.87%。

6.8. 个人福利待遇及保障的满意度分析——职称（表 22-76）

表 22-76　个人福利待遇及保障的满意度分析

职称	非常满意	比较满意	一般	不满意	非常不满意
高级	3.55%	20.97%	34.19%	31.94%	9.35%
中级	1.37%	16.86%	34.17%	33.49%	14.12%
初级	0.21%	7.59%	40.08%	35.02%	17.09%
无职称	5.00%	18.75%	38.75%	26.25%	11.25%

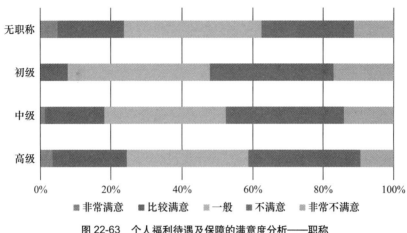

图 22-63　个人福利待遇及保障的满意度分析——职称

由图 22-63 可知，各职称类别人员普遍认为个人福利待遇及保障低，其中满意度最低的是初级职称人员，不满意或非常不满意的占比为 52.11%。

6.9. 个人收入与社会其他行业相比的满意度分析——职称（表 22-77）

表 22-77　个人收入与社会其他行业相比的满意度分析

职称	比较高	适中	比较低	说不清
高级	3.55%	27.74%	64.19%	4.52%
中级	2.73%	28.93%	64.69%	3.64%
初级	0.84%	21.10%	70.68%	7.38%
无职称	3.75%	31.25%	55.00%	10.00%

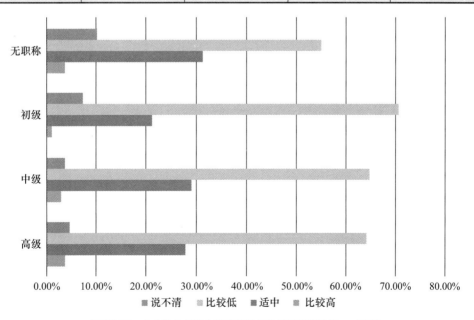

图 22-64　个人收入与社会其他行业相比的满意度分析——职称

由图 22-64 可知，各职称类别人员普遍认为个人收入与社会其他行业相比低，其中满意度最低的是初级职称人员，认为低的占比为 70.68%。

6.10. 本院医务人员薪酬水平差距的满意度分析——职称（表 22-78）

表 22-78　医务人员薪酬水平差距的满意度分析

职称	非常大	比较大	一般	比较小	非常小
高级	11.61%	40.65%	36.77%	9.35%	1.61%
中级	19.59%	43.74%	29.84%	6.61%	0.23%
初级	24.26%	46.84%	26.79%	1.90%	0.21%
无职称	18.75%	43.75%	35.00%	0.00%	2.50%

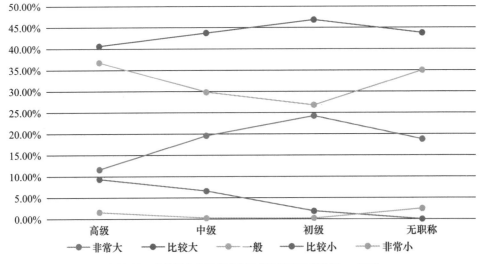

图 22-65　本院医务人员薪酬水平差距的满意度分析——职称

由图 22-65 可知，各职称类别人员普遍认为本院医务人员薪酬水平差距大，其中认为最大的是初级职称人员，认为大的占比为 71.1%。

6.11. 本院薪酬分配的激励性的满意度分析——职称（表 22-79）

表 22-79　薪酬分配的激励性的满意度分析

职称	非常强	比较强	一般	比较小	非常小
高级	2.26%	15.16%	45.48%	23.87%	13.23%
中级	1.59%	8.66%	46.24%	23.69%	19.82%
初级	0.84%	6.33%	41.56%	29.75%	21.52%
无职称	3.75%	10.00%	46.25%	27.50%	12.50%

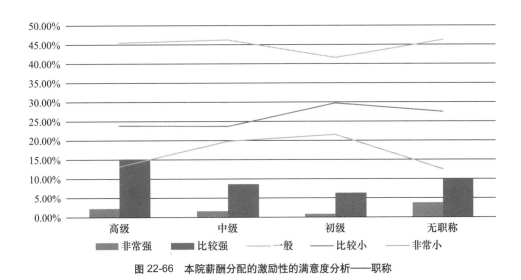

图 22-66　本院薪酬分配的激励性的满意度分析——职称

由图 22-66 可知，各职称类别人员普遍认为本院薪酬分配的激励性一般，其中认为激励性最小的是初级职称人员，该类占比为 51.27%。

综合上述分析，我们可以看出，从职称的角度来看，初级职称人员对薪酬满意度低于其他职称类别的人员，这与我们现场访谈结果一致，也与前面调研的年轻医务人员普遍对薪酬满意度低相一致。

7. 是否编制与各因素的相关性分析

7.1. 工作保障的满意度分析——是否编制（表 22-80）

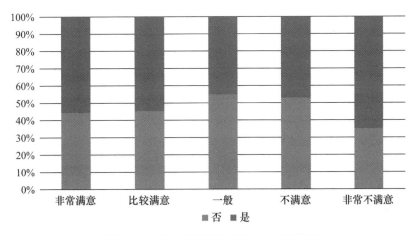

图 22-67　工作保障的满意度分析——是否编制

表 22-80　工作保障的满意度分析

是否编制	非常满意	比较满意	一般	不满意	非常不满意
否	4.65%	25.04%	46.33%	19.04%	4.95%
是	5.82%	30.19%	38.05%	16.82%	9.12%

　　由图 22-67 可知，编内人员对工作保障的满意度比编外人员高，前者认为满意或非常满意的占比为 36.01%，后者为 29.69%。

7.2. 工作时间安排的满意度分析——是否编制（表 22-81）

表 22-81　工作时间安排的满意度分析

是否编制	非常满意	比较满意	一般	不满意	非常不满意
否	4.65%	26.39%	46.63%	16.79%	5.55%
是	4.40%	33.18%	39.15%	15.09%	8.18%

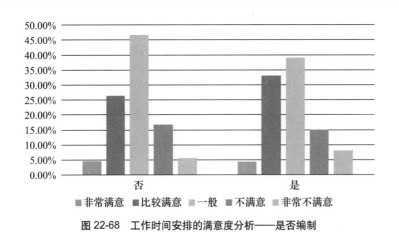

图 22-68　工作时间安排的满意度分析——是否编制

　　由图 22-68 可知，编内人员对工作时间安排的满意度比编外人员高，前者认为满意或非常满意的占比为 37.58%，后者为 31.03%；认为满意度一般的编外人员占比在 46.63%，编内占比在 39.15%。

7.3. 工作负荷的满意度分析——是否编制（表 22-82）

表 22-82　工作负荷的满意度分析

是否编制	非常满意	比较满意	一般	不满意	非常不满意
否	2.25%	17.39%	45.13%	26.09%	9.15%
是	2.83%	22.48%	37.26%	24.84%	12.58%

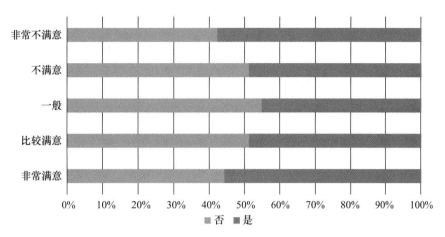

图 22-69　工作负荷的满意度分析——是否编制

由图 22-69 可知，无论编内还是编外的人员，认为工作负荷的一般的比例较多，占比均在 40% 左右。

7.4. 本院薪酬分配方案公平性的满意度分析——是否编制（表 22-83）

表 22-83　薪酬分配方案公平性的满意度分析

是否编制	非常满意	比较满意	一般	不满意	非常不满意
否	0.90%	8.40%	33.28%	39.28%	18.14%
是	2.20%	17.77%	32.70%	27.36%	19.97%

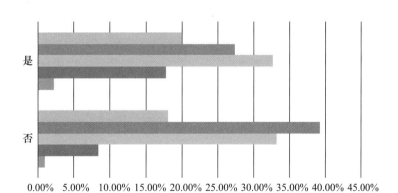

图 22-70　本院薪酬分配方案公平性的满意度分析——是否编制

由图 22-70 可知，编外人员对本院薪酬分配方案公平性的满意度比编内人员低，前者认为不满意或非常不满意的占比为 57.42%，后者为 47.33%。

7.5. 个人收入水平与业绩贡献相关性的满意度分析——是否编制（表 22-84）

表 22-84　个人收入水平与业绩贡献相关性的满意度分析

是否编制	非常满意	比较满意	一般	不满意	非常不满意
否	1.20%	11.39%	40.78%	33.58%	13.04%
是	2.36%	19.18%	33.96%	27.83%	16.67%

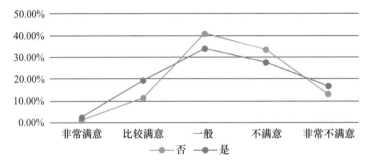

图 22-71　个人收入水平与业绩贡献相关性的满意度分析——是否编制

由图 22-71 可知，编外人员与编内人员均普遍认为个人收入水平与业绩贡献相关性低，认为低的占比均在 45% 左右。

7.6. 个人贡献与晋升匹配程度的满意度分析——是否编制（表 22-85）

表 22-85　个人贡献与晋升匹配程度的满意度分析

是否编制	非常满意	比较满意	一般	不满意	非常不满意
否	1.50%	15.59%	56.52%	19.64%	6.75%
是	3.93%	21.54%	43.08%	22.96%	8.49%

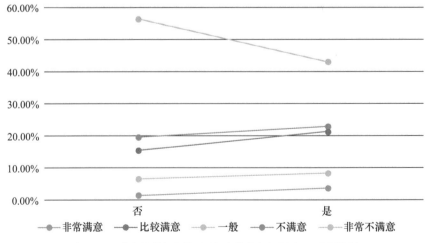

图 22-72　个人贡献与晋升匹配程度的满意度分析——是否编制

由图22-72可知，编内人员对晋升匹配程度的满意度比编外人员低，编外人员认为匹配程度一般的占比比编内人员高。

7.7. 个人收入水平的满意度分析——是否编制（表22-86）

表22-86　个人收入水平的满意度分析

是否编制	非常满意	比较满意	一般	不满意	非常不满意
否	1.05%	9.00%	29.99%	43.03%	16.94%
是	2.83%	15.57%	33.49%	32.70%	15.41%

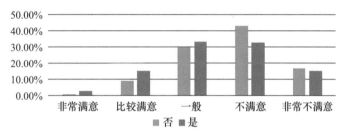

图22-73　个人收入水平的满意度分析——是否编制

由图22-73可知，编外人员对收入水平的满意度比编内人员低。

7.8. 个人福利待遇及保障的满意度分析——是否编制（表22-87）

表22-87　个人福利待遇及保障的满意度分析

是否编制	非常满意	比较满意	一般	不满意	非常不满意
否	1.05%	10.34%	38.08%	35.98%	14.54%
是	2.36%	19.03%	35.06%	30.35%	13.21%

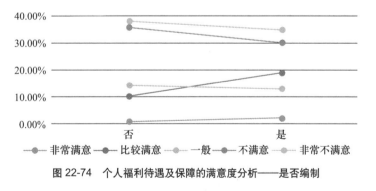

图22-74　个人福利待遇及保障的满意度分析——是否编制

由图22-74可知，编外人员对个人福利待遇及保障的满意度比编内人员低。

7.9. 个人收入与社会其他行业相比的满意度分析——是否编制（表 22-88）

表 22-88　个人收入与社会其他行业相比的满意度分析

是否编制	比较高	适中	比较低	说不清
否	1.20%	25.04%	67.17%	6.60%
是	3.46%	26.89%	65.09%	4.56%

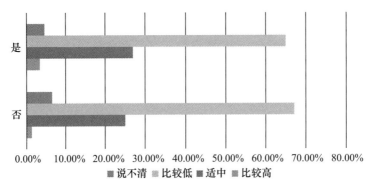

图 22-75　个人收入与社会其他行业相比的满意度分析——是否编制

由图 22-75 可知，无论编内还是编外人员均认为个人收入与社会其他行业相比低。

7.10. 本院医务人员薪酬水平差距的满意度分析——是否编制（表 22-89）

表 22-89　医务人员薪酬水平差距的满意度分析

是否编制	非常大	比较大	一般	比较小	非常小
否	23.09%	47.68%	26.54%	2.25%	0.45%
是	15.41%	40.41%	35.06%	8.18%	0.94%

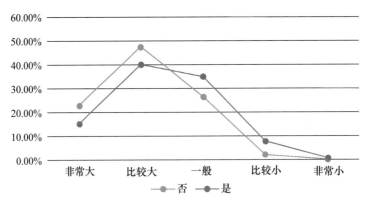

图 22-76　本院医务人员薪酬水平差距的满意度分析——是否编制

由图 22-76 可知，编外人员比编内人员更认为薪酬水平差距大。

7.11. 本院薪酬分配激励性的满意度分析——是否编制（表22-90）

表22-90　薪酬分配激励性的满意度分析

是否编制	非常强	比较强	一般	比较小	非常小
否	1.65%	7.80%	44.53%	28.19%	17.84%
是	1.57%	11.16%	44.18%	24.06%	19.03%

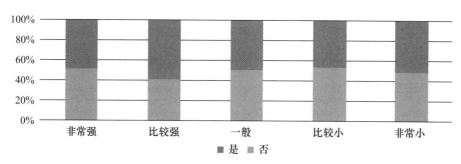

图22-77　本院薪酬分配激励性的满意度分析——是否编制

由图22-77可知，接近45%的参与调研人员认为激励性一般，也有接近45%的参与调研人员激励性小。

8．职务与各因素的相关性分析

8.1. 工作保障的满意度分析——职务（表22-91）

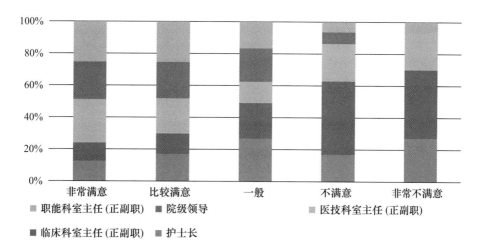

图22-78　工作保障的满意度分析——职务

表 22-91　工作保障的满意度分析

职务	非常满意	比较满意	一般	不满意	非常不满意
护士长	7.21%	36.04%	44.14%	9.01%	3.60%
临床科室主任（正副职）	6.50%	26.83%	36.59%	24.39%	5.69%
医技科室主任（正副职）	15.63%	46.88%	21.88%	12.50%	3.13%
院级领导	13.46%	48.08%	34.62%	3.85%	0.00%
职能科室主任（正副职）	14.53%	53.85%	27.35%	3.42%	0.85%

由图 22-78 可知，职能科室主任对工作保障满意度最高，次之为医技科室主任。

8.2. 工作时间安排的满意度分析——职务（表 22-92）

表 22-92　工作时间安排的满意度分析

职务	非常满意	比较满意	一般	不满意	非常不满意
护士长	9.01%	39.64%	43.24%	6.31%	1.80%
临床科室主任（正副职）	4.07%	30.89%	44.72%	14.63%	5.69%
医技科室主任（正副职）	9.38%	37.50%	40.63%	12.50%	0.00%
院级领导	7.69%	55.77%	28.85%	5.77%	1.92%
职能科室主任（正副职）	6.84%	57.26%	29.91%	4.27%	1.71%

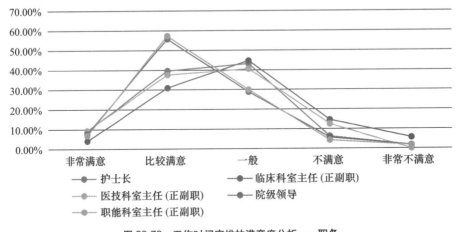

图 22-79　工作时间安排的满意度分析——职务

由图 22-79 可知，职能科室主任对工作时间安排的满意度最高，次之为院级领导。

8.3. 工作负荷的满意度分析——职务（表 22-93）

表 22-93　工作负荷的满意度分析

职务	非常满意	比较满意	一般	不满意	非常不满意
护士长	2.70%	25.23%	47.75%	19.82%	4.50%
临床科室主任（正副职）	3.25%	21.95%	39.84%	23.58%	11.38%

续表

职务	非常满意	比较满意	一般	不满意	非常不满意
医技科室主任（正副职）	9.38%	25.00%	37.50%	25.00%	3.13%
院级领导	5.77%	42.31%	34.62%	13.46%	3.85%
职能科室主任（正副职）	4.27%	37.61%	44.44%	8.55%	5.13%

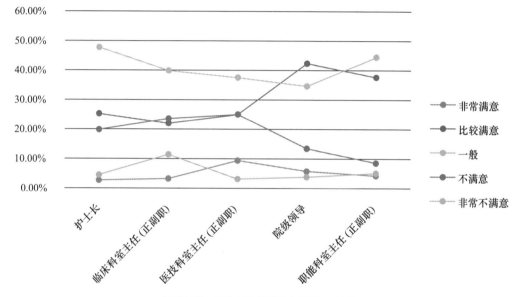

图 22-80　工作负荷的满意度分析——职务

由图 22-80 可知，院级领导对工作负荷的满意度最高，临床科室主任对工作负荷满意度最低。

8.4. 本院薪酬分配方案公平性的满意度分析——职务（表 22-94）

表 22-94　薪酬分配方案公平性的满意度分析

职务	非常满意	比较满意	一般	不满意	非常不满意
护士长	0.90%	18.92%	39.64%	31.53%	9.01%
临床科室主任（正副职）	1.63%	18.70%	31.71%	32.52%	15.45%
医技科室主任（正副职）	9.38%	12.50%	34.38%	31.25%	12.50%
院级领导	7.69%	34.62%	42.31%	15.38%	0.00%
职能科室主任（正副职）	5.13%	34.19%	43.59%	11.11%	5.98%

由图 22-81 可知，对绩效分配方案满意度最低的是临床科室主任，接着是医技科室主任，再者为护士长。

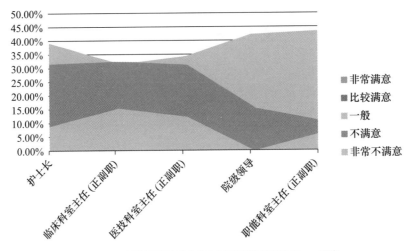

图 22-81 本院薪酬分配方案公平性的满意度分析——职务

8.5. 个人收入水平与业绩贡献相关性的满意度分析——职务（表 22-95）

表 22-95 个人收入水平与业绩贡献相关性的满意度分析

职务	非常满意	比较满意	一般	不满意	非常不满意
护士长	0.90%	29.73%	36.04%	29.73%	3.60%
临床科室主任（正副职）	1.63%	18.70%	29.27%	34.15%	16.26%
医技科室主任（正副职）	9.38%	9.38%	40.63%	31.25%	9.38%
院级领导	7.69%	32.69%	36.54%	15.38%	7.69%
职能科室主任（正副职）	5.98%	35.04%	42.74%	10.26%	5.98%

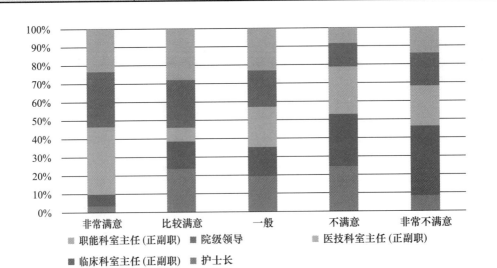

图 22-82 个人收入水平与业绩贡献相关性的满意度分析——职务

　　由图 22-82 可知，对个人收入水平与业绩贡献相关性的满意度最低的是临床科室主任，次之是医技科室主任。

8.6. 个人贡献与晋升匹配程度的满意度分析——职务（表 22-96）

表 22-96　个人贡献与晋升匹配程度的满意度分析

职务	非常满意	比较满意	一般	不满意	非常不满意
护士长	1.80%	27.03%	54.05%	16.22%	0.90%
临床科室主任（正副职）	4.88%	21.14%	44.72%	20.33%	8.94%
医技科室主任（正副职）	9.38%	21.88%	34.38%	34.38%	0.00%
院级领导	9.62%	38.46%	36.54%	7.69%	7.69%
职能科室主任（正副职）	9.40%	37.61%	39.32%	10.26%	3.42%

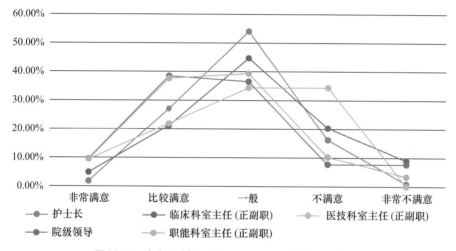

图 22-83　个人贡献与晋升匹配程度的满意度分析——职务

　　由图 22-83 可知，参与调研人员普遍认为个人贡献与晋升匹配程度一般，满意度最低的是医技科室主任。

8.7. 个人收入水平的满意度分析——职务（表 22-97）

表 22-97　个人收入水平的满意度分析

职务	非常满意	比较满意	一般	不满意	非常不满意
护士长	0.90%	19.82%	37.84%	34.23%	7.21%
临床科室主任（正副职）	3.25%	13.82%	31.71%	36.59%	14.63%
医技科室主任（正副职）	9.38%	6.25%	37.50%	37.50%	9.38%
院级领导	7.69%	32.69%	34.62%	21.15%	3.85%
职能科室主任（正副职）	5.13%	35.04%	43.59%	10.26%	5.98%

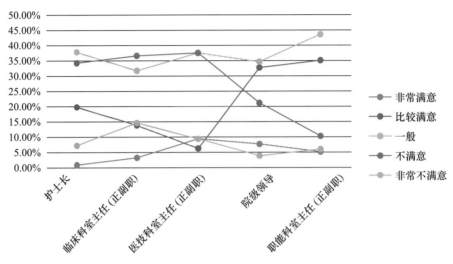

图 22-84　个人收入水平的满意度分析——职务

由图 22-84 可知，对个人收入水平的满意度最低的是临床科室主任，次之是医技科室主任。

8.8. 个人福利待遇及保障的满意度分析——职务（表 22-98）

表 22-98　个人福利待遇及保障的满意度分析

职务	非常满意	比较满意	一般	不满意	非常不满意
护士长	0.00%	26.13%	37.84%	31.53%	4.50%
临床科室主任（正副职）	3.25%	14.63%	35.77%	34.15%	12.20%
医技科室主任（正副职）	6.25%	12.50%	46.88%	34.38%	0.00%
院级领导	7.69%	32.69%	36.54%	13.46%	9.62%
职能科室主任（正副职）	4.27%	37.61%	41.03%	12.82%	4.27%

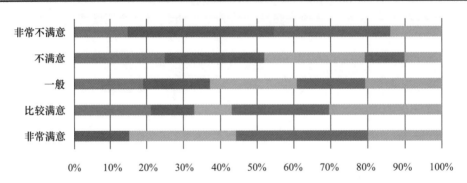

图 22-85　个人福利待遇及保障的满意度分析——职务

由图 22-85 可知，对个人福利待遇及保障的满意度最低的是临床科室主任，次之是护士长。

8.9. 个人收入与社会其他行业相比的满意度分析——职务（表 22-99）

表 22-99　个人收入与社会其他行业相比的满意度分析

职务	比较高	适中	比较低	说不清
护士长	3.60%	36.04%	57.66%	2.70%
临床科室主任（正副职）	3.25%	20.33%	72.36%	4.07%
医技科室主任（正副职）	3.13%	15.63%	78.13%	3.13%
院级领导	7.69%	36.54%	53.85%	1.92%
职能科室主任（正副职）	6.84%	48.72%	40.17%	4.27%

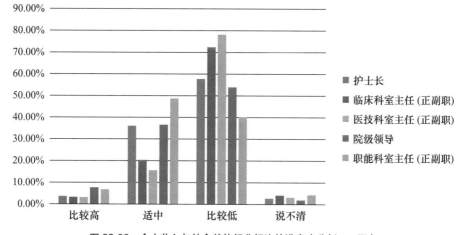

图 22-86　个人收入与社会其他行业相比的满意度分析——职务

由图 22-86 可知，参与调研人员普遍认为个人收入与社会其他行业相比比较低，其中认为最低的是医技科室主任，认为低的比例达到 78.13%。

8.10. 本院医务人员薪酬水平差距的满意度分析——职务（表 22-100）

表 22-100　医务人员薪酬水平差距的满意度分析

职务	非常大	比较大	一般	比较小	非常小
护士长	16.22%	48.65%	31.53%	3.60%	0.00%
临床科室主任（正副职）	7.32%	32.52%	43.90%	14.63%	1.63%
医技科室主任（正副职）	15.63%	50.00%	28.13%	6.25%	0.00%
院级领导	5.77%	36.54%	51.92%	5.77%	0.00%
职能科室主任（正副职）	9.40%	44.44%	36.75%	8.55%	0.85%

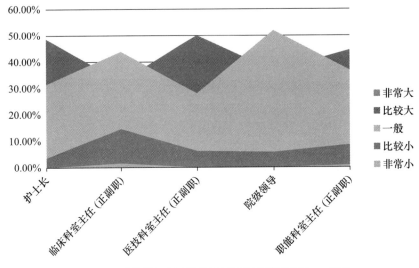

图 22-87　本院医务人员薪酬水平差距的满意度分析——职务

由图 22-87 可知，参与调研人员普遍认为本院医务人员薪酬水平差距大，其中认为差距最大的是医技科室主任，认为大的比例达到 65.63%。

8.11. 本院薪酬分配激励性的满意度分析——职务（表 22-101）

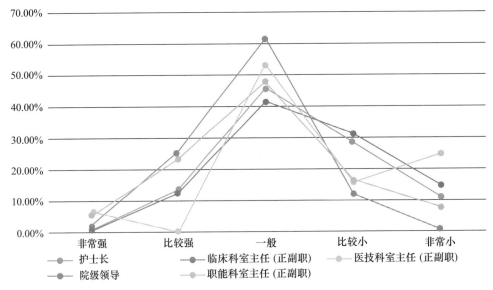

图 22-88　本院薪酬分配激励性的满意度分析——职务

表 22-101　薪酬分配激励性的满意度分析

职务	非常强	比较强	一般	比较小	非常小
护士长	0.90%	13.51%	45.95%	28.83%	10.81%
临床科室主任（正副职）	0.81%	12.20%	41.46%	30.89%	14.63%
医技科室主任（正副职）	6.25%	0.00%	53.13%	15.63%	25.00%
院级领导	1.92%	25.00%	61.54%	11.54%	0.00%
职能科室主任（正副职）	5.13%	23.08%	47.86%	16.24%	7.69%

由图 22-88 可知，参与调研人员普遍认为本院薪酬分配激励性一般，其中认为激励性最小的是临床科室主任，次之为医技科室主任。

9. 医院级别与各因素的相关性分析

9.1. 工作保障的满意度分析——医院级别（表 22-102）

表 22-102　工作保障的满意度分析

医院级别	非常满意	比较满意	一般	不满意	非常不满意
三级	8.10%	29.76%	40.49%	15.18%	6.48%
二级	3.44%	27.70%	43.35%	20.03%	5.48%
一级	3.77%	15.09%	33.96%	24.53%	22.64%
未评级	0.00%	24.32%	54.05%	13.51%	8.11%
社区卫生服务中心	8.11%	29.73%	45.95%	10.81%	5.41%
乡镇卫生院	2.33%	16.28%	44.19%	20.93%	16.28%

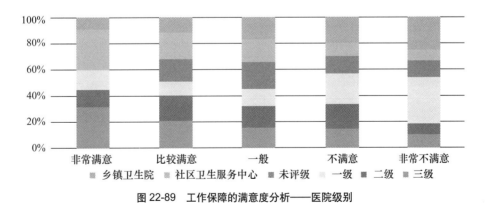

图 22-89　工作保障的满意度分析——医院级别

由图 22-89 可知，参与调研人员普遍认为工作保障一般，其中对工作保障满意度最低的是一级医院，不满意或非常不满意的占比达到 47.17%；次之为乡镇卫生院，不满意或非常不满意的占比达到 37.21%。

9.2. 工作时间安排的满意度分析——医院级别（表22-103）

表 22-103   工作时间安排的满意度分析

医院级别	非常满意	比较满意	一般	不满意	非常不满意
三级	6.48%	34.21%	36.84%	15.38%	7.09%
二级	3.13%	28.79%	45.85%	17.06%	5.16%
一级	1.89%	16.98%	47.17%	16.98%	16.98%
未评级	5.41%	21.62%	62.16%	8.11%	2.70%
社区卫生服务中心	10.81%	29.73%	32.43%	16.22%	10.81%
乡镇卫生院	0.00%	13.95%	58.14%	11.63%	16.28%

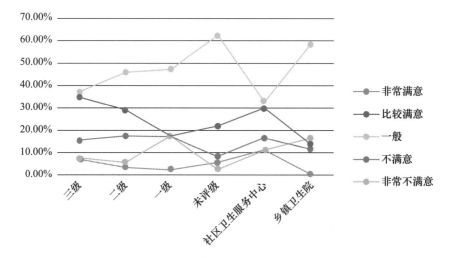

图 22-90   工作时间安排的满意度分析——医院级别

由图22-90可知，对工作时间安排的满意度最高的是三级医院，满意或非常满意的占比达到40.69%；次之为社区卫生服务中心，满意或非常满意的占比达到40.54%；未评级医院也有62.16%认为工作时间安排一般。

9.3. 工作负荷的满意度分析——医院级别（表22-104）

表 22-104   工作负荷的满意度分析

医院级别	非常满意	比较满意	一般	不满意	非常不满意
三级	3.44%	22.67%	37.45%	23.08%	13.36%
二级	1.72%	19.09%	44.13%	26.92%	8.14%
一级	1.89%	15.09%	41.51%	24.53%	16.98%
未评级	0.00%	13.51%	51.35%	29.73%	5.41%
社区卫生服务中心	10.81%	18.92%	29.73%	32.43%	8.11%
乡镇卫生院	0.00%	11.63%	44.19%	23.26%	20.93%

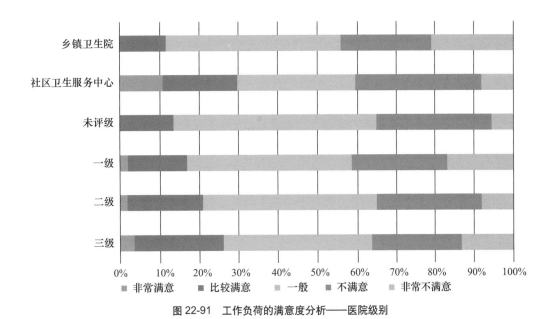

图 22-91　工作负荷的满意度分析——医院级别

由图 22-91 可知，对工作负荷的满意度最低的是乡镇卫生院，不满意或非常不满意的占比达到 44.19%；次之为一级医院，不满意或非常不满意的占比达到 41.51%。

9.4. 本院薪酬分配方案公平性的满意度分析——医院级别（表 22-105）

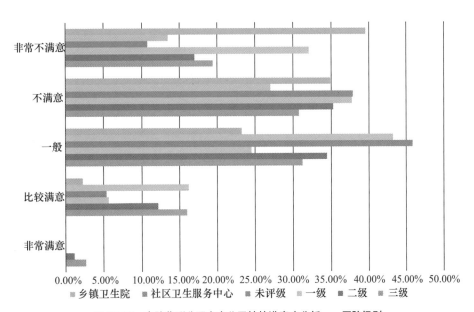

图 22-92　本院薪酬分配方案公平性的满意度分析——医院级别

表 22-105　薪酬分配方案公平性的满意度分析

医院级别	非常满意	比较满意	一般	不满意	非常不满意
三级	2.63%	15.99%	31.17%	30.77%	19.43%
二级	1.10%	12.21%	34.43%	35.21%	17.06%
一级	0.00%	5.66%	24.53%	37.74%	32.08%
未评级	0.00%	5.41%	45.95%	37.84%	10.81%
社区卫生服务中心	0.00%	16.22%	43.24%	27.03%	13.51%
乡镇卫生院	0.00%	2.33%	23.26%	34.88%	39.53%

由图 22-92 可知，对本院薪酬分配方案公平性的满意度最低的是乡镇卫生院，不满意或非常不满意的占比达到 74.42%；次之为一级医院，不满意或非常不满意的占比达到 69.81%。

9.5. 个人收入水平与业绩贡献相关性的满意度分析——医院级别（表 22-106）

表 22-106　个人收入水平与业绩贡献相关性的满意度分析

医院级别	非常满意	比较满意	一般	不满意	非常不满意
三级	3.24%	17.61%	35.83%	28.54%	14.78%
二级	0.78%	15.18%	38.50%	32.55%	12.99%
一级	1.89%	9.43%	22.64%	37.74%	28.30%
未评级	0.00%	2.70%	64.86%	18.92%	13.51%
社区卫生服务中心	2.70%	16.22%	37.84%	27.03%	16.22%
乡镇卫生院	0.00%	4.65%	34.88%	34.88%	25.58%

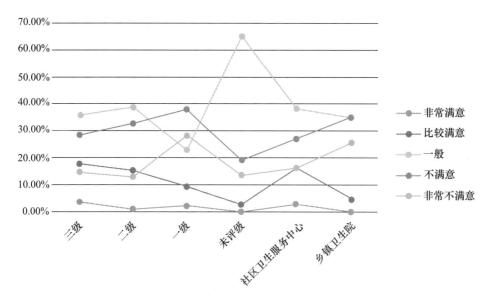

图 22-93　个人收入水平与业绩贡献相关性的满意度分析——医院级别

由图 22-93 可知，对个人收入水平与业绩贡献相关性的满意度最低的是一级医院，不满意或非常不满意的占比达到 66.04%；次之为乡镇卫生院，不满意或非常不满意的占比达到 60.47%。

9.6. 个人贡献与晋升匹配程度的满意度分析——医院级别（表 22-107）

表 22-107　个人贡献与晋升匹配程度的满意度分析

医院级别	非常满意	比较满意	一般	不满意	非常不满意
三级	4.45%	20.45%	44.33%	23.28%	7.49%
二级	1.72%	19.09%	54.15%	18.62%	6.42%
一级	1.89%	9.43%	39.62%	32.08%	16.98%
未评级	0.00%	5.41%	67.57%	16.22%	10.81%
社区卫生服务中心	2.70%	16.22%	48.65%	27.03%	5.41%
乡镇卫生院	0.00%	11.63%	51.16%	23.26%	13.95%

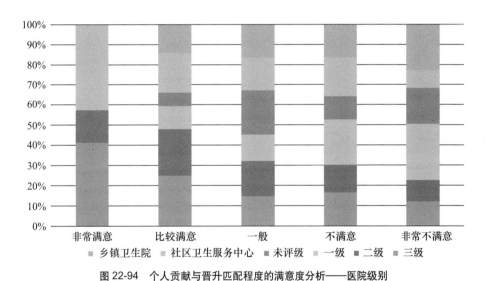

图 22-94　个人贡献与晋升匹配程度的满意度分析——医院级别

由图 22-94 可知，参与调研人员普遍对个人贡献与晋升匹配程度的满意度感到一般，其中一级医院的满意度最低，认为不满意或非常不满意的占比达到 49.06%。

9.7. 个人收入水平的满意度分析——医院级别（表 22-108）

表 22-108　个人收入水平的满意度分析

医院级别	非常满意	比较满意	一般	不满意	非常不满意
三级	3.85%	15.59%	30.36%	34.62%	15.59%
二级	0.94%	10.80%	32.71%	40.85%	14.71%

医院级别	非常满意	比较满意	一般	不满意	非常不满意
一级	0.00%	5.66%	22.64%	45.28%	26.42%
未评级	0.00%	0.00%	45.95%	35.14%	18.92%
社区卫生服务中心	0.00%	18.92%	43.24%	24.32%	13.51%
乡镇卫生院	0.00%	6.98%	20.93%	39.53%	32.56%

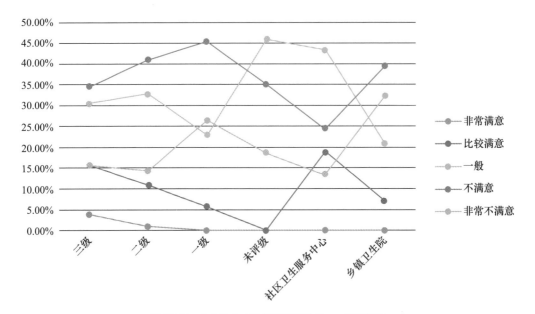

图 22-95 个人收入水平的满意度分析——医院级别

由图 22-95 可知，对个人收入水平的满意度最低的是乡镇卫生院，不满意或非常不满意的占比达到 72.09%；次之为一级医院，不满意或非常不满意的占比达到71.7%。

9.8. 个人福利待遇及保障的满意度分析——医院级别（表 22-109）

表 22-109 个人福利待遇及保障的满意度分析

医院级别	非常满意	比较满意	一般	不满意	非常不满意
三级	3.64%	18.02%	33.81%	31.98%	12.55%
二级	0.63%	13.62%	39.12%	33.65%	12.99%
一级	0.00%	5.66%	24.53%	41.51%	28.30%
未评级	0.00%	2.70%	45.95%	37.84%	13.51%
社区卫生服务中心	0.00%	21.62%	45.95%	27.03%	5.41%
乡镇卫生院	0.00%	4.65%	30.23%	32.56%	32.56%

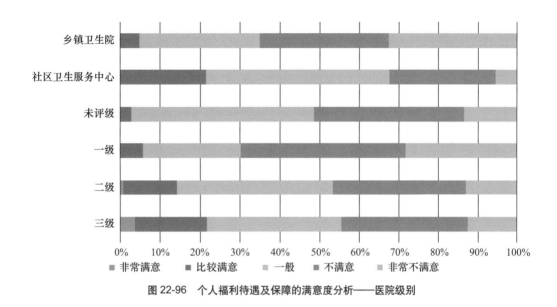

图 22-96　个人福利待遇及保障的满意度分析——医院级别

由图 22-96 可知，对个人福利待遇及保障的满意度最低的是一级医院，不满意或非常不满意的占比达到 69.81%；次之为乡镇卫生院，不满意或非常不满意的占比达到 65.12%。

9.9. 个人收入与社会其他行业相比的满意度分析——医院级别（表 22-110）

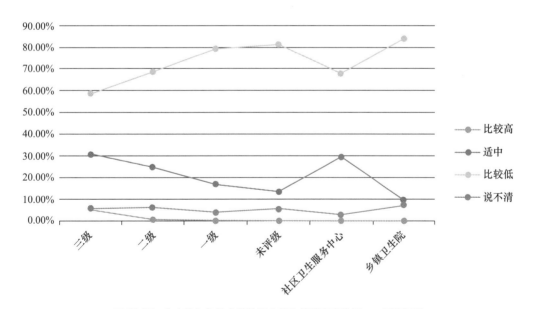

图 22-97　个人收入与社会其他行业相比的满意度分析——医院级别

表 22-110　个人收入与社会其他行业相比的满意度分析

医院级别	比较高	适中	比较低	说不清
三级	5.26%	30.57%	58.70%	5.47%
二级	0.63%	24.73%	68.70%	5.95%
一级	0.00%	16.98%	79.25%	3.77%
未评级	0.00%	13.51%	81.08%	5.41%
社区卫生服务中心	0.00%	29.73%	67.57%	2.70%
乡镇卫生院	0.00%	9.30%	83.72%	6.98%

由图 22-97 可知，参与调研人员普遍认为个人收入与社会其他行业相比低，其中满意度最低的是乡镇卫生院，占比达到 83.72%；次之为未评级医院，占比达到 81.08%。

9.10. 本院医务人员薪酬水平差距的满意度分析——医院级别（表 22-111）

表 22-111　医务人员薪酬水平差距的满意度分析

医院级别	非常大	比较大	一般	比较小	非常小
三级	18.62%	45.55%	30.16%	4.86%	0.81%
二级	19.25%	44.44%	31.30%	4.69%	0.31%
一级	32.08%	39.62%	18.87%	5.66%	3.77%
未评级	13.51%	45.95%	37.84%	2.70%	0.00%
社区卫生服务中心	8.11%	32.43%	43.24%	16.22%	0.00%
乡镇卫生院	27.91%	37.21%	25.58%	6.98%	2.33%

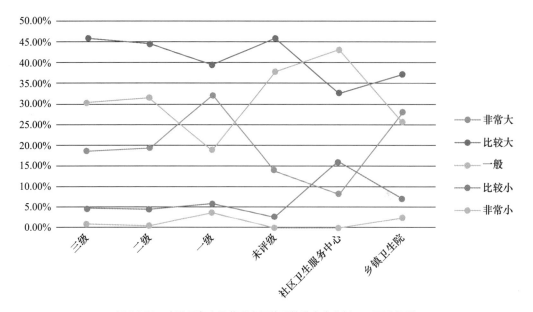

图 22-98　本院医务人员薪酬水平差距的满意度分析——医院级别

由图 22-98 可知，参与调研人员普遍认为本院医务人员薪酬水平差距大。

9.11. 本院薪酬分配激励性的满意度分析——医院级别（表 22-112）

表 22-112　薪酬分配激励性的满意度分析

医院级别	非常强	比较强	一般	比较小	非常小
三级	2.63%	10.32%	42.31%	25.71%	19.03%
二级	0.78%	9.08%	48.83%	25.98%	15.34%
一级	1.89%	7.55%	24.53%	24.53%	41.51%
未评级	2.70%	5.41%	40.54%	35.14%	16.22%
社区卫生服务中心	2.70%	13.51%	40.54%	29.73%	13.51%
乡镇卫生院	0.00%	6.98%	32.56%	25.58%	34.88%

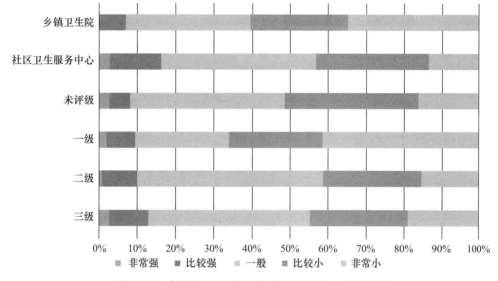

图 22-99　本院薪酬分配激励性的满意度分析——医院级别

由图 22-99 可知，参与调研人员普遍认为本院薪酬分配激励性小。

综上所述，并结合现场访谈情况，从医疗机构等级来看，薪酬满意度从高到低排序一般为三级医院——二级医院——一级医院。

10. 医院性质与各因素的相关性分析

10.1. 工作保障的满意度分析——医院性质（表 22-113）

表 22-113　工作保障的满意度分析

医院性质	非常满意	比较满意	一般	不满意	非常不满意
非公立医院	9.09%	28.57%	44.16%	12.99%	5.19%
公立医院	4.98%	27.49%	42.17%	18.27%	7.10%

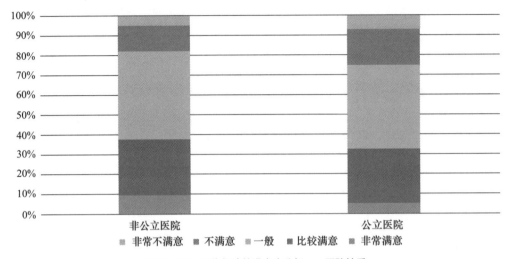

图 22-100　工作保障的满意度分析——医院性质

由图 22-100 可知，参与调研人员普遍对工作保障的满意度感到一般，其中非公立医院比公立医院的满意度高。

10.2. 工作时间安排的满意度分析——医院性质（表 22-114）

表 22-114　工作时间安排的满意度分析

医院性质	非常满意	比较满意	一般	不满意	非常不满意
非公立医院	11.69%	37.66%	35.06%	14.29%	1.30%
公立医院	4.08%	29.20%	43.47%	16.07%	7.18%

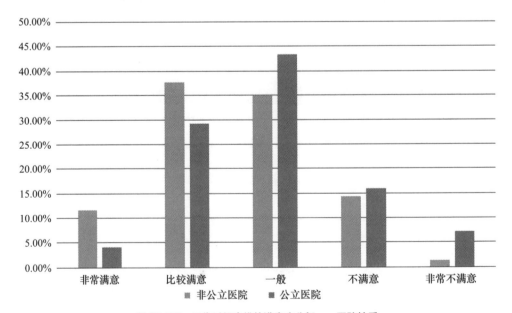

图 22-101　工作时间安排的满意度分析——医院性质

由图 22-101 可知，非公立医院对工作时间安排的满意度比公立医院的满意度高。

10.3. 工作负荷的满意度分析——医院性质（表 22-115）

表 22-115　工作负荷的满意度分析

医院性质	非常满意	比较满意	一般	不满意	非常不满意
非公立医院	6.49%	32.47%	44.16%	15.58%	1.30%
公立医院	2.28%	19.09%	41.11%	26.10%	11.42%

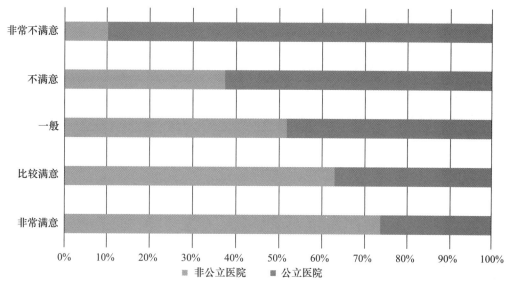

图 22-102　工作负荷的满意度分析——医院性质

由图 22-102 可知，公立医院对工作负荷的满意度比非公立医院的满意度低。

10.4. 本院薪酬分配方案公平性的满意度分析——医院性质（表 22-116）

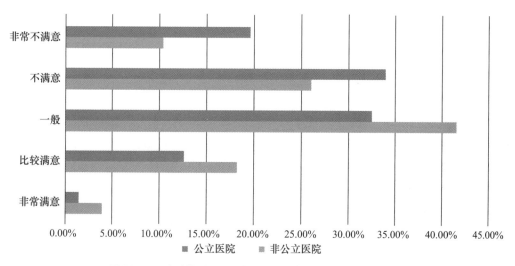

图 22-103　本院薪酬分配方案公平性的满意度分析——医院性质

表 22-116 薪酬分配方案公平性的满意度分析

医院性质	非常满意	比较满意	一般	不满意	非常不满意
非公立医院	3.90%	18.18%	41.56%	25.97%	10.39%
公立医院	1.39%	12.64%	32.46%	33.93%	19.58%

由图 22-103 可知，公立医院对本院薪酬分配方案公平性的满意度比非公立医院的满意度低。

10.5. 个人收入水平与业绩贡献相关性的满意度分析——医院性质（表 22-117）

表 22-117 个人收入水平与业绩贡献相关性的满意度分析

非常满意	比较满意	一般	不满意	非常不满意
5.19%	19.48%	42.86%	22.08%	10.39%
1.55%	14.93%	37.11%	31.32%	15.09%

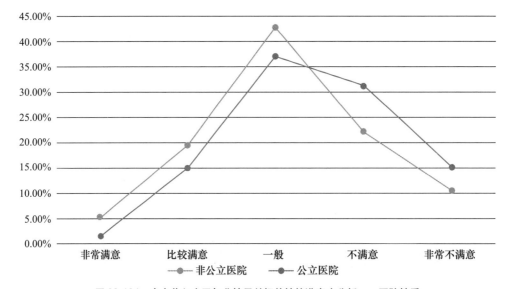

图 22-104 个人收入水平与业绩贡献相关性的满意度分析——医院性质

由图 22-104 可知，公立医院对个人收入水平与业绩贡献相关性的满意度比非公立医院的满意度低。

10.6. 个人贡献与晋升匹配程度的满意度分析——医院性质（表 22-118）

表 22-118 个人贡献与晋升匹配程度的满意度分析

医院性质	非常满意	比较满意	一般	不满意	非常不满意
非公立医院	5.19%	25.97%	48.05%	16.88%	3.90%
公立医院	2.53%	18.03%	50.08%	21.53%	7.83%

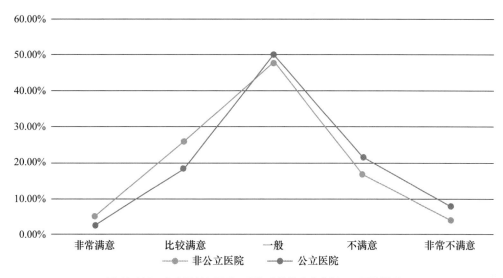

图 22-105　个人贡献与晋升匹配程度的满意度分析——医院性质

由图 22-105 可知，公立医院对个人贡献与晋升匹配程度的满意度比非公立医院的满意度低。

10.7. 个人收入水平的满意度分析——医院性质（表 22-119）

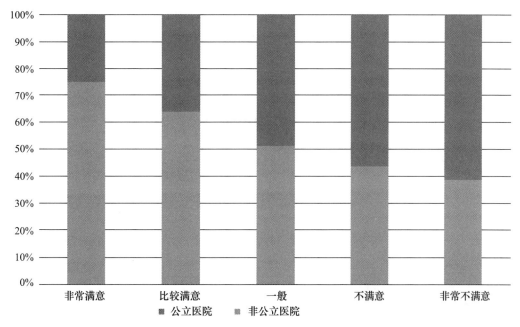

图 22-106　个人收入水平的满意度分析——医院性质

表 22-119　个人收入水平的满意度分析

医院性质	非常满意	比较满意	一般	不满意	非常不满意
非公立医院	5.19%	20.78%	33.77%	29.87%	10.39%
公立医院	1.71%	11.66%	31.57%	38.50%	16.56%

由图 22-106 可知，公立医院对个人收入水平的满意度比非公立医院的满意度低。

10.8. 个人福利待遇及保障的满意度分析——医院性质（表 22-120）

表 22-120　个人福利待遇及保障的满意度分析

医院性质	非常满意	比较满意	一般	不满意	非常不满意
非公立医院	5.19%	19.48%	28.57%	37.66%	9.09%
公立医院	1.47%	14.27%	37.11%	32.95%	14.19%

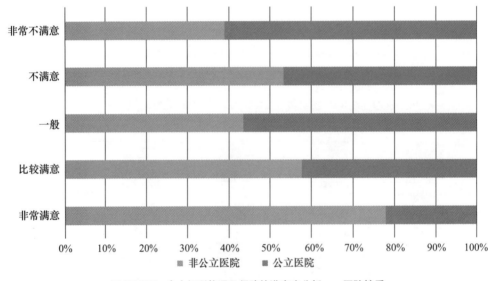

图 22-107　个人福利待遇及保障的满意度分析——医院性质

由图 22-107 可知，无论公立医院还是非公立医院，对个人福利待遇及保障的满意度都比较低。

10.9. 个人收入与社会其他行业相比的满意度分析——医院性质（表 22-121）

表 22-121　个人收入与社会其他行业相比的满意度分析

您医院性质	比较高	适中	比较低	说不清
非公立医院	2.60%	35.06%	59.74%	2.60%
公立医院	2.28%	25.37%	66.56%	5.79%

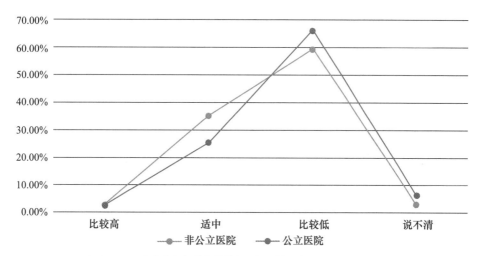

图 22-108　个人收入与社会其他行业相比的满意度分析——医院性质

由图 22-108 可知，无论公立医院还是非公立医院，对个人收入与社会其他行业相比的满意度都比较低。

10.10. 本院医务人员薪酬水平差距的满意度分析——医院性质（表 22-122）

表 22-122　医务人员薪酬水平差距的满意度分析

医院性质	非常大	比较大	一般	比较小	非常小
非公立医院	10.39%	51.95%	33.77%	2.60%	1.30%
公立医院	19.90%	43.64%	30.51%	5.30%	0.65%

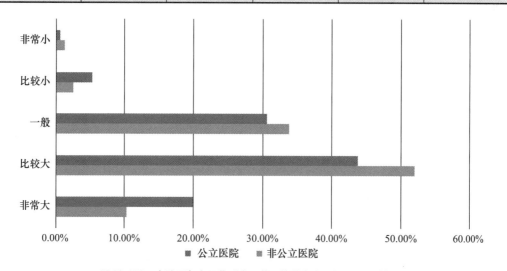

图 22-109　本院医务人员薪酬水平差距的满意度分析——医院性质

由图 22-109 可知，无论公立医院还是非公立医院，均认为本院医务人员薪酬水平差距大。

10.11. 本院薪酬分配激励性的满意度分析——医院性质（表 22-123）

表 22-123   薪酬分配激励性的满意度分析

医院性质	非常强	比较强	一般	比较小	非常小
非公立医院	5.19%	15.58%	36.36%	25.97%	16.88%
公立医院	1.39%	9.05%	44.86%	26.18%	18.52%

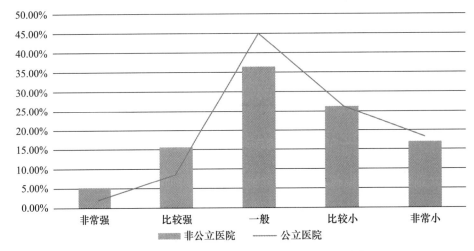

图 22-110   本院薪酬分配激励性的满意度分析——医院性质

由图 22-110 可知，无论公立医院还是非公立医院，均认为本院薪酬分配激励性小，也有接近 40% 左右认为激励性一般。

综合上述分析，在医疗机构性质的相关性上，公立医院医务人员和非公立医院医务人员对薪酬的满意度没有显著差异。

（二）因素与因素之间的相关性分析

1. 工作保障与各因素的相关性分析

1.1. 工作保障——工作时间安排（表 22-124）

表 22-124   工作保障——工作时间安排满意度分析

工作保障＼工作时间安排	非常满意	比较满意	一般	不满意	非常不满意
非常满意	45.59%	44.12%	7.35%	2.94%	0.00%
比较满意	5.01%	63.23%	27.30%	3.34%	1.11%

续表

工作时间安排　工作保障	非常满意	比较满意	一般	不满意	非常不满意
一般	1.45%	19.42%	59.35%	14.88%	4.90%
不满意	0.43%	6.84%	44.02%	39.74%	8.97%
非常不满意	1.10%	7.69%	29.67%	20.88%	40.66%

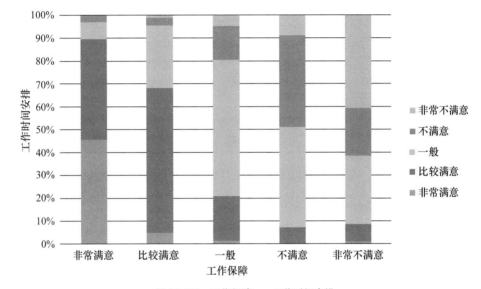

图 22-111　工作保障——工作时间安排

由图 22-111 可知，参与调研人员在对工作保障非常满意的前提下，对工作时间安排比较满意或非常满意的占比达到 89.71%；而在对工作保障非常不满意的前提下，对工作时间安排不满意或非常不满意的占比为 61.54%。

1.2. 工作保障——工作负荷（表 22-125）

表 22-125　工作保障——工作负荷满意度分析

工作负荷　工作保障	非常满意	比较满意	一般	不满意	非常不满意
非常满意	35.29%	44.12%	20.59%	0.00%	0.00%
比较满意	1.11%	45.13%	38.72%	12.53%	2.51%
一般	0.36%	10.53%	50.82%	30.31%	7.99%
不满意	0.85%	2.99%	33.76%	44.02%	18.38%
非常不满意	1.10%	2.20%	28.57%	18.68%	49.45%

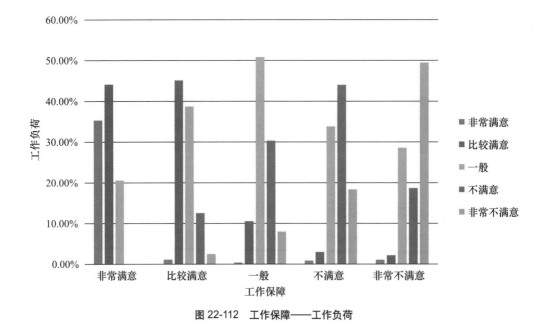

图 22-112　工作保障——工作负荷

由图 22-112 可知，参与调研人员在对工作保障非常满意的前提下，对工作负荷比较满意或非常满意的占比达到 79.41%；而在对工作保障非常不满意的前提下，对工作负荷不满意或非常不满意的占比为 68.13%。

1.3. 工作保障——本院薪酬分配方案的公平性（表 22-126）

表 22-126　薪酬分配方案的公平性分析

本院薪酬分配方案的公平性　＼　工作保障	非常满意	比较满意	一般	不满意	非常不满意
非常满意	25.00%	42.65%	19.12%	11.76%	1.47%
比较满意	0.84%	31.48%	42.90%	19.22%	5.57%
一般	0.00%	4.90%	41.38%	39.93%	13.79%
不满意	0.00%	0.00%	13.25%	51.28%	35.47%
非常不满意	0.00%	0.00%	4.40%	20.88%	74.73%

由图 22-113 可知，参与调研人员在对工作保障非常满意的前提下，对本院薪酬分配方案的公平性比较满意或非常满意的占比达到 67.65%；而在对工作保障非常不满意的前提下，对本院薪酬分配方案的公平性不满意或非常不满意的占比为 95.6%。

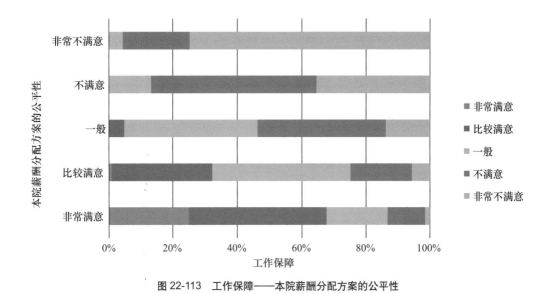

图 22-113　工作保障——本院薪酬分配方案的公平性

1.4. 工作保障——个人收入水平与业绩贡献的相关性（表 22-127）

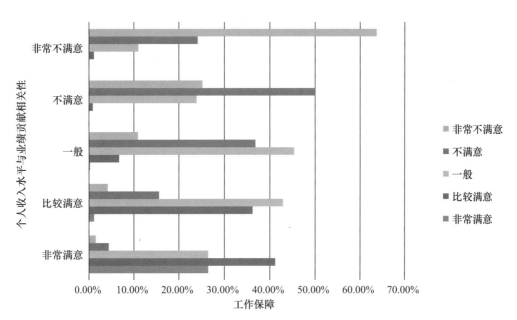

图 22-114　工作保障——个人收入水平与业绩贡献的相关性

表 22-127　个人收入水平与业绩贡献的相关性分析

个人收入水平与业绩贡献的相关性 ⟍ 工作保障	非常满意	比较满意	一般	不满意	非常不满意
非常满意	26.47%	41.18%	26.47%	4.41%	1.47%
比较满意	1.11%	36.21%	42.90%	15.60%	4.18%
一般	0.18%	6.72%	45.37%	36.84%	10.89%
不满意	0.00%	0.85%	23.93%	50.00%	25.21%
非常不满意	0.00%	1.10%	10.99%	24.18%	63.74%

　　由图 22-114 可知，参与调研人员在对工作保障非常满意的前提下，对个人收入水平与业绩贡献的相关性比较满意或非常满意的占比达到 67.65%；而在对工作保障非常不满意的前提下，对个人收入水平与业绩贡献的相关性不满意或非常不满意的占比为 87.91%。

1.5. 工作保障——个人贡献与晋升的匹配程度（表 22-128）

表 22-128　个人贡献与晋升的匹配程度

个人贡献与晋升的匹配程度 ⟍ 工作保障	非常满意	比较满意	一般	不满意	非常不满意
非常满意	36.76%	41.18%	19.12%	1.47%	1.47%
比较满意	1.95%	39.55%	47.91%	8.36%	2.23%
一般	0.54%	10.89%	61.52%	22.32%	4.72%
不满意	0.00%	4.27%	42.74%	41.45%	11.54%
非常不满意	0.00%	1.10%	29.67%	28.57%	40.66%

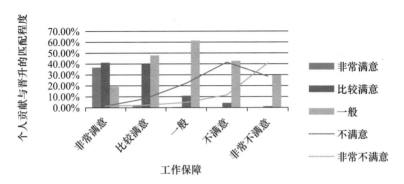

图 22-115　工作保障——个人贡献与晋升的匹配程度

由图 22-115 可知，参与调研人员在对工作保障非常满意的前提下，对个人贡献与晋升的匹配程度比较满意或非常满意的占比达到 77.94%；而在对工作保障非常不满意的前提下，对个人贡献与晋升的匹配程度不满意或非常不满意的占比为 69.23%。

1.6. 工作保障——个人收入水平（表 22-129）

表 22-129　工作保障——个人收入水平

收入水平 工作保障	非常满意	比较满意	一般	不满意	非常不满意
非常满意	30.88%	39.71%	17.65%	10.29%	1.47%
比较满意	1.11%	30.64%	40.11%	22.01%	6.13%
一般	0.00%	3.81%	39.02%	45.01%	12.16%
不满意	0.00%	0.00%	15.81%	58.55%	25.64%
非常不满意	0.00%	1.10%	5.49%	26.37%	67.03%

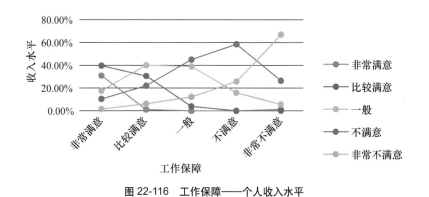

图 22-116　工作保障——个人收入水平

由图 22-116 可知，参与调研人员在对工作保障非常满意的前提下，对个人收入水平比较满意或非常满意的占比达到 70.59%；而在对工作保障非常不满意的前提下，对个人收入水平不满意或非常不满意的占比为 93.41%。

1.7. 工作保障——个人收入与社会的其他行业相比（表 22-130）

表 22-130　工作保障——个人收入与社会的其他行业相比

个人收入与社会其他 行业相比 工作保障	比较高	适中	比较低	说不清
非常满意	22.06%	55.88%	16.18%	5.88%
比较满意	3.62%	41.78%	50.70%	3.90%

续表

个人收入与社会其他行业相比 工作保障	比较高	适中	比较低	说不清
一般	0.18%	21.42%	73.87%	4.54%
不满意	0.43%	10.68%	80.77%	8.12%
非常不满意	0.00%	7.69%	80.22%	12.09%

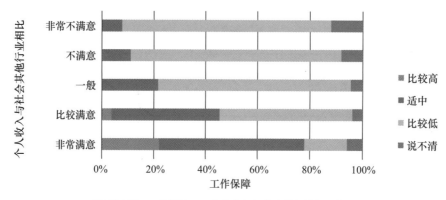

图 22-117　工作保障——个人收入与社会的其他行业相比

由图 22-117 可知，参与调研人员在对工作保障非常满意的前提下，认为个人收入与社会的其他行业相比比较高的占比达到 22.06%；而在对工作保障非常不满意的前提下，认为个人收入与社会的其他行业相比比较低的占比为 80.22%。

1.8. 工作保障——本院医务人员薪酬水平的差距（表 22-131）

表 22-131　医务人员薪酬水平的差距

本院医务人员薪酬 水平的差距 工作保障	非常大	比较大	一般	比较小	非常小
非常满意	13.24%	38.24%	44.12%	2.94%	1.47%
比较满意	11.98%	47.91%	35.38%	3.90%	0.84%
一般	17.24%	46.46%	30.13%	5.99%	0.18%
不满意	26.50%	41.88%	25.64%	5.56%	0.43%
非常不满意	47.25%	25.27%	18.68%	5.49%	3.30%

由图 22-118 可知，参与调研人员在对工作保障非常满意的前提下，认为本院医务人员薪酬水平的差距大的占比达到 51.47%；而在对工作保障非常不满意的前提下，认为本院医务人员薪酬水平的差距大的占比为 72.53%。

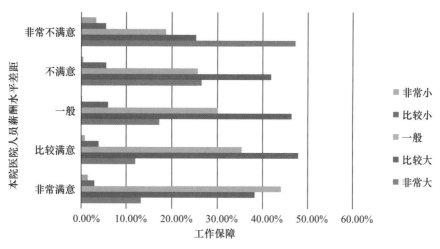

图 22-118 工作保障——本院医务人员薪酬水平的差距

1.9. 工作保障——本院薪酬分配的激励性（表 22-132）

表 22-132 薪酬分配的激励性

工作保障 \ 本院薪酬分配的激励性	非常强	比较强	一般	比较小	非常小
非常满意	17.65%	38.24%	30.88%	10.29%	2.94%
比较满意	0.56%	18.11%	56.82%	18.38%	6.13%
一般	0.54%	4.54%	49.00%	31.40%	14.52%
不满意	0.85%	2.14%	29.91%	35.47%	31.62%
非常不满意	2.20%	2.20%	14.29%	13.19%	68.13%

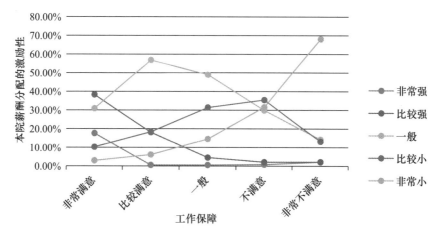

图 22-119 工作保障——本院薪酬分配的激励性

由图 22-119 可知，参与调研人员在对工作保障非常满意的前提下，认为本院薪酬分配的激励性强的占比达到 55.88%；而在对工作保障非常不满意的前提下，认为本院薪酬分配的激励性小的占比为 81.32%。

综上分析可知，工作保障作为一种不以货币形式体现的薪酬，医务人员的关注度也是比较高的，调研结果说明在工作保障到位的前提下，医务人员更乐意把精力投入到工作当中，同时对薪酬的满意度也会提高。

2. 工作时间安排与各因素的相关性分析

2.1. 工作时间安排——工作负荷（表 22-133）

表 22-133　工作时间安排——工作负荷

工作负荷 ＼ 工作时间安排	非常满意	比较满意	一般	不满意	非常不满意
非常满意	47.46%	42.37%	5.08%	1.69%	3.39%
比较满意	0.78%	52.71%	38.24%	7.24%	1.03%
一般	0.36%	4.82%	60.71%	28.93%	5.18%
不满意	0.00%	0.96%	19.23%	61.54%	18.27%
非常不满意	0.00%	1.12%	7.87%	14.61%	76.40%

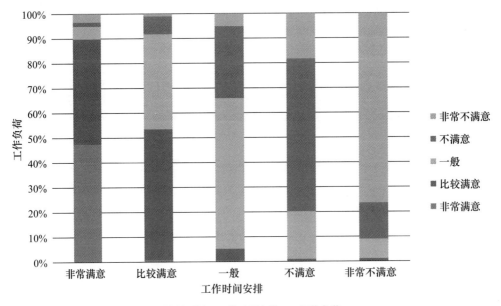

图 22-120　工作时间安排——工作负荷

由图 22-120 可知，参与调研人员在对工作时间安排非常满意的前提下，对工作负荷比较满意或非常满意的占比达到 89.83%；而在对工作时间安排非常不满意的前提下，对工作负荷比较满意或非常满意的占比为 1.12%。

2.2. 工作时间安排——本院薪酬分配方案的公平性（表 22-134）

表 22-134　薪酬分配方案的公平性

本院薪酬分配方案的公平性 / 工作时间安排	非常满意	比较满意	一般	不满意	非常不满意
非常满意	18.64%	44.07%	22.03%	6.78%	8.47%
比较满意	2.33%	28.42%	40.05%	23.51%	5.68%
一般	0.00%	5.18%	36.25%	39.11%	19.46%
不满意	0.00%	1.44%	22.12%	49.04%	27.40%
非常不满意	0.00%	1.12%	14.61%	22.47%	61.80%

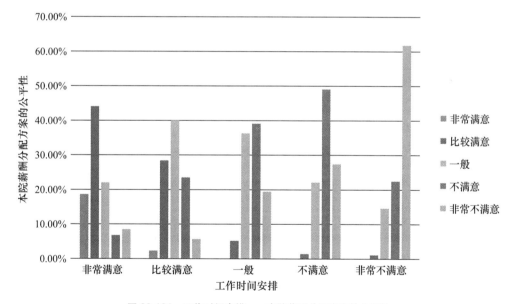

图 22-121　工作时间安排——本院薪酬分配方案的公平性

由图 22-121 可知，参与调研人员在对工作时间安排非常满意的前提下，对本院薪酬分配方案的公平性比较满意或非常满意的占比达到 62.71%；而在对工作时间安排非常不满意的前提下，对本院薪酬分配方案的公平性比较满意或非常满意的占比为 1.12%。

2.3. 工作时间安排——个人收入水平与业绩贡献的相关性（表 22-135）

表 22-135　个人收入水平与业绩贡献的相关性

个人收入水平与业绩贡献的相关性 ＼ 工作时间安排	非常满意	比较满意	一般	不满意	非常不满意
非常满意	22.03%	37.29%	23.73%	10.17%	6.78%
比较满意	1.81%	33.07%	41.60%	19.64%	3.88%
一般	0.36%	7.50%	41.79%	38.04%	12.32%
不满意	0.48%	1.92%	32.21%	44.23%	21.15%
非常不满意	0.00%	2.25%	13.48%	15.73%	68.54%

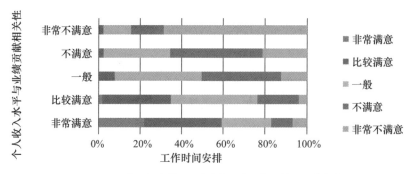

图 22-122　工作时间安排——个人收入水平与业绩贡献的相关性

　　由图 22-122 可知，参与调研人员在对工作时间安排非常满意的前提下，对个人收入水平与业绩贡献的相关性比较满意或非常满意的占比达到 59.32%；而在对工作时间安排非常不满意的前提下，对个人收入水平与业绩贡献的相关性比较满意或非常满意的占比为 2.25%。

2.4. 工作时间安排——个人贡献与晋升的匹配程度（表 22-136）

表 22-136　个人贡献与晋升的匹配程度

个人贡献与晋升的匹配程度 ＼ 工作时间安排	非常满意	比较满意	一般	不满意	非常不满意
非常满意	23.73%	35.59%	37.29%	0.00%	3.39%
比较满意	4.65%	34.88%	46.25%	10.85%	3.36%
一般	0.36%	12.68%	56.79%	24.64%	5.54%
不满意	0.00%	4.33%	52.40%	34.62%	8.65%
非常不满意	1.12%	5.62%	25.84%	28.09%	39.33%

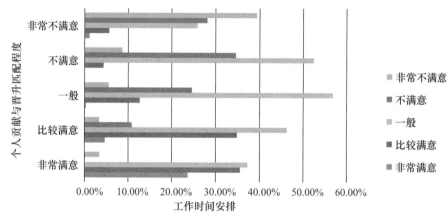

图 22-123 工作时间安排——个人贡献与晋升的匹配程度

由图 22-123 可知，参与调研人员在对工作时间安排非常满意的前提下，对个人贡献与晋升的匹配程度比较满意或非常满意的占比达到 59.32%；而在对工作时间安排非常不满意的前提下，对个人贡献与晋升的匹配程度比较满意或非常满意的占比为 6.74%。

2.5. 工作时间安排——个人收入水平（表 22-137）

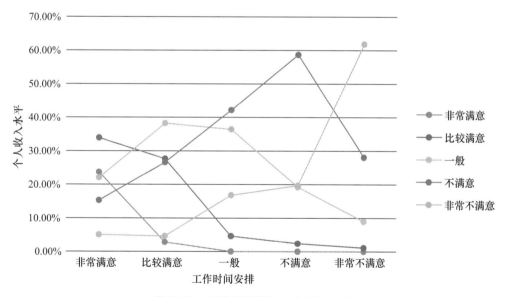

图 22-124 工作时间安排——个人收入水平

表 22-137 工作时间安排——个人收入水平

个人收入水平　　工作时间安排	非常满意	比较满意	一般	不满意	非常不满意
非常满意	23.73%	33.90%	22.03%	15.25%	5.08%
比较满意	2.84%	27.65%	38.24%	26.61%	4.65%

续表

个人收入水平 \ 工作时间安排	非常满意	比较满意	一般	不满意	非常不满意
一般	0.00%	4.64%	36.43%	42.14%	16.79%
不满意	0.00%	2.40%	19.23%	58.65%	19.71%
非常不满意	0.00%	1.12%	8.99%	28.09%	61.80%

由图 22-124 可知，参与调研人员在对工作时间安排非常满意的前提下，对个人收入水平比较满意或非常满意的占比达到 57.63%；而在对工作时间安排非常不满意的前提下，对个人收入水平比较满意或非常满意的占比为 1.12%。

2.6. 工作时间安排——个人福利待遇及保障（表 22-138）

表 22-138　工作时间安排——个人福利待遇及保障

个人福利待遇及保障 \ 工作时间安排	非常满意	比较满意	一般	不满意	非常不满意
非常满意	20.34%	40.68%	28.81%	8.47%	1.69%
比较满意	2.58%	32.56%	38.76%	22.22%	3.88%
一般	0.00%	5.36%	44.29%	37.50%	12.86%
不满意	0.00%	3.37%	23.56%	54.33%	18.75%
非常不满意	0.00%	3.37%	14.61%	21.35%	60.67%

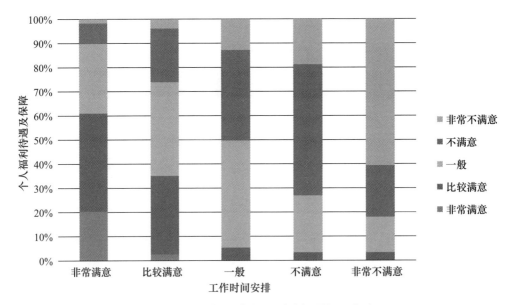

图 22-125　工作时间安排——个人福利待遇及保障

由图 22-125 可知，参与调研人员在对工作时间安排非常满意的前提下，对个人福利待遇及保障比较满意或非常满意的占比达到 61.02%；而在对工作时间安排非常不满意的前提下，对个人福利待遇及保障比较满意或非常满意的占比为 3.37%。

2.7. 工作时间安排——个人收入与社会的其他行业相比（表 22-139）

表 22-139 个人收入与社会的其他行业相比

个人收入与社会的 其他行业相比 工作时间安排	比较高	适中	比较低	说不清
非常满意	13.56%	50.85%	32.20%	3.39%
比较满意	4.39%	39.79%	52.45%	3.36%
一般	0.89%	19.82%	73.75%	5.54%
不满意	0.00%	15.38%	75.96%	8.65%
非常不满意	0.00%	12.36%	77.53%	10.11%

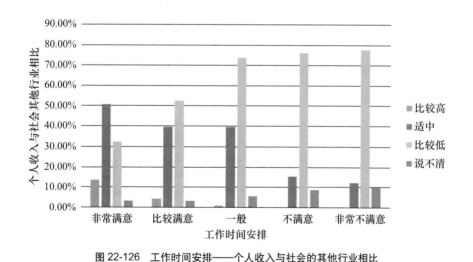

图 22-126 工作时间安排——个人收入与社会的其他行业相比

由图 22-126 可知，参与调研人员在对工作时间安排非常满意的前提下，认为个人收入与社会的其他行业相比低的占比达到 32.2%；而在对工作时间安排非常不满意的前提下，认为个人收入与社会的其他行业相比低的占比为 77.53%。

2.8. 工作时间安排——本院医务人员薪酬水平的差距（表22-140）

表22-140　医务人员薪酬水平的差距

本院医务人员薪酬水平的差距　工作时间安排	非常大	比较大	一般	比较小	非常小
非常满意	13.56%	44.07%	37.29%	5.08%	0.00%
比较满意	13.18%	47.29%	34.88%	3.62%	1.03%
一般	19.82%	45.36%	29.82%	4.46%	0.54%
不满意	24.52%	40.87%	25.48%	9.13%	0.00%
非常不满意	34.83%	30.34%	25.84%	6.74%	2.25%

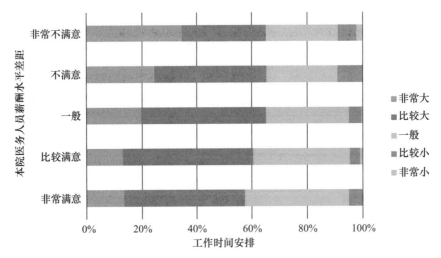

图22-127　工作时间安排——本院医务人员薪酬水平的差距

由图22-127可知，参与调研人员在对工作时间安排非常满意的前提下，认为本院医务人员薪酬水平的差距大的占比达到57.63%；而在对工作时间安排非常不满意的前提下，认为本院医务人员薪酬水平的差距大的占比为65.17%。

2.9. 工作时间安排——本院薪酬分配的激励性（表22-141）

表22-141　薪酬分配的激励性

本院薪酬分配的激励性　工作时间安排	非常强	比较强	一般	比较小	非常小
非常满意	15.25%	23.73%	47.46%	10.17%	3.39%
比较满意	1.29%	18.60%	52.45%	20.67%	6.98%
一般	0.54%	4.29%	45.00%	30.71%	19.46%
不满意	0.96%	4.33%	35.10%	32.69%	26.92%
非常不满意	2.25%	4.49%	24.72%	16.85%	51.69%

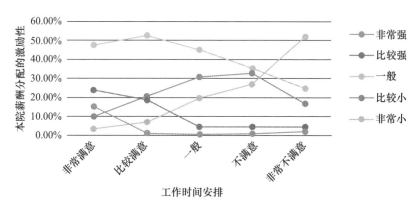

图 22-128　工作时间安排——本院薪酬分配的激励性

由图 22-128 可知，参与调研人员在对工作时间安排非常满意的前提下，认为本院薪酬分配的激励性强的占比达到 38.98%；而在对工作时间安排非常不满意的前提下，认为本院薪酬分配的激励性强的占比为 2.25%。

3. 工作负荷与各因素的相关性分析

3.1. 工作负荷——本院薪酬分配方案的公平性（表 22-142）

表 22-142　薪酬分配方案的公平性

本院薪酬分配方案的公平性 工作负荷	非常满意	比较满意	一般	不满意	非常不满意
非常满意	33.33%	36.36%	12.12%	9.09%	9.09%
比较满意	2.70%	38.61%	41.31%	14.29%	3.09%
一般	0.37%	7.99%	41.64%	34.57%	15.43%
不满意	0.00%	3.92%	23.19%	53.31%	19.58%
非常不满意	0.00%	0.71%	12.77%	23.40%	63.12%

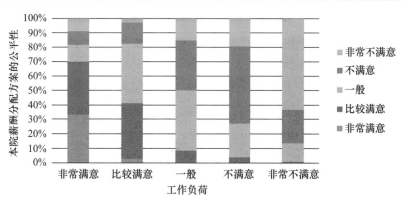

图 22-129　工作时间安排——本院薪酬分配方案的公平性

由图 22-129 可知，参与调研人员在对工作负荷非常满意的前提下，对本院薪酬分配方案的公平性比较满意或非常满意的占比达到 69.7%；而在对工作负荷非常不满意的前提下，对本院薪酬分配方案的公平性比较满意或非常满意的占比为 0.71%。

3.2. 工作负荷——个人收入水平与业绩贡献的相关性（表 22-143）

表 22-143　个人收入水平与业绩贡献的相关性

个人收入水平与业绩贡献相关性 工作负荷	非常满意	比较满意	一般	不满意	非常不满意
非常满意	36.36%	30.30%	18.18%	9.09%	6.06%
比较满意	3.09%	44.79%	37.07%	12.74%	2.32%
一般	0.37%	9.85%	49.81%	30.48%	9.48%
不满意	0.30%	4.52%	28.92%	52.41%	13.86%
非常不满意	0.00%	2.84%	15.60%	19.15%	62.41%

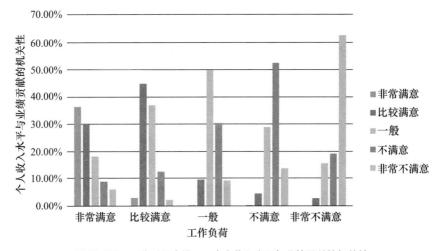

图 22-130　工作时间安排——个人收入水平与业绩贡献的相关性

由图 22-130 可知，参与调研人员在对工作负荷非常满意的前提下，对个人收入水平与业绩贡献的相关性比较满意或非常满意的占比达到 66.67%；而在对工作负荷非常不满意的前提下，对个人收入水平与业绩贡献的相关性比较满意或非常满意的占比为 2.84%。

3.3. 工作负荷——个人贡献与晋升的匹配程度（表 22-144）

表 22-144　个人贡献与晋升的匹配程度

工作负荷 ＼ 个人贡献与晋升的匹配程度	非常满意	比较满意	一般	不满意	非常不满意
非常满意	39.39%	18.18%	36.36%	0.00%	6.06%
比较满意	6.95%	45.95%	36.68%	8.49%	1.93%
一般	0.37%	15.43%	62.08%	17.47%	4.65%
不满意	0.30%	7.23%	51.20%	35.24%	6.02%
非常不满意	0.71%	6.38%	28.37%	31.21%	33.33%

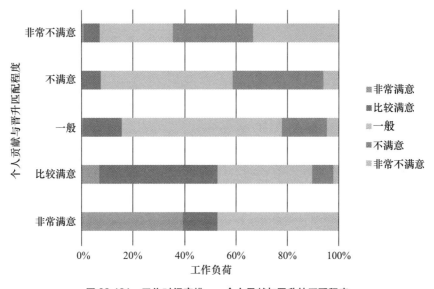

图 22-131　工作时间安排——个人贡献与晋升的匹配程度

由图 22-131 可知，参与调研人员在对工作负荷非常满意的前提下，对个人贡献与晋升的匹配程度比较满意或非常满意的占比达到 57.58%；而在对工作负荷非常不满意的前提下，对个人贡献与晋升的匹配程度比较满意或非常满意的占比为 7.09%。

3.4. 工作负荷——个人收入水平（表 22-145）

表 22-145　工作负荷——个人收入水平

工作负荷 ＼ 个人收入水平	非常满意	比较满意	一般	不满意	非常不满意
非常满意	36.36%	30.30%	18.18%	9.09%	6.06%
比较满意	3.86%	36.29%	38.61%	19.31%	1.93%

个人收入水平 工作负荷	非常满意	比较满意	一般	不满意	非常不满意
一般	0.56%	8.36%	40.52%	36.80%	13.75%
不满意	0.00%	2.41%	22.29%	60.24%	15.06%
非常不满意	0.00%	1.42%	10.64%	31.21%	56.74%

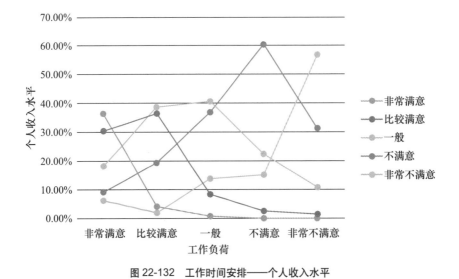

图 22-132　工作时间安排——个人收入水平

由图 22-132 可知，参与调研人员在对工作负荷非常满意的前提下，对个人收入水平比较满意或非常满意的占比达到 66.67%；而在对工作负荷非常不满意的前提下，对个人收入水平比较满意或非常满意的占比为 1.42%。

3.5. 工作负荷——个人福利待遇及保障（表 22-146）

表 22-146　工作负荷——个人福利待遇及保障

个人福利待遇 及保障 工作负荷	非常满意	比较满意	一般	不满意	非常不满意
非常满意	36.36%	27.27%	27.27%	6.06%	3.03%
比较满意	3.09%	40.54%	37.84%	16.22%	2.32%
一般	0.37%	10.78%	44.61%	33.09%	11.15%
不满意	0.00%	3.61%	30.72%	54.82%	10.84%
非常不满意	0.00%	4.26%	19.86%	20.57%	55.32%

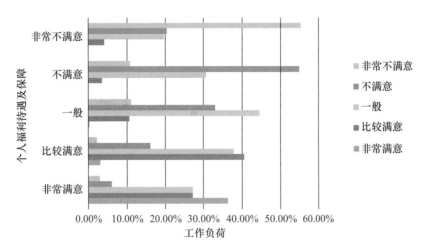

图 22-133　工作时间安排——个人福利待遇及保障

由图 22-133 可知，参与调研人员在对工作负荷非常满意的前提下，对个人福利待遇及保障比较满意或非常满意的占比达到 63.64%；而在对工作负荷非常不满意的前提下，对个人福利待遇及保障比较满意或非常满意的占比为 4.26%。

3.6. 工作负荷——个人收入与社会的其他行业相比（表 22-147）

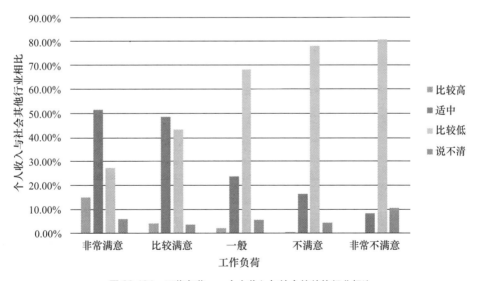

图 22-134　工作负荷——个人收入与社会的其他行业相比

表 22-147　个人收入与社会的其他行业相比

工作负荷 ＼ 个人收入与社会的其他行业相比	比较高	适中	比较低	说不清
非常满意	15.15%	51.52%	27.27%	6.06%
比较满意	4.25%	48.65%	43.24%	3.86%

续表

个人收入与社会的 其他行业相比 工作负荷	比较高	适中	比较低	说不清
一般	2.23%	23.79%	68.22%	5.76%
不满意	0.60%	16.57%	78.31%	4.52%
非常不满意	0.00%	8.51%	80.85%	10.64%

由图 22-134 可知，参与调研人员在对工作负荷非常满意的前提下，认为个人收入与社会的其他行业相比低的占比达到 27.27%；而在对工作负荷非常不满意的前提下，认为个人收入与社会的其他行业相比低的占比为 80.85%。

3.7. 工作负荷——本院医务人员薪酬水平的差距（表 22-148）

表 22-148　医务人员薪酬水平的差距

本院医务人员薪酬 水平的差距 工作负荷	非常大	比较大	一般	比较小	非常小
非常满意	18.18%	30.30%	45.45%	6.06%	0.00%
比较满意	13.13%	45.17%	36.29%	4.63%	0.77%
一般	17.10%	47.21%	31.04%	4.09%	0.56%
不满意	21.08%	44.28%	27.71%	6.63%	0.30%
非常不满意	35.46%	33.33%	22.70%	6.38%	2.13%

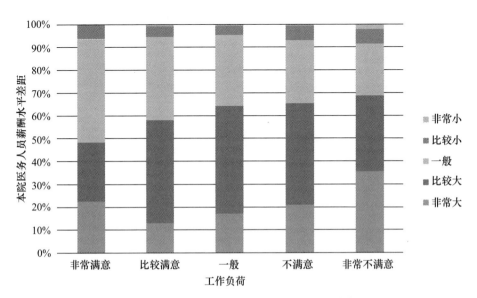

图 22-135　工作负荷——本院医务人员薪酬水平的差距

　　由图 22-135 可知，参与调研人员在对工作负荷非常满意的前提下，认为本院医务人员薪酬水平的差距大的占比达到 48.48%；而在对工作负荷非常不满意的前提下，认为本院医务人员薪酬水平的差距大的占比为 68.79%。

3.8. 工作负荷——本院薪酬分配的激励性（表 22-149）

表 22-149　工作负荷——本院薪酬分配的激励性

本院薪酬分配的激励性 工作负荷	非常强	比较强	一般	比较小	非常小
非常满意	21.21%	27.27%	36.36%	9.09%	6.06%
比较满意	1.93%	23.55%	53.28%	15.44%	5.79%
一般	1.12%	6.51%	49.81%	27.51%	15.06%
不满意	0.30%	4.22%	38.25%	33.43%	23.80%
非常不满意	1.42%	2.84%	23.40%	27.66%	44.68%

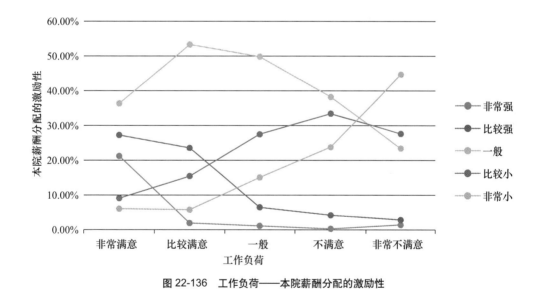

图 22-136　工作负荷——本院薪酬分配的激励性

　　由图 22-136 可知，参与调研人员在对工作负荷非常满意的前提下，认为本院薪酬分配的激励性强的占比达到 48.48%；而在对工作负荷非常不满意的前提下，认为本院薪酬分配的激励性强的占比为 4.26%。

　　综上所述，医务人员比较关注自身的工作负荷，凡对自己工作负荷程度不满意的医务人员，相应的对影响薪酬满意度的其他因素的满意度也比较低，这说明医院管理者应该有一套比较好的定岗定编机制来合理确定各岗位所需要的人员，合理确定每名医务人员的工作负荷。

4. 方案公平性与各因素的相关性分析

4.1. 方案公平性——个人收入水平与业绩贡献的相关性（表 22-150）

表 22-150 方案公平性——个人收入水平与业绩贡献的相关性

个人收入水平与业绩贡献相关性 方案公平性	非常满意	比较满意	一般	不满意	非常不满意
非常满意	85.00%	15.00%	0.00%	0.00%	0.00%
比较满意	2.37%	76.33%	18.34%	2.96%	0.00%
一般	0.47%	10.00%	69.53%	17.91%	2.09%
不满意	0.00%	4.36%	30.05%	58.72%	6.88%
非常不满意	0.00%	1.61%	10.89%	25.40%	62.10%

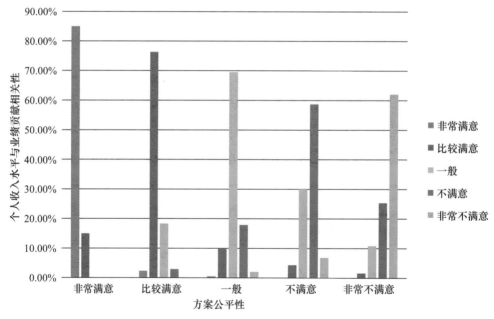

图 22-137 方案公平性——个人收入水平与业绩贡献的相关性

由图 22-137 可知，参与调研人员在对方案公平性非常满意的前提下，对个人收入水平与业绩贡献的相关性比较满意或非常满意的占比达到 100%；而在对方案公平性非常不满意的前提下，对个人收入水平与业绩贡献的相关性比较满意或非常满意的占比为 1.61%。

4.2. 方案公平性——个人贡献与晋升的匹配程度（表 22-151）

表 22-151　方案公平性——个人贡献与晋升的匹配程度

个人贡献与晋升的 匹配程度 / 方案公平性	非常满意	比较满意	一般	不满意	非常不满意
非常满意	90.00%	10.00%	0.00%	0.00%	0.00%
比较满意	7.69%	66.27%	22.49%	2.96%	0.59%
一般	0.70%	18.14%	67.44%	11.63%	2.09%
不满意	0.00%	8.72%	55.05%	32.80%	3.44%
非常不满意	0.40%	4.44%	33.47%	31.85%	29.84%

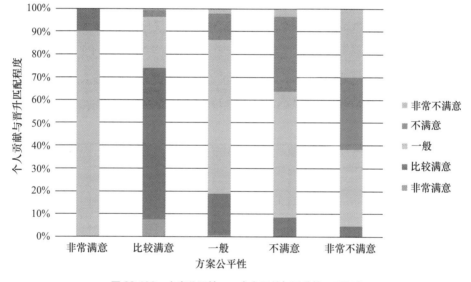

图 22-138　方案公平性——个人贡献与晋升的匹配程度

由图 22-138 可知，参与调研人员在对方案公平性非常满意的前提下，对个人贡献与晋升的匹配程度比较满意或非常满意的占比达到 100%；而在对方案公平性非常不满意的前提下，对个人贡献与晋升的匹配程度比较满意或非常满意的占比为 4.84%。

4.3. 方案公平性——个人收入水平（表 22-152）

表 22-152　方案公平性——个人收入水平

个人收入水平 / 方案公平性	非常满意	比较满意	一般	不满意	非常不满意
非常满意	80.00%	20.00%	0.00%	0.00%	0.00%
比较满意	4.73%	62.13%	30.18%	2.37%	0.59%

个人收入水平 方案公平性	非常满意	比较满意	一般	不满意	非常不满意
一般	0.23%	9.07%	58.14%	29.53%	3.02%
不满意	0.00%	1.38%	22.25%	67.20%	9.17%
非常不满意	0.00%	2.02%	6.05%	28.63%	63.31%

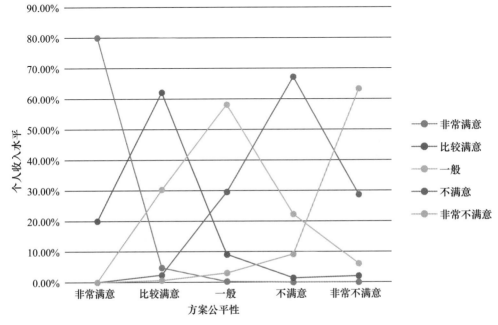

图 22-139　方案公平性——个人收入水平

由图 22-139 可知，参与调研人员在对方案公平性非常满意的前提下，对个人收入水平比较满意或非常满意的占比达到 100%；而在对方案公平性非常不满意的前提下，对个人收入水平比较满意或非常满意的占比为 2.02%。

4.4. 方案公平性——个人福利待遇及保障（表 22-153）

表 22-153　方案公平性——个人福利待遇及保障

个人福利待遇 及保障 方案公平性	非常满意	比较满意	一般	不满意	非常不满意
非常满意	75.00%	25.00%	0.00%	0.00%	0.00%
比较满意	3.55%	66.27%	25.44%	4.14%	0.59%
一般	0.23%	12.79%	60.00%	24.42%	2.56%
不满意	0.00%	3.21%	31.19%	56.88%	8.72%
非常不满意	0.00%	1.61%	16.13%	29.44%	52.82%

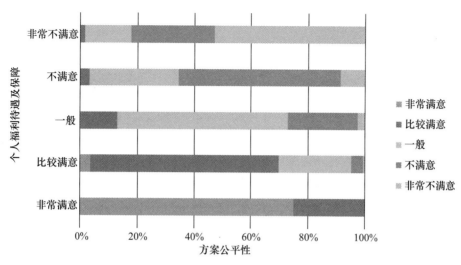

图 22-140 方案公平性——个人福利待遇及保障

由图 22-140 可知,参与调研人员在对方案公平性非常满意的前提下,对个人福利待遇及保障比较满意或非常满意的占比达到 100%;而在对方案公平性非常不满意的前提下,对个人福利待遇及保障比较满意或非常满意的占比为 1.61%。

4.5. 方案公平性——个人收入与社会的其他行业相比(表 22-154)

表 22-154 方案公平性——个人收入与社会的其他行业相比

方案公平性 \ 个人收入与社会的其他行业相比	比较高	适中	比较低	说不清
非常满意	30.00%	50.00%	15.00%	5.00%
比较满意	8.88%	64.50%	25.44%	1.18%
一般	1.40%	31.40%	61.16%	6.05%
不满意	0.46%	14.22%	79.82%	5.50%
非常不满意	0.40%	8.87%	82.66%	8.06%

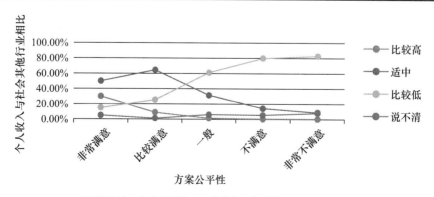

图 22-141 方案公平性——个人收入与社会的其他行业相比

由图22-141可知，参与调研人员在对方案公平性非常满意的前提下，认为个人收入与社会的其他行业相比低的占比达到15%；而在对方案公平性非常不满意的前提下，认为个人收入与社会的其他行业相比低的占比为82.66%。

4.6. 方案公平性——本院医务人员薪酬水平的差距（表22-155）

表22-155   方案公平性——本院医务人员薪酬水平的差距

本院医务人员薪酬水平的差距 / 方案公平性	非常大	比较大	一般	比较小	非常小
非常满意	10.00%	35.00%	50.00%	5.00%	0.00%
比较满意	3.55%	44.97%	47.34%	3.55%	0.59%
一般	9.30%	44.88%	39.07%	6.51%	0.23%
不满意	18.58%	52.06%	24.77%	3.90%	0.69%
非常不满意	49.60%	29.03%	13.71%	6.05%	1.61%

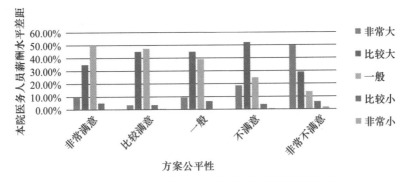

图22-142   方案公平性——本院医务人员薪酬水平的差距

由图22-142可知，参与调研人员在对方案公平性非常满意的前提下，认为本院医务人员薪酬水平的差距大的占比达到45%；而在对方案公平性非常不满意的前提下，认为本院医务人员薪酬水平的差距大的占比为78.63%。

4.7. 方案公平性——本院薪酬分配的激励性（表22-156）

表22-156   方案公平性——本院薪酬分配的激励性调查

本院薪酬分配的激励性 / 方案公平性	非常强	比较强	一般	比较小	非常小
非常满意	40.00%	30.00%	25.00%	5.00%	0.00%
比较满意	1.78%	38.46%	53.25%	5.92%	0.59%
一般	0.70%	9.30%	63.02%	22.09%	4.88%
不满意	0.92%	1.83%	38.07%	41.06%	18.12%
非常不满意	1.21%	1.61%	18.55%	22.58%	56.05%

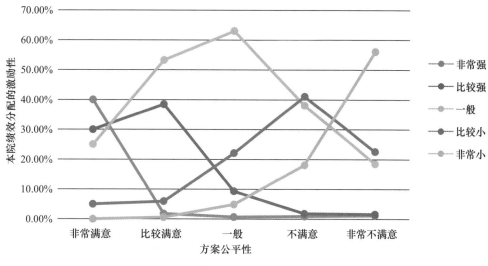

图 22-143　方案公平性——本院薪酬分配的激励性

由图 22-143 可知，参与调研人员在对方案公平性非常满意的前提下，认为本院薪酬分配的激励性强的占比达到 70%；而在对方案公平性非常不满意的前提下，认为本院薪酬分配的激励性强的占比为 2.82%。

综上分析，医务人员对方案的认知直接影响薪酬满意度，凡对薪酬分配方案的公平性认可度低的，对影响薪酬满意度的其他因素满意度也低。

5. 收入贡献与各因素的相关性分析

5.1. 收入贡献——个人贡献与晋升的匹配程度（表 22-157）

表 22-157　收入贡献——个人贡献与晋升的匹配程度

收入贡献 ＼ 个人贡献与晋升的匹配程度	非常满意	比较满意	一般	不满意	非常不满意
非常满意	86.96%	8.70%	4.35%	0.00%	0.00%
比较满意	6.06%	69.19%	22.73%	1.01%	1.01%
一般	0.20%	13.93%	73.57%	10.66%	1.64%
不满意	0.25%	6.73%	47.38%	42.39%	3.24%
非常不满意	0.52%	3.63%	29.02%	27.46%	39.38%

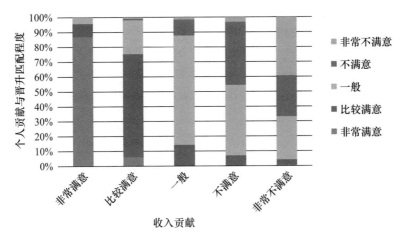

图 22-144   收入贡献——个人贡献与晋升的匹配程度

由图 22-144 可知，参与调研人员在对收入贡献非常满意的前提下，对个人贡献与晋升的匹配程度比较满意或非常满意的占比达到 95.65%；而在对收入贡献非常不满意的前提下，对个人贡献与晋升的匹配程度比较满意或非常满意的占比为 4.15%。

5.2. 收入贡献——个人收入水平（表 22-158）

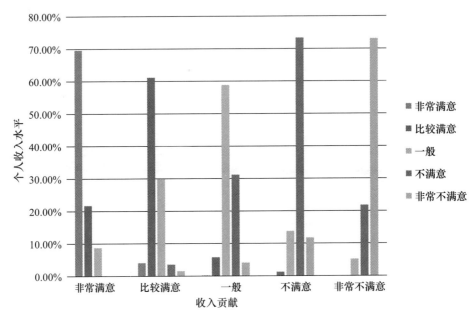

图 22-145   收入贡献——个人收入水平

表 22-158　收入贡献——个人收入水平

收入贡献 ＼ 个人收入水平	非常满意	比较满意	一般	不满意	非常不满意
非常满意	69.57%	21.74%	8.70%	0.00%	0.00%
比较满意	4.04%	61.11%	29.80%	3.54%	1.52%
一般	0.20%	5.74%	58.81%	31.15%	4.10%
不满意	0.00%	1.25%	13.72%	73.32%	11.72%
非常不满意	0.00%	0.00%	5.18%	21.76%	73.06%

　　由图 22-145 可知，参与调研人员在对收入贡献非常满意的前提下，对个人收入水平比较满意或非常满意的占比达到 91.3%；而在对收入贡献非常不满意的前提下，对个人收入水平比较满意或非常满意的占比为 0。

5.3. 收入贡献——个人福利待遇及保障（表 22-159）

表 22-159　收入贡献——个人福利待遇及保障

收入贡献 ＼ 个人福利待遇及保障	非常满意	比较满意	一般	不满意	非常不满意
非常满意	65.22%	26.09%	4.35%	4.35%	0.00%
比较满意	3.03%	61.62%	28.79%	4.55%	2.02%
一般	0.20%	9.43%	59.22%	28.48%	2.66%
不满意	0.00%	3.74%	26.68%	59.35%	10.22%
非常不满意	0.00%	0.52%	11.92%	23.83%	63.73%

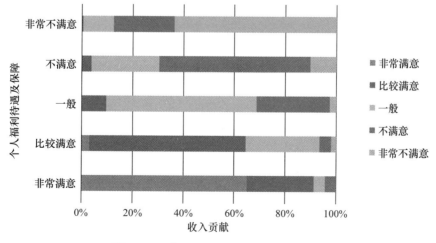

图 22-146　收入贡献——个人福利待遇及保障

由图 22-146 可知，参与调研人员在对收入贡献非常满意的前提下，对个人福利待遇及保障比较满意或非常满意的占比达到 91.3%；而在对收入贡献非常不满意的前提下，对个人福利待遇及保障比较满意或非常满意的占比为 0.52%。

5.4. 收入贡献——个人收入与社会的其他行业相比（表 22-160）

表 22-160 收入贡献——个人收入与社会的其他行业相比

收入贡献 \ 个人收入与社会的其他行业相比	比较高	适中	比较低	说不清
非常满意	26.09%	56.52%	13.04%	4.35%
比较满意	7.58%	63.13%	26.26%	3.03%
一般	1.23%	26.84%	64.55%	7.38%
不满意	0.25%	13.72%	82.04%	3.99%
非常不满意	1.04%	7.25%	84.46%	7.25%

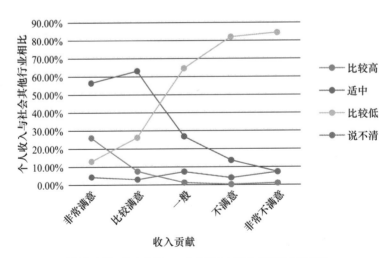

图 22-147 收入贡献——个人收入与社会的其他行业相比

由图 22-147 可知，参与调研人员在对收入贡献非常满意的前提下，认为个人收入与社会的其他行业相比低的占比达到 13.04%；而在对收入贡献非常不满意的前提下，认为个人收入与社会的其他行业相比低的占比为 84.46%。

<u>5.5.收入贡献——本院医务人员薪酬水平的差距（表 22-161）</u>

表 22-161　收入贡献——医务人员薪酬水平的差距

本院医务人员薪酬水平的差距 收入贡献	非常大	比较大	一般	比较小	非常小
非常满意	8.70%	26.09%	60.87%	4.35%	0.00%
比较满意	7.58%	48.99%	40.40%	3.03%	0.00%
一般	13.32%	46.31%	35.45%	4.30%	0.61%
不满意	20.45%	48.88%	23.94%	6.23%	0.50%
非常不满意	45.60%	25.91%	19.17%	7.25%	2.07%

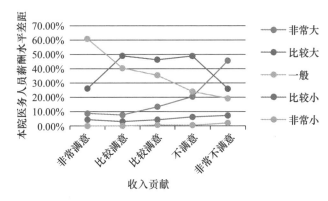

图 22-148　收入贡献——本院医务人员薪酬水平的差距

由图 22-148 可知，参与调研人员在对收入贡献非常满意的前提下，认为本院医务人员薪酬水平的差距大的占比达到 34.78%；而在对收入贡献非常不满意的前提下，认为本院医务人员薪酬水平的差距大的占比为 71.5%。

<u>5.6.收入贡献——本院薪酬分配的激励性（表 22-162）</u>

表 22-162　收入贡献——本院薪酬分配的激励性

本院薪酬分配的激励性 收入贡献	非常强	比较强	一般	比较小	非常小
非常满意	34.78%	30.43%	30.43%	4.35%	0.00%
比较满意	1.52%	34.85%	50.51%	9.60%	3.54%
一般	0.41%	6.76%	61.89%	23.36%	7.58%
不满意	1.75%	3.24%	33.67%	41.40%	19.95%
非常不满意	0.52%	0.52%	17.62%	21.24%	60.10%

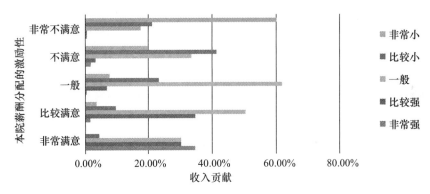

图 22-149 收入贡献——本院薪酬分配的激励性

由图 22-149 可知，参与调研人员在对收入贡献非常满意的前提下，认为本院薪酬分配的激励性强的占比达到 65.22%；而在对收入贡献非常不满意的前提下，认为本院薪酬分配的激励性强的占比为 1.04%。

综上分析，如果医务人员认为收入与贡献不相匹配，那么，他们对诸如薪酬方案的公平性、激励性、收入差距的合理性、收入水平等的满意度也比较低，这充分说明在制定薪酬分配方案时一定要坚持多劳多得、优绩优酬的基本原则。

6. 贡献晋升与各因素的相关性分析

6.1. 贡献晋升——个人收入水平（表 22-163）

表 22-163 贡献晋升——个人收入水平

贡献晋升 ＼ 个人收入水平	非常满意	比较满意	一般	不满意	非常不满意
非常满意	60.00%	25.71%	11.43%	0.00%	2.86%
比较满意	1.24%	43.57%	36.93%	14.94%	3.32%
一般	0.15%	6.14%	41.63%	41.32%	10.75%
不满意	0.00%	1.08%	14.08%	62.45%	22.38%
非常不满意	0.00%	2.02%	10.10%	17.17%	70.71%

由图 22-150 可知，参与调研人员在对贡献晋升非常满意的前提下，对个人收入水平比较满意或非常满意的占比达到 85.71%；而在对贡献晋升非常不满意的前提下，对个人收入水平比较满意或非常满意的占比为 2.02%。

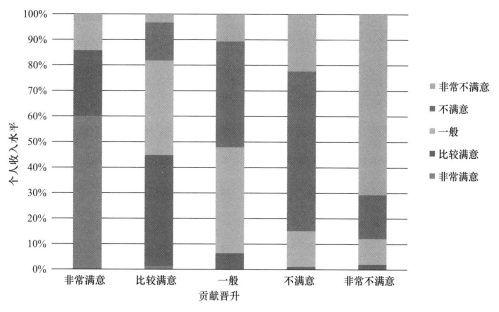

图 22-150　贡献晋升——个人收入水平

6.2. 贡献晋升——个人福利待遇及保障（表 22-164）

表 22-164　贡献晋升——个人福利待遇及保障

个人福利待遇 及保障 贡献晋升	非常满意	比较满意	一般	不满意	非常不满意
非常满意	54.29%	31.43%	11.43%	0.00%	2.86%
比较满意	0.83%	45.64%	41.08%	9.96%	2.49%
一般	0.15%	9.06%	45.78%	35.48%	9.52%
不满意	0.00%	3.25%	22.02%	57.04%	17.69%
非常不满意	0.00%	1.01%	15.15%	20.20%	63.64%

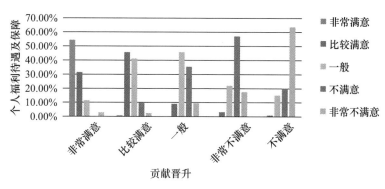

图 22-151　贡献晋升——个人福利待遇及保障

由图 22-151 可知，参与调研人员在对贡献晋升非常满意的前提下，对个人福利待遇及保障比较满意或非常满意的占比达到 85.71%；而在对贡献晋升非常不满意的前提下，对个人福利待遇及保障比较满意或非常满意的占比为 1.01%。

6.3. 贡献晋升——个人收入与社会的其他行业相比（表 22-165）

表 22-165　贡献晋升——个人收入与社会的其他行业相比

个人收入与社会的其他行业相比 贡献晋升	比较高	适中	比较低	说不清
非常满意	28.57%	45.71%	22.86%	2.86%
比较满意	4.15%	54.36%	37.76%	3.73%
一般	1.54%	21.97%	69.89%	6.61%
不满意	0.00%	14.08%	81.23%	4.69%
非常不满意	0.00%	9.09%	83.84%	7.07%

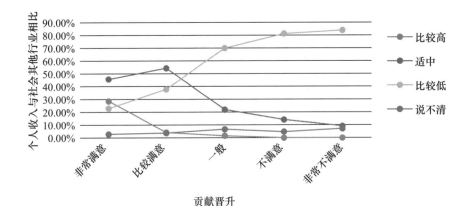

图 22-152　贡献晋升——个人收入与社会的其他行业相比

由图 22-152 可知，参与调研人员在对贡献晋升非常满意的前提下，认为个人收入与社会的其他行业相比比较低的占比达到 22.86%；而在对贡献晋升非常不满意的前提下，认为个人收入与社会的其他行业相比比较低的占比为 83.84%。

6.4. 贡献晋升——本院医务人员薪酬水平的差距（表 22-166）

表 22-166　贡献晋升——医务人员薪酬水平的差距

本院医务人员薪酬水平的差距 贡献晋升	非常大	比较大	一般	比较小	非常小
非常满意	14.29%	31.43%	48.57%	5.71%	0.00%
比较满意	8.71%	48.96%	37.34%	4.98%	0.00%

续表

贡献晋升＼本院医务人员薪酬水平的差距	非常大	比较大	一般	比较小	非常小
一般	15.98%	47.93%	32.41%	3.38%	0.31%
不满意	24.19%	41.88%	22.38%	9.39%	2.17%
非常不满意	55.56%	18.18%	20.20%	5.05%	1.01%

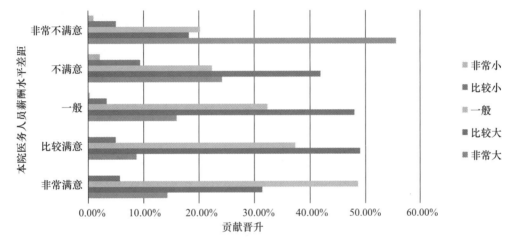

图 22-153 贡献晋升——本院医务人员薪酬水平的差距

由图 22-153 可知，参与调研人员在对贡献晋升非常满意的前提下，认为本院医务人员薪酬水平的差距大的占比达到 45.71%；而在对贡献晋升非常不满意的前提下，认为本院医务人员薪酬水平的差距大的占比为 73.74%。

6.5. 贡献晋升——本院薪酬分配的激励性（表 22-167）

表 22-167 贡献晋升——薪酬分配的激励性

贡献晋升＼本院薪酬分配的激励性	非常强	比较强	一般	比较小	非常小
非常满意	25.71%	37.14%	28.57%	8.57%	0.00%
比较满意	1.66%	26.14%	53.53%	13.28%	5.39%
一般	0.61%	5.99%	52.23%	27.80%	13.36%
不满意	1.44%	1.44%	29.60%	38.63%	28.88%
非常不满意	0.00%	4.04%	17.17%	18.18%	60.61%

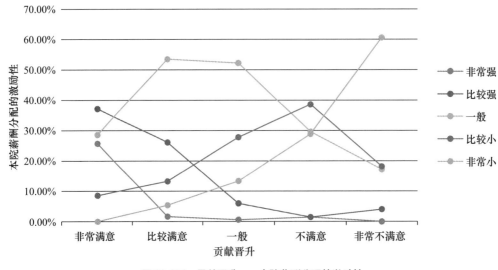

图 22-154　贡献晋升——本院薪酬分配的激励性

由图 22-154 可知，参与调研人员在对贡献晋升非常满意的前提下，认为本院薪酬分配的激励性强的占比达到 62.86%；而在对贡献晋升非常不满意的前提下，认为本院薪酬分配的激励性强的占比为 4.04%。

综上分析，医务人员认为贡献与晋升对等是影响薪酬满意度的关键因素，这与多劳多得、优绩优酬的原则也是一脉相承的。

7. 收入水平与各因素的相关性分析

7.1. 收入水平——个人福利待遇及保障（表 22-168）

表 22-168　收入水平——个人福利待遇及保障

收入水平 ＼ 个人福利待遇及保障	非常满意	比较满意	一般	不满意	非常不满意
非常满意	84.00%	16.00%	0.00%	0.00%	0.00%
比较满意	0.63%	86.16%	11.32%	1.26%	0.63%
一般	0.00%	9.44%	77.24%	12.11%	1.21%
不满意	0.00%	1.21%	24.65%	69.09%	5.05%
非常不满意	0.00%	1.90%	8.53%	18.48%	71.09%

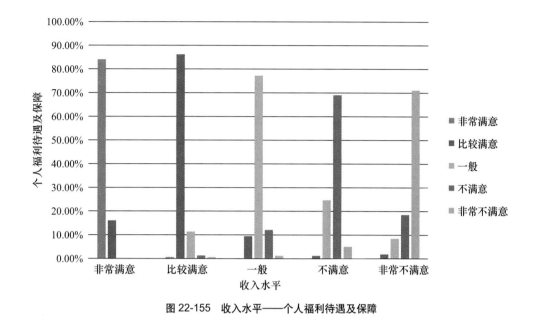

图 22-155　收入水平——个人福利待遇及保障

　　由图 22-155 可知，参与调研人员在对收入水平非常满意的前提下，对个人福利待遇及保障比较满意或非常满意的占比达到 100%；而在对收入水平非常不满意的前提下，对个人福利待遇及保障比较满意或非常满意的占比为 1.90%。

7.2. 收入水平——本院医务人员薪酬水平的差距（表 22-169）

表 22-169　收入水平——本院医务人员薪酬水平的差距

本院医务人员薪酬 水平的差距 收入水平	非常大	比较大	一般	比较小	非常小
非常满意	12.00%	40.00%	48.00%	0.00%	0.00%
比较满意	6.92%	45.28%	42.77%	4.40%	0.63%
一般	11.86%	46.25%	37.05%	4.36%	0.48%
不满意	20.20%	47.68%	25.05%	6.26%	0.81%
非常不满意	42.18%	31.28%	20.38%	5.21%	0.95%

　　由图 22-156 可知，参与调研人员在对收入水平非常满意的前提下，认为本院医务人员薪酬水平的差距大的占比达到 52%；而在对收入水平非常不满意的前提下，认为本院医务人员薪酬水平的差距大的占比达到 73.46%。

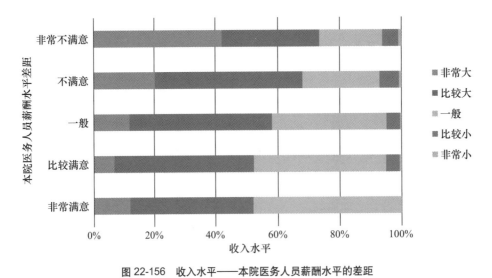

图 22-156 收入水平——本院医务人员薪酬水平的差距

7.3. 收入水平——本院薪酬分配的激励性（表 22-170）

表 22-170 收入水平——薪酬分配的激励性

收入水平 ＼ 本院薪酬分配的激励性	非常强	比较强	一般	比较小	非常小
非常满意	36.00%	28.00%	36.00%	0.00%	0.00%
比较满意	1.89%	38.99%	46.54%	8.81%	3.77%
一般	0.24%	7.75%	62.47%	22.76%	6.78%
不满意	0.81%	4.04%	39.39%	38.38%	17.37%
非常不满意	1.90%	0.95%	19.91%	20.38%	56.87%

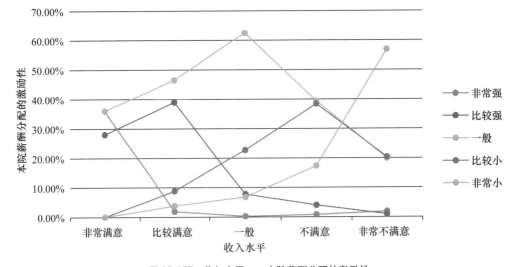

图 22-157 收入水平——本院薪酬分配的激励性

由图 22-157 可知，参与调研人员在对收入水平非常满意的前提下，认为本院薪酬分配的激励性强的占比达到 64%；而在对收入水平非常不满意的前提下，认为本院薪酬分配的激励性强的占比达到 2.85%。

8. 待遇及保障与各因素的相关性分析

8.1. 待遇及保障——个人收入与社会其他行业相比（表 22-171）

表 22-171　待遇及保障——个人收入与社会其他行业相比

个人收入与社会的其他行业相比 待遇及保障	比较高	适中	比较低	说不清
非常满意	40.91%	50.00%	4.55%	4.55%
比较满意	7.89%	67.89%	22.11%	2.11%
一般	0.63%	27.88%	64.78%	6.71%
不满意	0.46%	12.93%	82.45%	4.16%
非常不满意	0.55%	4.97%	84.53%	9.94%

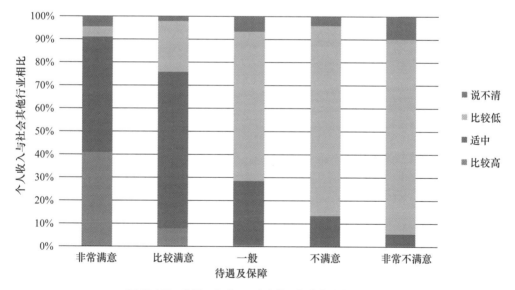

图 22-158　待遇及保障——个人收入与社会其他行业相比

由图 22-158 可知，参与调研人员在对待遇及保障非常满意的前提下，认为个人收入与社会其他行业相比比较低的占比达到 4.55%；而在对待遇及保障非常不满意的前提下，认为个人收入与社会其他行业相比比较低的占比达到 84.53%。

8.2. 待遇及保障——本院医务人员薪酬水平的差距（表 22-172）

表 22-172　待遇及保障——本院医务人员薪酬水平的差距

本院医务人员薪酬水平的差距 / 待遇及保障	非常大	比较大	一般	比较小	非常小
非常满意	9.09%	36.36%	54.55%	0.00%	0.00%
比较满意	7.37%	46.84%	40.53%	4.74%	0.53%
一般	12.16%	47.38%	35.22%	4.82%	0.42%
不满意	20.32%	47.58%	24.71%	6.47%	0.92%
非常不满意	49.72%	25.41%	19.89%	3.87%	1.10%

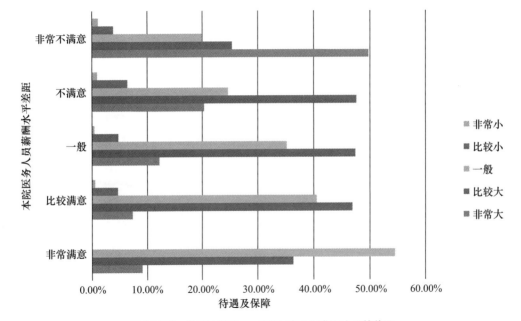

图 22-159　待遇及保障——本院医务人员薪酬水平的差距

由图 22-159 可知，参与调研人员在对待遇及保障非常满意的前提下，认为本院医务人员薪酬水平的差距大的占比达到 45.45%；而在对待遇及保障非常不满意的前提下，认为本院医务人员薪酬水平的差距大的占比达到 75.14%。

8.3. 待遇及保障——本院薪酬分配的激励性（表 22-173）

表 22-173　待遇及保障——薪酬分配的激励性

本院薪酬分配的激励性 / 待遇及保障	非常强	比较强	一般	比较小	非常小
非常满意	31.82%	31.82%	36.36%	0.00%	0.00%
比较满意	3.16%	33.68%	54.74%	5.26%	3.16%

续表

待遇及保障 ＼ 本院薪酬分配的激励性	非常强	比较强	一般	比较小	非常小
一般	0.42%	6.92%	57.65%	27.04%	7.97%
不满意	0.69%	3.93%	34.87%	39.26%	21.25%
非常不满意	1.66%	1.10%	22.10%	17.68%	57.46%

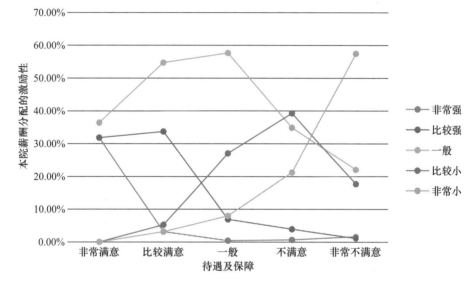

图 22-160　待遇及保障——本院薪酬分配的激励性

由图 22-160 可知，参与调研人员在对待遇及保障非常满意的前提下，认为本院薪酬分配的激励性强的占比达到 63.64%；而在对待遇及保障非常不满意的前提下，认为本院薪酬分配的激励性强的占比达到 2.76%。

综上分析，医务人员在对待遇及保障不满意的情况下，对影响薪酬满意度的其他因素满意度普遍比较低。

9. 薪酬差距与各因素的相关性分析

9.1. 薪酬差距——本院薪酬分配的激励性（表 22-174）

表 22-174　薪酬差距——薪酬分配的激励性

薪酬差距 ＼ 本院薪酬分配的激励性	非常强	比较强	一般	比较小	非常小
非常大	1.59%	6.35%	27.78%	23.81%	40.48%
比较大	1.91%	9.39%	47.83%	29.74%	11.13%

续表

本院薪酬分配的激励性 薪酬差距	非常强	比较强	一般	比较小	非常小
一般	1.50%	12.50%	52.75%	21.25%	12.00%
比较小	0.00%	2.99%	29.85%	34.33%	32.84%
非常小	0.00%	11.11%	22.22%	22.22%	44.44%

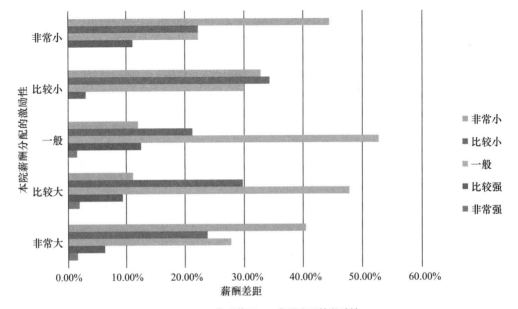

图 22-161　薪酬差距——薪酬分配的激励性

由图 22-161 可知，参与调研人员在认为薪酬差距非常大的前提下，认为本院薪酬分配的激励性小的占比达到 64.29%；而在对薪酬差距非常小的前提下，认为本院薪酬分配的激励性小的占比达到 66.67%。

（三）多选题分析

1. 影响个人收入的主要因素（表 22-175）

表 22-175　影响个人收入的主要因素

影响因素	占比
岗位层级	54.57%
个人实际业绩	32.62%

续表

影响因素	占比
工龄	24.62%
学历	28.01%
其他	32.62%

其他影响因素包括：

其他影响因素	人数
分配方案不合理	76
是否编制	31
医院制度	25
工作量贡献	8
岗位性质	4
政府投入	9
行业原因	9

　　根据对影响个人收入因素的选择来看，排名前 3 的因素为岗位层级、个人实际业绩和工龄，这与我们在现场访谈和调研时了解到的医院制定薪酬分配方案所把握的原则也是一致的，也符合医改的政策要求，关键问题是如何针对医务人员对薪酬满意度低的问题进行设计更有针对性，更能让医务人员认同的薪酬分配方案。

　　2．本院目前的分配机制现状（表 22-176）

表 22-176　分配机制现状

分配机制现状	占比
干多干少一个样，业绩与收入挂钩不明显	39.06%
向优秀员工和业绩突出者倾斜	18.34%
没有系统规范的方案，人为因素多	48.81%
向资历高者倾斜	25.56%
其他	8.90%
说不清楚	25.10%

其他因素包括：

其他影响因素	人数
岗位性质	11
行政后勤绩效高于临床	12
分配方案不合理	12
是否编制	8

科室绩效分配不公平、编内收入显著高于编外、临床一线工作人员拿得行后的工资低等。

根据医务人员的选择来看，医务人员对目前的分配激励机制还是不太满意，尤其是认为个人业绩与实际回报不相符，这与问卷调研统计得到的结果也是一致的。

3．医务人员个人收入的增加主要来源（表 22-177）

表 22-177 医务人员个人收入的增加主要来源

个人收入增加来源	占比
多点执业或兼职等多渠道提高	29.62%
个人工作量的增加和技术水平的提升	60.71%
医院业务的持续增长	66.39%
政府要增加投入	59.71%
灰色收入	6.50%
其他	6.30%

调研结果表明，医务人员认为提高个人收入的途径首选的是多点执业、兼职、增加个人工作量以及提高个人技术水平等，这说明医务人员自己认识到个人收入的提高首先依赖于主观能动性的调动，其次也寄希望于医院业务的持续增长和政府的投入，应该说看问题比较客观、全面。但还有 6.5% 的医务人员选择了依靠灰色收入增加个人收入，这也需要管理者的警觉和医务人员个体的警醒。

4．本院目前在薪酬管理中存在的主要问题（表 22-178）

表 22-178 薪酬管理中存在的主要问题

存在的问题	占比
付出与回报不对等	66.39%
薪酬分配不公平	71.76%

续表

存在的问题	占比
薪酬结构不合理	70%
政府投入不足	65.23%
与业绩挂钩不明显	42.21%
其他	5.14%

　　调研结果表明，医务人员认为目前本院薪酬分配的主要问题集中于付出与回报不对待、薪酬分配不公平、薪酬结构不合理、政府投入不足与业绩挂钩不明显等 5 个方面，与本次调研问卷的统计结果也趋于一致，这与在 15 家医院的现场访谈基本一致，这充分说明，如何建立既保持公益性，又能调动积极性的薪酬分配方案是提升医务人员薪酬满意度，实现医院发展、患者受益、医务人员满意的关键和核心。

四、研究结论综述

　　本研究结论表明：广东省医务人员综合满意度最高的 3 项分别为：对工作时间安排的满意度（61.83%）、对工作保障（如执业安全、辐射防护、劳动权益保障）的满意度（61.21%）和对个人贡献与晋升的匹配程度（57.48%）。概括为参与调研人员对工作时间安排、工作保障、贡献与晋升匹配程度满意度最高。

　　综合满意度最低的 3 项分别为：对本院薪酬分配的激励性的满意度（49.93%）、对个人收入水平的满意度（49.13%）、对本院薪酬分配方案公平性的满意度（48.90%）。概括为参与调研人员对目前薪酬制度表示不满，主要体现在激励作用不明显、对个人收入水平不满意以及分配不公平。

（一）调研结果的差异性情况报告（男性与女性）:

　　参与调研人员中男性对工作负荷的满意度比女性对工作负荷的满意度低，40.16% 的男性对工作负荷感到不满意或非常不满意，而 33.8% 的女性对工作负荷感到不满意或非常不满意。

　　参与调研人员中 49.12% 的男性和 43.23% 的女性认为个人收入水平与业绩贡献

的相关性不高，个人付出与回报不对等。

参与调研人员中，一半以上人员对个人收入水平感到不满意或非常不满意，其中认为不满意的男性占比 54.97%，女性占比为 53.67%。

参与调研人员中 49.12% 的男性和 45.82% 的女性对个人福利待遇及保障不满意或非常不满意。

参与调研人员普遍认为个人收入与社会的其他行业相比比较低，其中认为比较低的男性占比为 68.03%，女性占比为 64.94%。

参与调研人员普遍认为薪酬水平差距大，其中认为差距大的男性占比为 58.28%，女性占比为 66.84%。

参与调研人员中年龄段在 46～55 岁的人员对工作保障的满意度最高，满意或非常满意的占比达到 49.75%；满意度最低的是年龄在 35 岁以下的人员，满意或非常满意的占比仅达到 25.62%。

参与调研人员中年龄段在 46～55 岁的人员对工作时间安排的满意度最高，满意或非常满意的占比达到 51.27%；满意度最低的是年龄在 35 岁以下的人员，满意或非常满意的占比仅达到 27.60%。

参与调研人员中大部分人对个人收入水平的满意度感到低，不满意占比均在 41% 及以上，其中年龄段在 35 岁以下的人员认为满意度低，比例达到 61.82%。

参与调研人员中各年龄段认为个人福利待遇及保障一般的接近 35%，其中年龄段在 35 岁以下的人员满意度最低，比例达到 51.07%。

综上分析，从年龄结构来看，年龄越小对影响薪酬的各个因素的满意度均较低，结合访谈情况分析，这与年轻医务人员待遇普遍不高，且年轻人对薪酬的期望值高，同时他们也与高年资医务人员的收入进行对比，会有心理上的不平衡感。

（二）调研结果的差异性情况报告（学历）：

参与调研人员中博士学历及硕士学历的对工作负荷的满意度最低，前者不满意或非常不满意占比达到 42.86%，后者不满意或非常不满意占比达到 43.55%。

参与调研人员中博士学历的人员对本院薪酬分配方案公平性的满意度最低，不满意或非常不满意占比高达 64.29%，次之为大专及以下学历的人员，不满意或非常不满意占比达到 59.13%。

参与调研人员中博士学历的人员对个人贡献与晋升的匹配程度的满意度最低，不满意或非常不满意占比高达 46.43%。

参与调研人员中博士学历的人员对个人收入水平的满意度最低，不满意或非常不满意占比高达 60.71%。

参与调研人员对本院医务人员薪酬水平的差距普遍感到很大，其中大专及以下学历的人员认为差距最大，占比高达 71.93%。

综上分析，高学历的人员对于工作负荷、薪酬制度的公平性、薪酬与业绩贡献的相关性满意度均比较低，而大专及以下学历人员则对工作保障、薪酬差距的满意度比较低。这表明，高学历人员更关注付出需要有回报，低学历人员更关注他们与高收入人员的薪酬差距，这也是在薪酬分配要进行深入探讨的如何平衡好业务熟练人员与初入职人员或新手之间的差距，做到既能调动工作积极性，又能保护潜在人力资源的利益，以期做到效率与公平兼顾。

（三）调研结果的差异性情况报告（不同医疗机构）：

参与调研人员普遍认为个人收入水平与业绩贡献相关性不高，其中医养结合医疗机构的人员认为相关性低的占比最高，比例为 80%，次之为妇幼保健院，认为相关性低的占比为 60%。

参与调研人员普遍认为个人贡献与晋升匹配程度一般，其中医养结合医疗机构的人员认为匹配度低的占比最高，比例为 80%，次之为妇幼保健院，认为匹配度低的占比为 42.5%。

各医疗机构人员普遍认为个人收入水平低下，其中妇幼保健院的人员认为水平低的占比最高，比例为 78.57%，次之为乡镇卫生院，认为水平低的占比为 69.12%。

各医疗机构人员普遍认为本院医务人员薪酬水平差距大，其中乡镇卫生院的人员认为差距大的占比最高，比例为 67.65%，次之为社区卫生服务中心，认为差距大的占比为 64.94%。

综合以上分析，并结合现场访谈情况，对薪酬满意度最低的为妇幼保健机构医务人员（因问卷调查不同医疗机构医务人员参与人数差异较大，故未分别做各医疗机构医务人员的综合满意度对比）。根据问卷统计结果并结合现场访谈情况，各医疗机构医务人员对薪酬满意度从高到低的排序一般为：专科医院——综合性医院——中医医院——妇幼保健院。对这种排序的解释可归结为：一是医疗机构业务收入整体高，医务人员的薪酬满意度也高；二是专科医疗机构的运营成本相对低于其他医疗机构，可用于支付人员经费的额度比较高；三是中医医院可收费的医疗劳务性项目较少，医院和科室难以提高业务收入，医务人员的个人收入也难以提高；四是妇幼保健机构虽然药品、耗材收入占比低于其他医疗机构（俗称收入"含金量"高），但访谈的妇幼保健院反映由于承担了大量的妇女儿童保健工作，均属公益性医疗服务，且补偿机制不到位，这部分工作所需资金均由保健院承担，一定程度上影响了医务人员的个人收入。

（四）调研结果的差异性情况报告（不同岗位）：

各岗位类别中，院领导对工作保障的满意度最高，认为满意或非常满意的比例为 70.27%，次之为行政后勤人员，比例为 66%；认为最不满意的是临床科室医师，认为满意或非常满意的占比仅为 23.03%。

各岗位类别中，院领导对工作时间安排的满意度最高，认为满意或非常满意的比例为 72.97%，次之为行政后勤人员，比例为 66%；认为最不满意的是临床科室医师，认为满意或非常满意的占比仅为 24.34%。

各岗位类别中，对工作负荷最不满意的是临床科室医师，其次为护理人员，再者为医技科室医师，认为满意或非常满意的占比分别仅为 17.11%，18.18%，19.18%。

各岗位类别中，认为本院薪酬分配方案最不公平的是技师，其次为医技科室医师，再者为药剂人员，认为不满意或非常不满意的占比分别为 64.56%，61.64%，60.00%。

各岗位类别人员普遍认为本院医务人员薪酬水平差距大，其中，认为差距最大是药剂人员，认为差距大的占比为 85.71%，其次为技师，再者为护理人员。

综合以上分析，并结合现场访谈情况，从岗位类别分类来看，对薪酬满意度从高到低的排序一般是：医院领导——行政后勤人员——药剂人员——护理人员——技师——医师。本问卷调研结果显示技师的不满意程度相比医师来说偏高。根据现场访谈情况，不同类别人员对薪酬满意度的认知会涉及这么几个方面：首先是个人对薪酬的认知，比如院领导、行政后勤人员对薪酬满意度之所以比较高，事实上并不是他们的收入高，而是他们的认知，院领导和行政后勤人员普遍反映对一个人的价值不一定完全反映在薪酬上，且薪酬的高低也是相对的，相较于社会其他行业，他们认为医务人员应学会"知足"；二是带着本调研结果技师对薪酬满意度低的问题我们也在现场访谈了技师，主要原因是检验、影像科室的技师认为自己科室的工作量大，业务收入也高，"创效"能力强，理应得到高收入；三是医师对薪酬满意度低的主要原因是医师们普遍认为个人收入的高低首先应该体现在这个职业的稀缺性，其次要考虑工作风险、责任以及负荷等，他们认为目前医师的价值没有得到体现。

（五）调研结果的差异性情况报告（不同职称）：

各职称类别人员普遍对工作负荷的满意度感到一般，其中满意度最低的是初级职称人员，不满意或非常不满意的占比为38.19%。

各职称类别人员普遍认为本院薪酬分配方案不公平，认为绩效分配方案公平性一般的也在30%左右，其中满意度最低的是初级职称人员，不满意或非常不满意的占比为59.7%。

各职称类别人员普遍认为个人收入水平与业绩贡献相关性低，认为相关性一般的也在30%及以上，其中满意度最低的是初级职称人员，不满意或非常不满意的占比为49.16%。

各职称类别人员普遍对个人贡献与晋升匹配程度的满意度感到一般，其中满意度最低的是中级职称人员，不满意或非常不满意的占比为32.8%。

各职称类别人员普遍认为个人收入水平低下，其中满意度最低的是初级职称人员，不满意或非常不满意的占比为62.87%。

各职称类别人员普遍认为个人福利待遇及保障低，其中满意度最低的是初级职称人员，不满意或非常不满意的占比为52.11%。

各职称类别人员普遍认为个人收入与社会其他行业相比低，其中满意度最低的是初级职称人员，认为低的占比为70.68%。

各职称类别人员普遍认为本院医务人员薪酬水平差距大，其中认为最大的是初级职称人员，认为大的占比为71.1%。

各职称类别人员普遍认为本院薪酬分配的激励性一般，其中认为激励性最小的是初级职称人员，该类占比为51.27%。

综合上述分析，我们可以看出，从职称的角度来看，初级职称人员对薪酬满意度低于其他职称类别的人员，这与我们现场访谈结果一致，也与前面调研的年轻医务人员普遍对薪酬满意度低相一致。

（六）调研结果的差异性情况报告（不同编制）：

编内人员对工作保障的满意度比编外人员高，前者认为满意或非常满意的占比为 36.01%，后者为 29.69%。

编外人员对本院薪酬分配方案公平性的满意度比编内人员低，前者认为不满意或非常不满意的占比为 57.42%，后者为 47.33%。

综合上述分析，编制外医务人员对薪酬的满意度低于编制内医务人员，结合访谈情况，编制外医务人员普遍反映在医院的真实情况是编制外医务人员与编制内医务人员干的是一样的工作，个别一线苦脏累（如护士值夜班、急诊医护岗、ICU 护理岗等）的岗位往往还是由编制外的医务人员承担，导致同工不同酬，同岗不同酬的现象长期存在。

（七）调研结果的差异性情况报告（不同职务）：

综合分析，并结合现场访谈情况，从管理职务的角度看，对薪酬满意度从高到低的排序一般为：院领导 / 职能科室主任——护士长——医技科室主任——临床科室主任。

（八）调研结果的差异性情况报告（不同级别医疗机构）：

参与调研人员普遍认为工作保障一般，其中对工作保障满意度最低的是一级医院，不满意或非常不满意的占比达到 47.17%；次之为乡镇卫生院，不满意或非常不满意的占比达到 37.21%。

对工作时间安排的满意度最高的是三级医院，满意或非常满意的占比达到40.69%；次之为社区卫生服务中心，满意或非常满意的占比达到 40.54%。

对工作负荷的满意度最低的是乡镇卫生院，不满意或非常不满意的占比达到44.19%；次之为一级医院，不满意或非常不满意的占比达到 41.51%。

对本院薪酬分配方案公平性的满意度最低的是乡镇卫生院，不满意或非常不满意的占比达到 74.42%；次之为一级医院，不满意或非常不满意的占比达到 69.81%。

对个人福利待遇及保障的满意度最低的是一级医院，不满意或非常不满意的占比达到 69.81%；次之为乡镇卫生院，不满意或非常不满意的占比达到 65.12%。

综上所述，并结合现场访谈情况，从医疗机构等级来看，薪酬满意度从高到低排序一般为三级医院——二级医院——一级医院。

根据前述分析，在医务人员薪酬满意度方面（同时综合问卷调研和现场访谈情况），可基本形成如下结论：

1. 年收入 20 万元以上的医务人员占医务人员群体总数的 20% 以上；年收入 30 万元以上医务人员占医务人员群体总数的 5% 以上，问卷调研与现场访谈、15 家医院数据分析基本一致。

2. 在工作保障方面，低学历、低职称、低年龄医务人员满意度低。从岗位类别来看，对工作保障性的认识，对保障性满意度从高到低的排序依次为：职能科室人员（院领导）—药剂人员—技师—护士—临床医师。

3. 在薪酬的公平性、个人收入与业绩贡献的相关性方面，高级职称人员、博士学历人员认为薪酬分配的公平性低，个人收入与业绩贡献的相关性低。从岗位类别来看，技师认为薪酬的公平性和个人收入与业绩贡献的相关性最低。

4. 从职称角度来看，低职称人员对薪酬的满意度低于高职称人员。

5. 从编制内与编制外人员来看，编制外人员对薪酬的满意度低于编制内人员。

6. 从管理职务来看，对薪酬的满意度从高到低的排序依次为：职能科室主任（院领导）——护士长——医技科室主任——临床科室主任。

7. 从医疗机构等级来看，对薪酬的满意度从高到低的排序依次为：三级医院——二级医院——一级医院。

8. 从医疗机构学术属性来看，对薪酬的满意度从高到低的排序依次为：专科医院——综合性医院——中医医院——妇幼保健院。

（九）各因素与因素之间的相关性分析

1. 工作时间与其他因素

工作时间安排是否合理，对医务人员薪酬满意度的影响比较大，凡认为工作时间安排不合理的医务人员，对影响薪酬满意度的各因素的评价都比较低，医院管理者应研究探讨如何科学合理地安排医务人员的工作时间，尽可能让他们做到工作、学习与生活时间在利用上的平衡。

2．工作保障与其他因素

参与调研人员在对工作保障非常满意的前提下，对工作时间安排比较满意或非常满意的占比达到 89.71%；而在对工作保障非常不满意的前提下，对工作时间安排不满意或非常不满意的占比为 61.54%。

参与调研人员在对工作保障非常满意的前提下，对工作负荷比较满意或非常满意的占比达到 79.41%；而在对工作保障非常不满意的前提下，对工作负荷不满意或非常不满意的占比为 68.13%。

参与调研人员在对工作保障非常满意的前提下，对本院薪酬分配方案的公平性比较满意或非常满意的占比达到 67.65%；而在对工作保障非常不满意的前提下，对本院薪酬分配方案的公平性不满意或非常不满意的占比为 95.6%。

参与调研人员在对工作保障非常满意的前提下，对个人收入水平与业绩贡献的相关性比较满意或非常满意的占比达到 67.65%；而在对工作保障非常不满意的前提下，对个人收入水平与业绩贡献的相关性不满意或非常不满意的占比为 87.91%。

参与调研人员在对工作保障非常满意的前提下，对个人收入水平比较满意或非常满意的占比达到 70.59%；而在对工作保障非常不满意的前提下，对个人收入水平不满意或非常不满意的占比为 93.41%。

参与调研人员在对工作保障非常满意的前提下，认为本院医务人员薪酬水平的差距大的占比达到 51.47%；而在对工作保障非常不满意的前提下，认为本院医务人员薪酬水平的差距大的占比为 72.53%。

参与调研人员在对工作保障非常满意的前提下，认为本院薪酬分配的激励性强的占比达到 55.88%；而在对工作保障非常不满意的前提下，认为本院薪酬分配的激励性小的占比为 81.32%。

综上分析可知，工作保障作为一种不以货币形式体现的薪酬，医务人员的关注度也是比较高的，调研结果说明在工作保障到位的前提下，医务人员更乐意把精力投入到工作当中，同时对薪酬的满意度也会提高。

3．工作负荷与其他因素

医务人员比较关注自身的工作负荷，凡对自己工作负荷程度不满意的医务人员，相应的对影响薪酬满意度的其他因素的满意度也比较低，这说明医院管理者应该有一套比较好的定岗定编机制来合理确定各岗位所需要的人员，合理确定每名医务人员的工作负荷。

4．方案公平性与各因素的相关性分析

参与调研人员在对方案公平性非常满意的前提下，对个人收入水平与业绩贡献的相关性比较满意或非常满意的占比达到 100%；而在对方案公平性非常不满意的前提下，对个人收入水平与业绩贡献的相关性比较满意或非常满意的占比为 1.61%。

参与调研人员在对方案公平性非常满意的前提下，对个人贡献与晋升的匹配程度比较满意或非常满意的占比达到 100%；而在对方案公平性非常不满意的前提下，对个人贡献与晋升的匹配程度比较满意或非常满意的占比为 4.84%。

参与调研人员在对方案公平性非常满意的前提下，对个人收入水平比较满意或非常满意的占比达到 100%；而在对方案公平性非常不满意的前提下，对个人收入水平比较满意或非常满意的占比为 2.02%。

参与调研人员在对方案公平性非常满意的前提下，对个人福利待遇及保障比较满意或非常满意的占比达到 100%；而在对方案公平性非常不满意的前提下，对个人福利待遇及保障比较满意或非常满意的占比为 1.61%。

参与调研人员在对方案公平性非常满意的前提下，认为个人收入与社会的其他行业相比低的占比达到 15%；而在对方案公平性非常不满意的前提下，认为个人收入与社会的其他行业相比低的占比为 82.66%。

参与调研人员在对方案公平性非常满意的前提下，认为本院医务人员薪酬水平的差距大的占比达到 45%；而在对方案公平性非常不满意的前提下，认为本院医务人员薪酬水平的差距大的占比为 78.63%。

参与调研人员在对方案公平性非常满意的前提下，认为本院薪酬分配的激励性强的占比达到 70%；而在对方案公平性非常不满意的前提下，认为本院薪酬分配的激励性强的占比为 2.82%。

综上分析，医务人员对方案的认知直接影响薪酬满意度，凡对薪酬分配方案的

公平性认可度低的，对影响薪酬满意度的其他因素满意度也低。

5．收入贡献与各因素的相关性分析

参与调研人员在对收入贡献非常满意的前提下，对个人贡献与晋升的匹配程度比较满意或非常满意的占比达到 95.65%；而在对收入贡献非常不满意的前提下，对个人贡献与晋升的匹配程度比较满意或非常满意的占比为 4.15%。

参与调研人员在对收入贡献非常满意的前提下，对个人收入水平比较满意或非常满意的占比达到 91.3%；而在对收入贡献非常不满意的前提下，对个人收入水平比较满意或非常满意的占比为 0%。

参与调研人员在对收入贡献非常满意的前提下，对个人福利待遇及保障比较满意或非常满意的占比达到 91.3%；而在对收入贡献非常不满意的前提下，对个人福利待遇及保障比较满意或非常满意的占比为 0.52%。

参与调研人员在对收入贡献非常满意的前提下，认为个人收入与社会的其他行业相比低的占比达到 13.04%；而在对收入贡献非常不满意的前提下，认为个人收入与社会的其他行业相比低的占比为 84.46%。

参与调研人员在对收入贡献非常满意的前提下，认为本院医务人员薪酬水平的差距大的占比达到 34.78%；而在对收入贡献非常不满意的前提下，认为本院医务人员薪酬水平的差距大的占比为 71.5%。

参与调研人员在对收入贡献非常满意的前提下，认为本院薪酬分配的激励性强的占比达到 65.22%；而在对收入贡献非常不满意的前提下，认为本院薪酬分配的激励性强的占比为 1.04%。

综上分析，如果医务人员认为收入与贡献不相匹配，那么，他们对诸如薪酬方案的公平性、激励性、收入差距的合理性、收入水平等的满意度也比较低，这充分说明在制定薪酬分配方案时一定要坚持多劳多得、优绩优酬的基本原则。

6．贡献晋升与各因素的相关性分析

参与调研人员在对贡献晋升非常满意的前提下，对个人收入水平比较满意或非常满意的占比达到 85.71%；而在对贡献晋升非常不满意的前提下，对个人收入水平比较满意或非常满意的占比为 2.02%。

参与调研人员在对贡献晋升非常满意的前提下，对个人福利待遇及保障比较满意或非常满意的占比达到85.71%；而在对贡献晋升非常不满意的前提下，对个人福利待遇及保障比较满意或非常满意的占比为1.01%。

参与调研人员在对贡献晋升非常满意的前提下，认为个人收入与社会的其他行业相比比较低的占比达到22.86%；而在对贡献晋升非常不满意的前提下，认为个人收入与社会的其他行业相比比较低的占比为83.84%。

参与调研人员在对贡献晋升非常满意的前提下，认为本院医务人员薪酬水平的差距大的占比达到45.71%；而在对贡献晋升非常不满意的前提下，认为本院医务人员薪酬水平的差距大的占比为73.74%。

参与调研人员在对贡献晋升非常满意的前提下，认为本院薪酬分配的激励性强的占比达到62.86%；而在对贡献晋升非常不满意的前提下，认为本院薪酬分配的激励性强的占比为4.04%。

综上分析，医务人员认为贡献与晋升对等是影响薪酬满意度的关键因素，这与多劳多得、优绩优酬的原则也是一脉相承的。

7. 收入水平与各因素的相关性分析

参与调研人员在对收入水平非常满意的前提下，对个人福利待遇及保障比较满意或非常满意的占比达到100%；而在对收入水平非常不满意的前提下，对个人福利待遇及保障比较满意或非常满意的占比为1.90%。

参与调研人员在对收入水平非常满意的前提下，认为本院医务人员薪酬水平的差距大的占比达到52%；而在对收入水平非常不满意的前提下，认为本院医务人员薪酬水平的差距大的占比达到73.46%。

参与调研人员在对收入水平非常满意的前提下，认为本院薪酬分配的激励性强的占比达到64%；而在对收入水平非常不满意的前提下，认为本院薪酬分配的激励性强的占比达到2.85%。

参与调研人员在对收入水平非常满意的前提下，对个人福利待遇及保障比较满意或非常满意的占比达到100%；而在对收入水平非常不满意的前提下，对个人福利待遇及保障比较满意或非常满意的占比为1.90%。

参与调研人员在对收入水平非常满意的前提下，认为本院医务人员薪酬水平的差距大的占比达到52%；而在对收入水平非常不满意的前提下，认为本院医务人员薪酬水平的差距大的占比达到73.46%。

参与调研人员在对收入水平非常满意的前提下，认为本院薪酬分配的激励性强的占比达到64%；而在对收入水平非常不满意的前提下，认为本院薪酬分配的激励性强的占比达到2.85%。

8. 待遇及保障与各因素的相关性分析

参与调研人员在对待遇及保障非常满意的前提下，认为个人收入与社会其他行业相比比较低的占比达到4.55%；而在对待遇及保障非常不满意的前提下，认为个人收入与社会其他行业相比比较低的占比达到84.53%。

参与调研人员在对待遇及保障非常满意的前提下，认为本院医务人员薪酬水平的差距大的占比达到45.45%；而在对待遇及保障非常不满意的前提下，认为本院医务人员薪酬水平的差距大的占比达到75.14%。

参与调研人员在对待遇及保障非常满意的前提下，认为本院薪酬分配的激励性强的占比达到63.64%；而在对待遇及保障非常不满意的前提下，认为本院薪酬分配的激励性强的占比达到2.76%。

综上分析，医务人员在对待遇及保障不满意的情况下，对影响薪酬满意度的其他因素满意度普遍比较低。

9. 薪酬差距与各因素的相关性分析

参与调研人员在认为薪酬差距非常大的前提下，认为本院薪酬分配的激励性小的占比达到64.29%；而在对薪酬差距非常小的前提下，认为本院薪酬分配的激励性小的占比达到66.67%。

从本次调研医务人员薪酬满意度的几个因素之间的相互关系进行分析，调研的结果表明：影响医务人员薪酬满意度的各因素之间是高度相关的，对某一因素的不满意尤其是对个人收入水平、个人贡献与收入及晋升的匹配程度不满意会直接导致对其他因素的不满意，说明医院管理者必须把薪酬作为一个全局性和整体性政策来看，既要重视经济性薪酬，也要重视如工作保障、工作时间安排、工作负荷的合理性等非经济性薪酬，通过综合薪酬措施来调动医务人员的积极性。

五、对策建议

根据调研数据、访谈情况以及综合分析情况，对提高医务人员薪酬满意度提出如下概要性建议：

（一）各级领导要高度重视提高医务人员薪酬满意度的重要性

本次调研结果显示广东省医务人员对薪酬的满意度仅为 54.19%，也就是说仅有一半多一点的医务人员对薪酬是满意的。薪酬是对医务人员劳动付出的一种肯定和回报。实践证明，对于医务人员最有效地激励手段就是薪酬激励。医院为了提升技术水平和服务质量，必然要采用有竞争力的薪酬政策来吸引和留住优秀的人才，特别是要吸引和留住那些能够引领学科发展、起到学科带头人作用的一流专家，只有这样，医院才能保持持续的核心竞争力。薪酬管理已经与医院发展和人力资源开发战略紧密地联系在一起。建立更加公平、公正和科学的薪酬管理体系并随着客观环境的变化不断地加以优化，以更好地满足医务人员的事业需要，必须成为医院高层领导和各级管理人员的共识，把提升医务人员薪酬满意度作为重要性工作摆上议事日程，通过有效地薪酬激励激发医务人员投身医疗事业的热情。

（二）要注重薪酬激励的公平性，要让医务人员有获得感和成就感

公平感虽然只是员工内心的一种主观感受，但却影响到员工对薪酬制度的信任程度。实践证明，员工对薪酬公平程度的感受会直接影响到他们的工作表现和业绩贡献，也影响到对工作本身的认同程度。因此，医院管理者在薪酬设计时注重体现公平就显得尤为重要。薪酬的公平性一般可分为三个方面：

外部公平：指同一地区同等规模的不同医院中类似岗位的薪酬应当基本相同，因为对他们的知识、技能与经验要求相似，在管理水平相当的前提下，他们的贡献也基本相似。

内部公平：指同一医院中不同岗位所获薪酬应正比于各自的贡献。内部公平又包括过程公平和结果公平。过程公平是指医院在设计薪酬制度时的决策过程和程序是公平的，比如有前期充分的调研，方案正式出台前能够广泛征求意见并进行相应的培训，如是公立医院，则需要职代会讨论通过等。结果公平是指员工的个人贡献与实际获得的薪酬是公平的，如一名工作努力业绩突出的员工，与一名工作敷衍了事、得过且过的员工待遇是一样的，那么分配的结果就是不公平的。

个人公平：是指个人所获得的薪酬与他自身的努力和结果是高度相关的。如一名门诊医师原来每天诊疗 30 名门诊患者可获得 300 元的薪酬，在疾病谱没有明显变化的情况下，现在每天能够诊疗 50 名患者，但获得 350 元的薪酬，那么，他就会感到明显的不公平。

表 22-179 为本次课题采集到的广东省医务人员工资性收入情况，医院在确定各级各类人员薪酬水平时进行参考（只按级别进行了统计，各级别中均包含综合性医院、中医医院，专科医院和妇幼保健院未统计入内）。

表 22-179 广东省 2019 年医务人员人均工资性收入

单位：万元 /（年·人）

人员类别	全部医院	三级医院	二级医院
医师	24.3	28.3	20.6
护士	15.5	18.2	13.8
技师	15.7	19.8	13.4
药师	14.8	17.4	11.9
管理人员	16.8	20.2	13.2
工勤人员	10.2	13.3	8.8
人员平均	18.8	24.6	15.5

（注：医务人员工资性收入统计包含住房公积金，不包含社会保险福利费用。统计来源于广东省内珠三角地区、粤东、粤西、粤北共 25 家三级医院和 25 家二级医院，为体现数据的可对比性，省医院和部属医院未纳入统计。统计中未区分事业编和非事业编，但对于试用期、未全额享受绩效工资等特殊情形的人员均做了剔除。）

（三）全面开展定岗定编工作，预测医院人力需求，合理确定医务人员工作负荷

医院要为医务人员提供科学高效的工具，梳理流程，减少一切不能促进风险控制及提升工作效率的环节，保证医务人员的工作量在合理的负荷内。为此，要在全

院全面、规范地开展定岗定编工作。

医院定岗定编是指根据医院功能需要定出每个科室的工作岗位，然后再结合岗位性质、工作量、工作效率、工作种类等因素定出这个岗位的编制，即确定医院各级各类工作人员的数量、层次及其相互间的比例关系。

定岗定编是医院人力资源管理的主要手段之一，也是医院管理的重要组成部分。人员编制管理的根本目的，是为了实现医院的医疗、保健、预防、教学、科研等功能，最大限度地满足服务对象的要求，保证医院在适宜人力成本上的正常持续运行。

（四）建立全面薪酬管理体系，丰富薪酬项目内涵

医院要建立薪酬管理委员会，采取自上而下和自下而上的薪酬设计与决策，设计针对不同年龄段的差异化福利保障项目。薪酬决策时要关注并参考政府工资指导线，比如：社会平均工资，社会平均工资每年的增长幅度，行业薪资水平等。在薪酬方案设计的思想上要将薪酬激励与医务人员职业发展有机结合，注重激励的长期性，要注重各级各类人员收入差距的合理平衡，处理好长期与短期利益的关系。

在操作层面上，要根据医务人员培养周期长、职业风险高、技术难度大、责任担当重等特点，着力体现医务人员技术劳务价值，合理确定医务人员收入水平，做到多劳多得、优绩优酬，重点向临床一线、业务骨干、关键岗位和有突出贡献的人员倾斜，合理拉开收入差距，并建立动态调整机制。

（五）尊重劳动者的付出，尽可能打破身份界限，努力做到同工同酬

公立医院由于体制造成的原因，员工"身份"差异很大，比如有所谓的事业编制、长期固定编制、流动编制、合同编制、派遣制员工等，"身份"不同就意味着干同样一份工作薪酬福利待遇会差异很大，同时职务聘任、职称晋升、外出学习、职业发展通道等方面也有比较大的不同，这就导致了"非事业编制"员工越干积极性越受影响，甚至是随意离职的现象。《中华人民共和国劳动法》第四十六条明确规定：工资分配应当遵循按劳分配原则，实行"同工同酬"。同工同酬是指用人单位对于技术和劳动熟练程度相同的劳动者在从事同种工作时，不分性别、年龄、民族、区域等差别，只要提供相同的劳动量，就获得相同的劳动报酬。具体来说，要做到

同工同酬，应该同时符合以下三个条件：同工同酬必须具备三个条件：一是劳动者的工作岗位、工作内容相同；二是在相同的工作岗位上付出了与别人同样的劳动工作量；三是同样的工作量取得了相同的工作业绩。医院之所以没有或不愿意实行同工同酬，主要是出于控制人工成本的考虑，随着医院领导者观念的转变和员工维权意识的增强，真正做到同工同酬也是一种必然趋势。

（六）要认识到薪酬激励的局限性，加强对医务人员的职业认同和人文关怀

医院应健全职工代表大会制度、专家委员会议事制度、民主小组管理制度等医院民主管理制度。丰富职工民主参与形式，畅通职工民主参与渠道，依法保障职工的知情权、参与权、表达权和监督权。医院要推进院务公开制度化、规范化，确保医院的重大信息能够让员工知悉了解，增加他们的主人翁责任感。

医院可探索建立医师委员会、护士委员会等专门的委员会，建立重大决策征询机制，把一线医务人员的意见和建议第一时间融入决策过程，这样既可保证决策的可行性，也可提高决策后的执行力。

当今社会不仅职场竞争压力大，生活压力也很大，医院应加强对员工的人文关怀。培育富有行业特色的医院核心价值理念和健康向上的医院文化，为员工构建共同的精神家园。要注重员工的精神需求和心理健康，及时了解掌握员工思想动态，有针对性地做好思想引导和心理疏导工作，建立心理危机干预预警机制。要加强医院文体娱乐设施建设，积极组织员工开展喜闻乐见、丰富多彩的文化体育活动，丰富员工文化生活。

本研究结果多维度地反映了影响医务人员薪酬满意度的诸多因素，不同的医院可结合实际有针对性地制定个性化的改进与提升方案，通过有效调动医务人员的积极性，为广大人民群众提供更加安全、便捷、优质、高效的医疗服务。

下　卷

医院人力资源管理案例

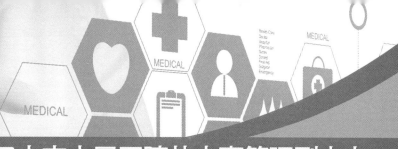

方案与案例23　汉中市人民医院从人事管理到人力资源管理的十五年（2006—2020）变迁之路

陕西省汉中市人民医院创建于1951年，是一所集医疗、教学、科研、预防为一体的三级综合性医院，医疗服务范围覆盖汉中市9县2区和周边部分省市。医院实际开放床位800多张，有在职员工1100人，其中专业技术人员占90%以上。医院设有临床、医技科室及职能科室共68个。医院在长期的发展过程中，始终坚持临床与科研相结合，先后承担国家"七五"至"十三五"期间的国家心血管疾病防治攻关项目，建立的心脑血管病防治区被原卫生部列入全国17个慢性非传染性疾病防治示范点之一。医院是陕西省中医药大学、汉中职业技术学院附属医院；是西安交通大学第一附属医院、西安市红会医院医疗协作医院；是四川大学华西医学院远程教学及会诊医院，是西京医院军民融合医疗联合体成员单位，唐都医院妇产科军民融合医疗联合体成员单位，陕西省骨科、眼科医疗集团成员单位。是汉中市医学会腔镜外科专业委员会、围产医学专业委员会、男科专业委员会及康复专业委员会主任委员单位，是汉中市红十字会急诊急救培训基地，是景惠管理研究院示范性医院管理研究基地。近年来医院共获国家级科研成果奖7项，省级科技成果奖8项，市级科技成果奖20项，有600余篇论文在国家级、省级杂志发表。21世纪以来，医院领导班子意识到了推行职业化管理的重要性，有计划的安排管理人员进行医院职业化管理培训，并邀请专家到医院进行系列管理培训，尤其是从2006年开始把医院人力资源管理的改革列入重要议事日程，真正开始了从人事管理到人力资源管理的革命性变革。

传统的人事管理主要是指医院获取所需要的人员，并对已有的员工进行合理的调配、安排和激励的活动。人事管理的任务主要是安排合适的人去胜任现有的工作，并通过调动员工的积极性去实现医院的目标。而人力资源管理除了前述人事管理的内涵和职能外，更重要的是首先从医院的战略目标出发来整体规划人力资源管理工作，其管理思想不仅注重医院管理目标的实现，同时也注重员工个人价值的体现和人生目标的实现。医院人力资源管理包括了人力资源战略的制定、组织结构优化与设计、员工的招聘与选拔，培训与开发，绩效管理，薪酬管理，员工成长管理，员工安全与健康管理等。人力资源管理比传统的人事管理更注重员工个人的需求、更关注员工的个人成长和工作感受的满意度，更注重医院与个人的相融与和谐，其核心是由"服从""强制"关系转变为"契约""合伙""互促"关系。

随着社会的变革和医院的发展，医院领导班子已经意识到员工思想观念和择业观念也在发生巨大的变化，现有的人事管理模式已经难以适应医院的发展，尤其是难以满足不同类别不同层次员工的需求。医院过去那种准成本核算，并以收支结余为主要指标和以德能勤绩为主要内容的绩效考评来规范人事管理的传统做法显然不能适应形势的发展，而人力资源管理的理念和方法可以顺应医院的发展的员工的需求。从2006年开始至2020年，医院全面系统地引入现代的人力资源管理理念，并从人力资源管理的各个模块来建立相应的制度、流程与指标体系，从理念的萌芽到管理体系的完善，用了15年的时间实现了从传统的人事管理到现代人力资源管理的转变。

表 23-1   汉中市人民医院从人事管理到人力资源管理的变迁

	人事管理	人力资源管理
职能科室名称	人事科	人力资源部
人员配置	无规划依靠上级分配	定岗定编公开招聘竞争上岗
管理方式	行政命令强调服从身份管理	双向选择岗位管理
岗位设置	因人设岗色彩浓厚	以事设岗按岗择人
管理的内容	以事为中心　分配任务为导向	了解员工需求　开发员工的潜能
管理规则	依据过去的经验	依据劳动法律法规和现代管理规则
对员工价值的认识	人力成本	人力资本
绩效考核模式	传统的德能勤绩考核模式	基于平衡计分卡的综合绩效考核
培训理念	不注重培训	注重培训
薪酬分配理念	以收支结余为主导	人力资源规划和总额预算导向下的效率与公平兼顾式分配
劳资关系	从属对立	平等和谐

定岗定编：从经验式用人到合理规划人员配置

人力资源是医院的第一资源。现代的人力资源管理工作要求人力资源管理部门必须由传统的人事管理过渡到现代的人力资源管理。过去医院的人事部门主要局限于考勤、发工资、统计报表等事务性工作，基本上不用考虑战略性问题。但人才竞争的加剧和人员流动性的加快，要求医院的人力资源部门要从具体的政策和制度执行者，转变为战略目标设定的制定者和推动者。从 2006 年开始，医院开展了人力资源管理咨询项目，全面推进医院人力资源管理的系统化与规范化建设。

过去，医院用人基本上都是由卫生行政部门和人事部门指令性分配，医院在用人上很少有主动性。但随着医院的快速发展和年轻医务人员就业观念的转变，要求医院必须关注人员的动态性变化，做到岗位与人数、责任与能力的匹配。医院管理者都有责任通过定岗定编合理核定医务人员的工作负荷，让医务人员的心身保持在一种良好的健康状态①。为此，医院从 2006 年开始逐步引入人力资源规划的理念，每年都要对当年的用人需求进行分析与评估，并制定全院人员配置计划，重点人才和关键岗位的引进计划，以保证医院对人力资源的需求。为此，在全院全面开展定岗定编工作，通过发放调研问卷、访谈、对各个岗位的工作负荷进行测算等形式，确定了全院医疗、护理、医技、药剂以及行政后勤人员的配置标准。定编中管理岗位占 2%，技术岗位占 88%，工勤岗位占 10%，大大削减了非专业技术岗位，既提高了工作效率，又做到了满负荷运转。定岗定编充分考虑了医院的长远发展需求，人才结构和人才培养等多种因素，科学、合理设置了科室，按学科发展势头合理划分了专业，为医院开展工作奠定了坚实的基础。在确定了岗位名称和编制人数后，医院统一制定了各个岗位的基本任职资格和能力要求，编制了各个岗位的《岗位说明书》，编印出版了《汉中市人民医院岗位说明书汇编》。同时，先后制定了医院人力资源规划制度、定岗定编制度、人员内部调配制度等系统的人力资源管理制度与流程，为人力资源管理的各项工作提供了制度性支撑。

选人用人：从行政安排到竞聘上岗

彼得·德鲁克就曾在《个人的管理》一书中写道："一个组织越是成为知识劳动者的组织，其成员脱离该组织并参加其他组织就越是容易。"②今天的医务人员之所以不懈的努力和肯花很大的精力和费用去提升自己的实力，很大程度上就是为了更好地提升自己的职业竞争力，以便在竞争激烈的人才竞争中获得"择业"的主动权。汉中市人民医院的院领导在管理中深深体会到，要想从根本上调动医务人员的积极性，让医务人员有危机感和竞争力，必须转换用人机制，健全用人制度，推行聘用制度和岗位管理制度，实现卫生人才管理由固定用人向合同用人转变，由身份管理向岗位管理转变。医院从 2011 年开始在全院推开了人事制度改革，实行按需设岗、公开招聘、竞聘上岗、科学考核、合同管理，建立了能进能出、能上能下的用人机制。

医院中层管理干部的聘任：医院职能科室、临床医技科室的主任及护士长采取在全院范围内公开选拔。按照本人申请报名、民主推荐、竞聘演讲、民主测评、组织考查、党委会决议的程序进行，聘期一届3年，人、财、物等重点岗位连任不超过二届。聘任期间实行中层干部年度目标责任制，院长和中层干部签订年度目标责任书，并根据考核结果决定解聘或续聘。

普通管理人员聘任：职能科室的一般管理人员实行竞争上岗，由科室聘任。

专业技术人员聘任：专业技术人员实行专业技术职务聘任制。实行评聘分开、竞争上岗、择优聘用、定期考核。考取或评审获得的任职资格仅作为岗位聘任的条件之一，不与个人报酬待遇挂钩。医院根据业务发展和学科建设情况，确定各类专业技术职称的人员编制，并制定严格的专业技术职务聘任考核办法，通过考核和竞争确定最终聘任人选。由医院聘任的专业技术人员按所聘任的职称与薪酬待遇挂钩。

工勤人员实行岗位聘任制：医院工勤岗位根据需要按需设岗，对工勤人员，根据专业工种、岗位等级，实际能力等条件，实行竞争上岗、择优聘用、定期考核。工勤人员取得岗位技术等级，可作为岗位聘任的主要条件之一，不与个人报酬待遇挂钩。医院根据工作需要确定工勤人员编制，由医院聘任的工勤人员按所聘任的技术等级与薪酬待遇挂钩。

新进人员实行公开招聘制度：根据《陕西省事业单位公开招聘工作人员办法》，在编制空缺和岗位空缺的基础上，内部人员无法增补的，拟定公开招聘计划，上报人力资源管理部门，按照规定程序向社会公开招聘。

聘后考核与管理：中层干部原则上半年考核一次，对考核成绩排名最后三名予以诫勉谈话，连续三次考核都排名最后三名的予以解聘中层干部职务。专业技术人员一年考核一次（述职考核、年度考核），一年考核不合格者不晋升薪级工资，不予晋升晋级。连续两年考核不合格者分流至工勤岗位工作，任原职称满五年的、符合订立聘用到退休合同条件的，可以保留原国家规定的工资待遇，不满五年的享受现岗位工资待遇。

落聘管理：中层管理干部落聘不再享受原岗位待遇。专业技术人员落聘，中级职称以上人员落聘享受低一级职称的工资待遇（高职低聘），初级人员落聘待岗培训学习三个月，其间只发给基本工资，三个月后只发给基本工资的70%，均不享受绩效工资；待岗学习期满（包括临床实践）由科主任提名可继续按程序聘用，期满仍不能聘用者，医院按照实际情况重新调整工作岗位。

分流安置：对待落聘人员的安置是关系到医院发展和稳定的一项重要工作，根据医院工作需要和各类待聘人员的不同情况，医院采取培训再聘，院内转岗，院外流动等多种途径。培训再聘：经学习培训考试考核成绩优秀者，原科室同意聘用可以再聘。本人可自费外出学习进修，在此期间发放基本工资，学习期满，成绩优秀者择优聘用。院内转岗：根据待聘人员的专业特长、能力和表现，安排到医院缺编岗位。院外流动：院外流动的办法，待岗期间不服从组织安排和待岗调整仍未聘的人员，责令其在 6 个月内调离或辞职，逾期未办理调离或辞职手续的，单位予以辞退。未聘人员中男年满 55 周岁；女干部年满 50 周岁，女工人年满 47 周岁，本人要求提前离岗的，医院行文上报，经主管部门同意，并报人社部门批准（高级及以上职称的需经组织部同意），可以办理提前离岗手续。其离岗待遇按上级有关文件规定执行。（参照公务员管理办法执行）。在此期间，符合病退条件的，可按现行政策办理病退。因身体有病，不能胜任本岗工作，由本人自愿申请不参与竞聘的，经医院复查核实，报医院人事改革领导小组批准后，可办理离岗手续，离岗期间只享受基本工资，调资晋级按在职人员正常进行。到达退休年龄后，由医院按规定办理退休手续，并享受退休人员的相应待遇。

按照分步实施、分类聘任的岗位聘用原则，医院先后完成了 38 个管理岗位、60 床医技中层管理岗位和 32 个护士长管理岗位的公开竞聘上岗。同时，各科室按照《科室聘任工作人员的指导意见》，结合《医院定岗定编方案》及各级各类人员岗位说明书，完成了涉及专业技术人员、管理人员、工勤人员共计 1120 名员工的全员聘任上岗工作。从行政安排到竞争上岗在一定程度上打破了论资排辈、平衡照顾的旧观念和旧框框，为优秀人才提供了展示自我才华的平台，强化了竞争，不仅有利于优秀人才脱颖而出，而且还增进了全体员工的上进心和危机感。

优秀人才及实用人才引进：对于符合政府规定的高层次紧缺人才条件的人员，即具有博士研究生学历并取得博士学位的，或具有正高级专业技术职称的人员；具有全日制硕士研究生学历并取得硕士学位且具有副高级以上专业技术职称的人才；急需紧缺专业的具有全日制硕士研究生学历并取得硕士学位或具有副高级以上专业技术职称的人员，医院根据岗位需求制定了优秀人才及实用人才具体引进与管理办法，制定引进条件，落实优惠政策，积极引进学科带头人、高学历人才、实用性人才，以提高医院整体医疗质量技术水平。对于引进的优秀人才，经过评估并签订任期目标责任书，可以实行协议工资制。

实施"123 人才"建设工程。为了创建和形成合理的人才梯队，医院实施了
"123 人才"建设工程工作。全院从三个层次培养优秀人才，并按不同层次确定选拔
与培养目标。第一层次是选拔培养 10 名在本专业有一定影响力，在陕南乃至全省有
一定知名度的优秀专家；第二层次是选拔培养 20 名在汉中区域内有一定知名度的优
秀专家及学科带头人；第三层次是选拔培养 30 名在院内有较大发展潜力的优秀中青
年业务骨干。每批"123 优秀人才"培养、管理期为三年，根据培养期内目标完成情
况实行动态管理，形成了良好的人才管理和竞争机制。

绩效与分配：从以收支结余为依据到应用平衡计分卡综合评估

医院在过去曾一度应用的是简单的收入减去支出按结余的一定比例提取奖金的
分配方法，而且收入不是完全的归集所有的收入，支出当中也有很多成本项目并未
列入支出。2006 年之后，医院剔除药品收入，主要通过核定有效医疗收入减去所有
成本之后的结余来核定各科室的绩效工资。核定标准为内外科先分别统一分配比例，
然后考虑各科室的风险因素确定最终的绩效分配系数。这主要是基于政府补偿不足，
避免以药养医趋势而提出的分配政策。从当时的运行情况来看，确实在一定程度上
调动了医务人员的积极性，增收节支和收治患者的意识明显加强，医务人员的待遇
也有了显著的提高。但弊端也是明显的，那就是容易让医务人员特别是科室管理者
忽略医疗技术水平和医疗质量的提升，如果医院相关的处罚措施跟不上，就容易陷
入大处方、大检查的过度医疗误区。基于以上考虑，从 2012 年开始，医院按照预算
管理、总额控制的绩效工资分配原则，重新制定完善了《汉中市人民医院绩效工资
分配实施方案》，应用平衡计分卡这一被普遍认可的绩效评价工具，从财务、客户、
内部流程和员工成长四个维度对各科室的贡献价值进行综合评价。维度确定后，医
院开展了指标的筛选工作，并在设定指标权重时，通过发放指标权重调研表的形式，
面向全体中层干部征求意见，最后统计汇总分析，分层次分析各相关因素，依据下
层指标服从上层指标及综合最优原则，建立了平衡计分卡的综合指标评价体系，将
业务科室分为临床系列和医技系列及药剂和其他（如健康体检中心、供应室）进行
价值贡献的综合排名。平衡计分卡的应用综合考虑了医疗服务的数量、质量、成本
控制、技术难度和患者满意度等因素，并细化为具体指标，将不同科室的业务内容、

技术水平、风险程度、劳动强度等考核内容与经济核算和岗位绩效工资分配有机地融为一体，通过服务效率、服务质量和经济效率等指标，科学合理地确定了各科室的绩效工资。

在此基础上，医院始终没有放松对成本的管理与控制。通过成本核算，突出科主任的责、权、利，强化科室管理。使医院逐步形成了科室核算、成本分摊、成本分析、经营分析评价等医院成本核算体系，从而使医院的高层成本控制变为科室的全员控制，使科室的成本从事后控制变为事前控制和事中控制，改变了科室单纯追求收入，不注重成本控制的局面。

为调动全院员工的工作积极性，各科室成立了经济核算与内部分配小组，制定科室二级分配办法，合理拉开了分配档次，最终在员工层面体现出重管理、重技术、重实效、重贡献的奖励分配机制。

在以平衡计分卡为工具进行综合评估的基础上，医院针对重点工作还制定了相应的单项工作考核评价办法，如药品控制比例、技术项目创新、医疗费用控制、成本控制等，以体现考核的全面性和重点性。

职能科室作为全院的决策参谋科室、信息反馈科室、落实执行科室，大部分工作难以完全量化，医院在考核时以定性考核、定量考核和印象评估（测评）相结合的方式进行。职能科室按半年分四个方面进行考核：科室职责履行情况考核、半年重点工作目标完成情况考核、医院领导测评、临床医技科室主任与护士长测评。职能科室考核全年共进行两次。考核结果确定为 A、B、C 三个等级，A 级考核结果按核定绩效工资的 100% 发放，B 级考核结果按核定绩效工资的 95% 发放，C 级考核结果按核定绩效工资的 90% 发放。

从 2015 年开始，医院在总结过去院长和科室主任签订目标任务责任书经验的基础上，又引入综合目标管理的理念，从医院和科室所拥有的资源情况入手，全面评估科室的学科建设情况、技术水平、服务能力以及经营管理情况，确定科室的年度综合目标任务及相应的衡量指标，进一步完善了目标任务管理体系，并促进了三级综合医院顺利创建。

2017 年以来，在开展公立医院薪酬制度改革试点和公立医院绩效考核新形势下，医院按照相关文件精神，将工作量、服务质量、技术能力、成本控制、患者满意度等反映医院医疗质量、运营效率、持续发展和满意度工作的指标在平衡计分卡和单项考核中应用，并根据医、护、技、药管工作实际，科学划分年考核、季度考核和月考核指标。同时，规范科室二次考核分配原则，落实"多劳多得、优绩优酬"的激励措施，全面监管考核分配结果，完善考核结果应用，充分发挥增强医院公益性，调动医务人员积极性，不断提高医疗服务质量和水平。

15年变迁路实质上也是一个人事管理由经验管理向法制管理转变的过程。以《劳动法》为主体衍生出的各种规章制度涉及了劳动合同与集体合同、员工工资、工时和劳动保护、促进就业与职业培训、社会保障等各个方面[③]，而汉中市人民医院也在这15年当中形成了一整套的现代医院人力资源管理制度。

从人事管理到人力资源管理绝不是简单的名词替换，而是对人的管理理念和管理方法的根本转变，是一个质的飞跃。汉中市人民医院15年来也只是结合医院发展实际进行了一些有益的探索与尝试。如果说人事管理主要是基于当前，那么人力资源管理则更多的是基于未来。人力资源管理的重点是开发人的潜能和让人的价值增值，从投资的角度来看待培养人才、激励人才和开发人才，人力资源管理比人事管理更具系统性和长期性，是一项系统工程，且其管理方式也更具战略性和灵活性。人力资源管理模式与医院的管理体制、运行机制和战略定位等密不可分，随着国家医药卫生体制改革不断深化，医院的改革也将顺势而为，紧跟时代发展步伐，不断完善管理制度和治理体系，必将推进人力资源管理更进一步提升。

中山大学附属第三医院精益运营驱动下医院绩效管理实践

一、案例背景

《关于开展公立医院薪酬制度改革试点工作的指导意见》（人社部发〔2017〕10号）明确提出，公立医院将实行薪酬制度改革，允许医疗卫生机构突破"现行事业单位工资调控水平"这道天花板，允许医疗服务收入扣除成本并按规定提取各项基金后主要用于人员奖励。另外，《关于扩大公立医院薪酬制度改革试点的通知》（人社部发〔2017〕92号）提出，推动建立多劳多得、优绩优酬的激励机制，进一步调动医务人员积极性。

公立医院作为我国医疗卫生体系的主体，如何建立既保持公立医院公益性，又体现医务人员劳务价值，充分调动人员工作积极性的绩效管理体系，是医院管理者们共同关注的重点和热点。现代医院管理制度以及公立医院运营指导意见均提出，医院应当加强内部绩效考核，根据主管部门确定的绩效考核指标，建立内部综合绩效考核指标体系，从医疗、教学、科研、预防以及学科建设等方面全方位开展绩效评价工作，全面考核运营管理实施效果。因此，绩效管理体系的构建和实施，对提升医疗服务质量，提高员工工作积极性和工作效率，促进医院管理模式和运行方式向精益化转变，从而推动公立医院高质量发展，发挥着至关重要的作用。

我院建立科学、系统的绩效管理体系，既符合医疗卫生事业改革目标和发展趋势，体现医院发展规划和使命愿景，促进医院提升品牌价值和核心竞争力，又能充分考虑医务人员的价值和风险，案例经过近十年的设计和实施，成效明显。

二、实施方案概述

医院的战略、使命、愿景和价值观对绩效管理方向具有指导作用，是构建科学、高效管理系统的基础。医院通过绩效管理体系和实施措施，系统地把医院战略目标转化为各级学科及职工的行动指南，确保医院所有职工明确规划目标，行动产出的效能符合医院战略规划和建设需求。通过医院绩效管理的计划、实施、评价和反馈循环过程并通过持续改进完善进入下一个绩效管理循环。

医院成立绩效管理工作小组，由院长和党委书记担任组长，分管医疗工作的副院长和总会计师任副组长，医务、护理、质量管理、人事和财务等行政管理部门负责人，内科系统、外科系统、医技系统等主要医疗科室负责人任成员，纪检监察部门负责人列席监督。绩效管理工作小组负责对医院绩效管理方案调研、分析，定期对执行中存在的问题进行研究和讨论，提出优化调整措施和建议。同时，根据不同时期医院需求，不定期召开绩效小组扩大会议，讨论医院绩效管理议题；若议题内容涉及多个部门，邀请有关临床科室和职能部门召开专项会议，形成较为可行的方案后提交医院院长办公会、党委会审议同意后实施。

在绩效管理工作小组的部署和推动下，医院医务和财务部门牵头，质量管理、科研、护理部门协同，与临床一线科室和人员进行座谈，了解新技术、新项目在临床运用开展情况，调研日常医疗活动开展过程，关注医疗服务项目、卫生材料的成本和价格变化等，建立以资源为基础的相对价值比率（RBRVS）衡量医务人员劳务，按照岗位价值、工作量、医疗服务产出、医疗风险价值、医德医风、服务满意度等综合积分设定指标，结合科研、教学管理成果、成本管控效果以及医疗安全管理依据等，形成院科两级复合型绩效考核体系。同时利用治疗组管理和考核、医护分开评价等抓手，将规范医疗行为、强化质量控制、细化成本核算、提升平台支撑等精细化管理内容与绩效管理科学整合。

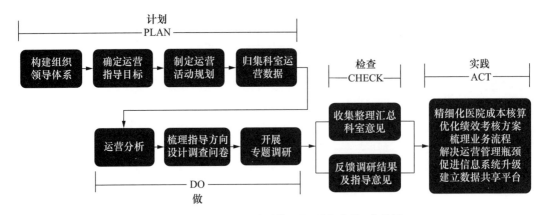

图 24-1　基于 PDCA 循环方法的公立医院运营管理指导循环

三、组织实施

1. 契合医院发展战略，推动医院稳步发展

绩效管理的最终目的是促进医院的发展和进步。我院在制定绩效管理体系时，充分考虑了医院在多院区格局下建立高水平医院的战略发展目标，保证考核体系的科学性和完整性。医院绩效管理体系协调医院内部运作，使科室选择适合自身的发展政策、发展能力、发展环境，以集中全科室的努力，达成科室的目标，最终推动医院的发展，实现医院战略目标。同时，通过复合型绩效管理手段使科室管理者和全体成员更加理解科室的发展愿景、使命和目的，为科室的贡献与医院的发展架起桥梁，使其发挥最大潜力。多院区绩效管理统筹兼顾，根据各院区特色和实际管理情况，从管理效益最大化出发，制定联动方案。

2. 依托 RBRVS 绩效核算，提升医师获得感

医师是医院的主体。医师个人价值及生存现状越来越受到关注，从国家顶层设计到医院绩效管理，都在探寻"医师获得感"的提升。

RBRVS 充分考量医师的工作总量——时间消耗、脑力劳动（脑力消耗及临床判断能力）、体力劳动（技术技能及体力消耗）、风险压力等；医疗项目所需成本——设备折旧、水、电等；责任成本——医师的医疗事故责任保险等。突出医师的工作贡献，将医师的工作重心放到核心业务工作中。通过以上绩效考核方式，寻求医院发展与医师收入提高的平衡，极大地提升了医师的获得感。

医疗工作量绩效方案根据医院员工工作岗位和工作性质的不同划分为医师、护理、医技 3 个不同的系统进行测算。根据其各自不同的工作 KPI（关键绩效指标 Key Performance Indicator），分析其工作所需的技术、时间、风险程度、消耗的资源与成本、结果质量等，再根据这些特点设计相应的绩效分配模型，以 RBRVS 为模型的基础评价，最后辅以具有针对性的绩效考核量表进行绩效院科二级考核。

探索主诊医师负责制（Attending in Charge），明确了每一位医师的操作权限，保证每一位医师的付出所得，在体现绩效分配公平性的同时进一步激发了医师的工作热情。

3．综合医院多维度绩效，提高管理效率

医院绩效管理"量体裁衣"，充分考虑到医院的实际情况，全面纳入医疗、教学、科研、人才、服务的各个方面指标，切实地评价医院运行过程中各环节的各项工作。所有指标都清晰传达医院希望个人在团队中高效工作的目的及医院的不同部门互相密切合作的目标。

在工作量核算的基础上，充分考虑科研、教学绩效的重要性。为适应我院学科建设发展需要，进一步提高科研人员积极性，鼓励开展高水平科学研究，医院的绩效管理方案中设置了科技奖励规定。对学术论文、出版著作、科研成果、授权专利、科研项目和匹配经费等约定奖励办法。教学管理综合教学工作贡献度、教学成果、教材编写、课程建设、教学论文等维度设置绩效激励和管理办法，更好地规范我院本科教学奖励管理，对其使用和审批做出明确规定，通过表彰和激励在本科教学工作中的先进集体和个人，提高教师积极性和创造性（图 24-2）。

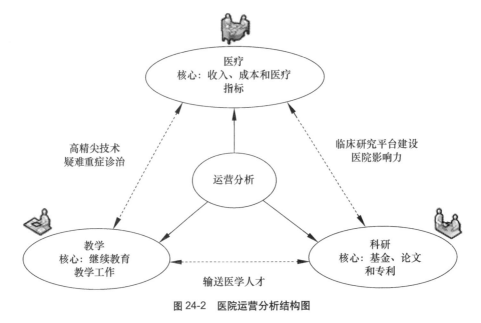

图 24-2　医院运营分析结构图

4．从"规模扩张"向"质量效益"转变，以建设高水平医院为目标

我院已步入区域内"高水平医院建设"行列，从追求规模扩大到质量效益转变是绩效管理强调的导向。

医改政策导向从"多劳多得"走向"优劳优得"，从鼓励医师追求规模服务量来

滚动绩效，到追求难度、复杂度系数高的病种转变，向质量效益要管理成效，避免过度医疗。医院从考核制度上侧重于激励强度大，难度高的医疗技术，同时提升标准化、专业化和精细化管理水平，全面强化医院质量管理能力，进一步规范医疗服务行为，更好地为患者提供优质的医疗卫生服务。我院结合实际制定了医院质量奖惩规定。包括对医疗服务、后勤服务、行政管理的奖励办法以及对医疗事故和差错、病历质控、手术麻醉管理、医疗质量检查评分、医疗管理等相关情况制定了处罚措施。质量奖惩规定采用负责人责任制，把具体奖惩落实到负责人。

5. 持续改进，符合医改发展趋势

绩效管理是一个逐步改进和发展的循环过程。医院绩效管理团队根据 PDCA 循环原则，采用"半年一梳理，一年一调整"的方式对绩效管理体系进行诊断、优化，使之不断完善。不断完善的过程，也是科室和个人由任务导向型到目标导向型转变的过程，为医院整体战略目标的实现，建立起稳固的组织基础。

我院绩效管理方案紧跟医改形势，在国家导向明确、综合细致的改革推动下，结合医保 DRGs 付费方式改变等因素，引导向疑难重症高风险患者的多学科联合诊治和治疗发展。综合收入与成本、质量、劳动力成本与风险因素、学科贡献、教学与科研、工作量等因素，在医师绩效管理方面引入病历组合指数（CMI），充分体现了医师提供医疗服务的技术劳务价值。

6. 运用大数据，打造智慧医院

医院临床科室的绩效考核有赖于信息化的大力支持，建立和完善绩效考核信息管理系统，简化效率低下的手工统计项目，使医院的信息资源得以充分利用，降低管理成本，提高工作效率；又可以使绩效管理过程透明化，促进绩效考核工作的科学性、合理性、公平性。通过医院数据平台实现全院数据共享，大幅提高医院绩效管理的信息化水平，实现医院绩效管理的跨越式发展。整合医院业务、财务、人事、资产等系统，重视并夯实医院实时数据信息，巧用大数据进行分析，为绩效管理工作提供技术和数据支撑，提高医院绩效考核与分配管理的科学化、智能化、精准化，建立和完善科学、系统、规范的绩效考核分配体系，推进数字化医院建设，打造智慧医院。

四、案例实施效果

医院绩效管理体系深入医院内部管理的方方面面，我院以高水平医院建设为契机，以提升医疗服务质量为着力点，以学科建设和人才引育为关键，抓规划、抓方向、抓人才、抓高峰，全院上下同心同德、齐心协力，推动多院区和医联体协同发展，医教研各项工作齐头并进。

1. 持续优化医疗服务，医改任务高质量推进

我院始终坚持以人民健康为中心，围绕医疗服务需求变化，不断加强医疗服务管理，努力提升医疗服务质量和水平，切实改善人民群众的就医体验。根据绩效管理体系的原则、导向、流程和措施，促进医疗质量管理水平提升，深入推动分级诊疗和医联体建设，鼓励开展新技术、高难度和符合学科发展的医疗服务，体现医务人员技术风险、劳务价值的高难度病历分型比重显著增加。统计数据显示，2013年以来，医院门急诊诊疗人次增长23%，由于医院高等级手术绩效激励政策的实施，体现高技术难度的三、四级手术占比提升43%。通过绩效点值向高风险、高难度的疑难杂症项目倾斜，体现诊断难易程度的C、D型病例占比提高十个百分点。

医院管理统筹兼顾，全面推进改善医疗服务行动。以临床路径绩效奖惩为抓手，通过表单质量管理和执行质量管理，实时动态掌握管理情况，从而不断加强入径质量控制管理，入径病种数量及入径病例数大幅提升，近五年入径病种数量增加4倍，入径病历增长近800%。MDT绩效管理方案，整合优势学科群，多学科协作诊疗程度日益加大，共同研究疑难杂症的对策，为患者打造个体化的治疗方案，获批国家卫生健康委员会第一批肿瘤（消化系统）多学科诊疗试点单位。

2. 紧密围绕立德树人，医学教育多渠道加强

医院不断完善本科、研究生等教学绩效考核体系，积极推进教学方式改革创新，着力打造全方位高质量人才培养体系。目前拥有临床医学硕士点43个，博士点41个，博士后流动站1个，24个国家住院医师培训专业基地（其中1个专科示范基地，2个骨干师资培训基地）、1个国家专科医师培训专业基地，1个中国医师协会腹腔镜外科医师培

训基地，硕士生导师 347 人（不含兼职导师），博士生导师 150 人（不含兼职导师）。

3. 扎实推进科学研究，学科建设全方位加强

医院鼓励科研创新与科研合作，加大科研绩效扶持力度，精心打造高水平科研平台，科学研究蓬勃发展。科研项目和成果方面，近五年，我院获得各级科研项目约 1200 项，经费总额超 4.5 亿元，以我院为第一作者单位发表代表性学术论文 1200 多篇，其中高水平论文 200 多篇。此外，我院专家团队牵头或参与的重大科研项目也先后获得国家科技进步奖一等奖、广东省科技进步奖一等奖等重大荣誉。

4. 不断加强内部治理，医院管理水平多角度提升

围绕医院发展规划，通过持续加强制度建设，改进管理方式，提升管理水平，着力为医疗服务能力提升和科学研究发展提供切实保障。以制度建设为抓手，健全医院民主决策、医疗质量安全、人员管理、人才培养、财务资产、绩效考核、科研、后勤、信息和文化建设等规章制度。我院由财务部门牵头，通过选拔和培训，组成一支学习型、创新性、职业化的医院绩效管理专业人员队伍——专科运营经济助理团队，团队中有国家卫生健康行业经济管理领军人才及国家卫生健康委员会预算管理单位后备领军人才七名。经济助理团队搭建了经济管理部门与临床专科的沟通桥梁，加强沟通与联系，对专业经济运营、成本管控、价格管理、医保控费、绩效考核、重大项目经费管理等方面进行解读和分析，帮助和促进专科运营决策科学化、管理标准化、设备效率最优化、成本管控与绩效最大化的目标。

5. 切实抓牢节能降耗，后勤工作高效率运转

依托绩效成本精细化管理模式和后勤职工绩效考评方式，后勤管理紧密围绕医院中心工作，在做好日常运营保障的同时，不断推陈出新，借助信息化手段，创新管理模式，全面打开智慧后勤建设新局面。后勤工作以信息化建设为抓手，以建立"一个中心、一个平台、一站式"服务模式为核心，以提供低耗便捷，优质高效服务为目标，各项工作统筹规划，分步实施，上线安保消防综合平台、机电设备巡检平台、医气供应监控平台、建筑能耗监管平台和后勤运维管理平台，促使后勤工作更加科学高效、后勤服务更加便捷易获。

总体来讲，医院实行绩效管理，领导重视，全员参与，全过程跟踪评估，各部门

细化职责，强调分工，协同管理。通过经济和非经济管理手段，促进专科改善运营、降低成本、提升质量，促进学科整体建设，从而共同实现医院发展规划和战略目标。

五、案例的价值

1. 优化完善，共享讨论，借鉴学习

劳动强度包括脑力消耗及临床判断、技术技能及体力消耗、承担风险的压力 3 个不同层面，是医师服务必不可少的资源投入。对医师服务建立量化考核标准或体系，对医师服务进行分层，以确定其资源成本。在诸多的医师服务项目中，医师的总工作量为工作时间和劳动强度。我院属于国家级大型综合三甲医院，开展了医联体和分院区建设，实行优化调整后的 RBRVS 评价体系多年，可以对相关理论在我国现有政策和环境下实施效果进行共享和讨论。

2. 绩效管理适配 C-DRG 收付费政策，为医院运营管理打下基础

C-DRG 收付费制度标准体系在深圳市试点，未来即将在全国铺开。我院实行的复合型绩效管理体系，在体现医务人员劳务价值的同时，倡导和促进学科建设和人才培养，规范诊疗行为，强化医疗质量安全，并大力投入信息化平台和病案管理建设，取得了较好的成效，已顺应目前的病种分值付费政策改革。随着考核体系的不断优化调整，绩效管理将更好适配 C-DRG 收付费政策。

3. 成本精细化管理配合医改工作，嵌入作业成本法模式

绩效成本精细化管理做好医改政策下经济运营数据监测统计、分析和反馈，制定切实有效地经济运营管理方案，并进一步完善绩效管理体系。一方面，提高成本核算工作的深度和广度，细化工作细则、流程和要求，建立预算、资产、成本、绩效和价格综合管理体系，提升经济管理精细化水平；另一方面，搭建预算管理网络平台，实现预算管理一站式服务，并全面推进物流管理信息化进程，通过信息化管理手段提高经济管理效率和财务服务质量。

综上所述，我院绩效管理覆盖医院全方位运营管理，充分考虑医院投入成本和临床人员劳务贡献等因素，符合医院整体发展战略。

山东省泰安市中心医院工作量
积点标化法绩效工资体系设计模式

山东省泰安市中心医院始建于1948年，1993年被评为三级甲等综合医院，2014年5月被山东省卫生计划生育委员会评定为第二周期三级甲等综合医院。医院实际开放床位2600张。2016年全院门急诊患者120万人次、出院患者9万人次、手术3万例。医院现有58个一级临床、医技科室，拥有1个国家级中医药重点专科，1个国家级中医药重点专科建设项目单位，2个省级临床重点专科，1个省级临床重点专科创建单位，3个省级重点专业，3个省级特色专科，13个市级重点学科，5个市级特色专科。多年来，医院坚持"质量立院、科技兴院、改革创新、科学发展"的工作方针，大力加强医院管理与改革，推动了医院建设发展，综合竞争力不断提升。先后有8000余家医疗卫生单位来院考察学习，为国家卫生改革做出了贡献。随着医院内涵建设的加强和业务的发展，医院原有的管理模式尤其是绩效管理体系越来越难以适应医院的发展和医务人员的期望。进行人事与分配制度改革，特别是绩效工资分配体系的变革显得越来越紧迫。医院于2015年与景惠管理研究院合作，通过整合医院内部和外部的管理专家资源，成立了泰安市中心医院绩效管理改革项目小组，在全面研究国家有关医改政策、政府卫生与人力资源管理部门的相关规定以及兄弟医院绩效分配经验的基础上，提出了工作量积点标化法绩效工资体系设计思路，建立和形成了理论依据充分、实际管理过程中可操作性强的"工作量积点标化法绩效工资体系设计方法"。

一、医院绩效工资设计的背景

医院绩效工资的设计首先必须对医疗行业的公益性与经营性并存这一特殊性有明确的认识，即医院不能以盈利为目的，但同时必须算投入与产出的帐；对医务人员的贡献回报必须以为患者提供的服务数量、质量、技术难度以及风险等为重要依据，但又要避免过度医疗，有效控制医疗费用的增长；在经营中既要有效控制成本，降低消耗，但又必须合理地增加投入以提高技术水平和确保医疗安全。基于这些原因，医院的绩效分配必须统筹考虑医院的长远发展、患者利益、医务人员利益等综合因素，切实平衡好各方面的利益关系。为此，医院的绩效分配体系设计按照"坚持公益性、调动积极性"的原则，通过顶层设计、战略定位、人事制度改革、信息化建设等全方位改革，将医院发展、科室建设与个人发展和薪酬待遇结合起来，以工作量为基础、以质量与安全为根本，以推动技术创新为抓手、建立涵盖医疗服务质量、数量、技术难度、成本控制、群众满意度、医德医风和精神文明建设为内容的绩效分配与综合考核体系。

二、医院绩效工资设计的原则

1. 深化编制人事制度改革

对全院现有岗位和人员配置情况进行全面梳理，按照相应原则与标准实施定岗定编，对人员配置总量进行规划，并根据工作量、技术开展情况和工作任务的变化建立动态调整机制。落实聘用制度和岗位管理制度，人员逐步由固定用人向合同用人转变、由身份管理向岗位管理转变。

2. 预算

做好人工成本总额预算和绩效工资额度预算，将人工成本控制在合理的范围内。明确规定绩效工资的增长幅度不超过医院综合效益的增长速度。综合效益的衡量指标主要是医疗收入、门急诊量、出院患者数、技术劳务性收入情况、收支结余情况等。

3. 劳动价值

根据医务人员培养周期长、职业风险高、技术难度大、责任担当重等特点，着力体现医务人员技术劳务价值，合理确定医务人员收入水平，做到多劳多得、优绩优酬，重点向临床一线、业务骨干、关键岗位和有突出贡献的人员倾斜，合理拉开收入差距，并建立动态调整机制。

4. 强化医院精细化管理

加强医院财务会计管理，强化成本核算与控制。在过去推行全成本核算的基础上，做好医院全面预算管理，严格执行预算制度，做好设备、器械、物资等使用过程的监管，做好本量利分析，定期对医院的资源利用效率和效果进行评估。

5. 强化医务人员绩效考核

突出岗位工作量、服务质量、行为规范、技术能力、医德医风和患者满意度，将考核结果与医务人员的岗位聘用、职称晋升、个人薪酬挂钩。

6. 严格执行政府有关部门关于医疗改革的各项规定

完善医院用药管理，有效控制药品费用的不合理增长。严格控制高值医用耗材的不合理使用。医务人员个人薪酬不得与医院的药品、耗材、医学检验检查、治疗收入等直接挂钩。医院的基本导向是降低药品比例、耗材比例和大型检查收入，提高技术劳务性收入，鼓励医务人员开展疑难危重诊疗项目，体现和发挥区域医疗中心的作用。

7. 科教研

对于科研、教学、论文等需要年度或半年、季度评价的项目与指标，不进入月度绩效工资考核，按相应的周期进行考核评估或单项奖励。

三、医院工作量积点标化法的主要内容

工作量积点标化法主要是针对相同专业中的不同医疗服务项目，通过工作耗时、参与人员数量与级别、医疗收费、成本支出、技术难度、风险因素、设备投入以及其他资源消耗等关键因素的对比和综合评估，对关键医疗项目进行医疗服务价值的评价，并转化为可衡量和对比的点值，最终按积点值发放绩效工资。

四、医院绩效工资设计的主要内容

1. 广泛动员与学习培训。医院绩效工资制度的改革涉及广大员工的切身利益。

尽管医院在过去的改革中积累了许多成功的经验，但由于时间的变迁和形势的变化，一些分配办法不能适应现阶段的要求也是必然的。医院领导本着集思广益、谦虚好学的态度，多次派人参加清华大学、北京大学等单位组织的公立医院绩效分配改革学习班，并多次派出考察组到兄弟医院进行学习取经。邀请国内在绩效分配方面有一定经验的医院管理专家多次来院讲学与交流。医院领导多次召开专题会议研究绩效分配，在中层管理干部会议上进行号召动员，在全院上下营造良好的改革氛围，为方案的实施和顺利推行创造条件。

2. 在全院开展定岗定编工作，做好人力资源配置规划。要想评价员工的劳动贡献，必须测定员工的工作负荷。要想让员工完成职责任务，必须明确员工的任职资格。医院在确定绩效分配方案前，对全院各个科室的人员配置情况进行了调研，对每个岗位进行了定岗定编。对临床科室的医师和护士主要依据实际出院患者人数、住院床日等指标计算出实际开放床位数，按照每医师管床数量、值守医师数量、手术耗时与参与人员数量、每护士看管患者数量、值守护士数量、其他关键工作量以及满负荷工作时间占排班时间的比例等因素进行定岗定编。对医技科室主要依据患者检查的工作总量、单位时间内检查效率、设备台数、每班医师与技师配置人数等因素进行定岗定编。对职能科室则主要依据完成工作任务所耗费的时间并通过工作分析进行定岗定编。在景惠管理研究院专业顾问先行调研定岗定编的基础上，将初次调研结果反馈给科室，科室修订后再反馈给咨询项目组，咨询项目组综合全院定岗定编标准与办法再进行微调，再反馈给科室确认。全院各个科室定岗定编完成后，从医院层面进行统筹并确定最终方案。定岗定编方案原则上每年调整一次。在定岗定编的基础上，对全院科主任和护士长进行"如何编制岗位说明书"的培训，针对各个岗位进行岗位分析，编制完成全院的岗位说明书，做为招聘、考核、员工履行职责以及职业生涯规划的依据。通过定岗定编得出按照医院实际开放床位人员配置达到床人比 $1:1.6\sim1.7$ 比较合理，因此，总体来看医院床位数与人员总数比较匹配，但部分专业存在超编现象，部分专业尤其是临床一线医师存在缺编现象，需要在人员总量控制的前提下做好各类别人员结构的调整与优化。

3. 在做好人工成本总额和绩效工资额度预算、定岗定编的基础上，全院以定编人数为基础，确定临床科室人均绩效工资：医技科室人均绩效工资：职能科室人均绩效工资＝$1:0.8:0.6$。确定临床人员绩效工资额度占绩效工资总额的比例；医技人员绩效工资额度占绩效工资总额的比例；职能科室人员绩效工资额度占绩效工资总额的比例。医院绩效管理部门可根据各类人员的业绩情况、医院整体的经营情况，在 ±1%～1.5% 幅度内适当调控。

4．医院绩效工资核定到临床人员（临床人员中再分出医师和护士两个类别）、医技人员、职能科室人员三大类别人员后，临床人员通过对各临床科室的价值贡献进行综合评估，确定各临床科室人均绩效工资的排名，测算出各临床科室的绩效工资额度。医技科室人员按照定编人数并参照临床科室的人均数确定绩效工资额度。职能科室人员按照核定的绩效工资总额度，通过岗位价值评价确定每个岗位的绩效工资数。

5．绩效工资发放后，绩效管理部门每季度进行发放情况的合理性和公平性检验，对照绩效分配的几个关键原则进行评估。几个关键原则是：绩效工资占医疗收入（不含药品收入）的额度；临床人员、医技人员、职能科室人员分别占绩效工资总额的比例情况，各类人员人均绩效工资比例情况，如出现重大偏差则需要分析原因并进行适度的调控。

五、临床科室绩效工资发放办法

1．临床科室在获得绩效工资总额度后，先通过科室贡献价值评价核定各个科室的绩效工资额度。通过召开科室主任、护士长座谈会，发放问卷的方式就评价科室贡献价值的因素进行调研，设计了科室贡献价值评价因素与权重调研表，由 85 名科室主任填写调研表，有效调研表 76 份，有效率 89%，共选取人均技术劳务性收入、人均收支结余、每名出院患者技术劳务收入、每名出院患者收支结余、手术患者占出院患者比例、每名医护人均出院患者数、DRG 的 CMI 值对比、每床每日技术劳务性收入、每床每日收支结余、特一级护理患者占用床日与总床日比例共 10 个指标并赋予不同的权重进行科室贡献价值评估，确定科室的相对贡献，以此来确定科室的绩效工资排序和具体数值。确定了科室应得绩效工资额度后，再与门诊量、入院患者数、出院患者数、住院床日、手术量与手术级别、体现技术水平和风险的关键操作项目、药品占比、耗材占比、医疗费用控制、医疗质量的核心指标、医院感染管理、成本控制、精神文明建设、医德医风、患者满意度等指标挂钩，形成了综合体现工作数量、工作质量、技术难度与风险、成本与收益、患者就医体验与满意度的综合绩效考核指标体系。

2. 对于诸如手术等操作性项目，在调研中医务人员普遍反映按照手术收费提取手术风险金作为绩效工资，不仅违反了卫生行政部门关于绩效工资不得与检查、开单、治疗收入挂钩的规定，同时也不能客观地反映手术的风险、人员投入以及技术难度等。为此，医务科向全院29个临床科室的医师发放了400份调查问卷，收回有效问卷345份，结果显示医师认为评价手术价值的主要因素为手术费、手术时间、手术医师数量、麻醉方式、手术级别和患者年龄，然后通过专家讨论并结合征求意见的方式确定权重，通过将全院各科室手术项目列出清单，按照六个因素及相应的权重对每一项手术进行评价点值，最后根据拟投入的手术项目绩效工资总额、预算的年度手术总量计算出每例手术的点值及相应的绩效工资。

3. 临床科室除考虑工作量、质量之外，通过风险系数评价来体现科室的风险、技术难度等，这些主要通过下医嘱的频次、危急值报告次数、患者输入液体总量、实施手术与操作的级别与难度等因素进行综合评价。对于感染性疾病科、急诊科等公益性科室则制定相应的扶持政策，让医务人员在不同的岗位都能感受到职业成就感。

4. 为了在分配中体现护理工作负荷、技术难度、承担的责任与风险以及护理人员的择岗意愿，护理部在全院开展了护理人员择岗倾向性调查。护理部对68个护理单元的护理人员进行择岗意愿调查，共发放问卷1318份，收回1212份，收回率为92%。通过调研发现全院护士最愿意去的科室为体检科、眼科、美容整形科、口腔科、乳腺外科、耳鼻喉科、中医科、医学影像科、甲状腺外科等科室，最不愿意去的科室为急诊科、呼吸重症科、新生儿科、PICU、ICU、小儿内科等。调研结果也反映出护理人员选择什么样的科室取决于个人收入、工作强度大小、风险大小、科室工作氛围、有无夜班、技术难度以及个人发展等因素。基于以上调研，计算得出了每个护理单元的择岗倾向性系数。护理部对全院护士长进行护理单元风险因素及权重调研，共向全院护士长发出77份调研表，有效70份，有效率90%，调研结果显示护士长们认为体现护理单元风险的主要因素为特级患者占用总床日数与全科患者占用总床日数比、一级护理患者占用总床日数与全科患者占用总床日数比、手术患者占全科出院患者比等。风险系数评价护理单元风险大的科室有ICU、小儿内科、新生儿科、产科、感染科、急诊科等；风险小的科室有体检科、口腔科、内分泌科、皮肤科、中医科等。通过将入院患者数、出院患者数、实际占用总床日数、特级护理量、一级护理量等与风险系数和择岗倾向性系数挂钩，通过积点的方法核定绩效工资的分配值。通过护理质量、服务质量、满意度、医德医风等综合要素的考核来确定实际的分配值。

六、医技科室绩效工资发放办法

1. 对于如超声检查、CT 检查、MRI 检查等可以用量化指标衡量的科室，通过满负荷工作量核定与定岗定编的方法核定绩效工资额度。针对各类医技检查项目名称不同、所耗费的时间不同、操作难度和人员资质要求不同的特点，对每个检查项目从收费、所需要检查时间、技术难度等几个要素进行价值评估，根据评估结果确定每个项目的点值，按点值确定绩效工资额，然后再与材料消耗、成本控制、医疗质量、服务质量、患者满意度、临床医师满意度以及医德医风等挂钩。

2. 对于检验科和病理科这样性质的科室，其工作量很难用准确的工作量来衡量的医技科室，则综合评估其所开展医技项目的情况、人员配置、材料消耗、成本控制、收支结余、医疗质量、服务质量、患者满意度、临床医师满意度以及医德医风等综合因素，确定绩效工资额度，然后根据业务量的变化情况、综合绩效考核结果调控实际所得绩效工资。

3. 对于药学部则重点考核临床药学工作开展情况、住院患者占用床日、处方量等关键指标，通过与服务质量、患者满意度、临床医师满意度以及医德医风等综合因素结合确定绩效工资的发放额度。

七、职能科室绩效工资发放办法

职能科室通过工作分析、工作耗时测量的方法进行定岗定编，理清和确认岗位的规范化名称，明确任职资格和岗位职责。在此基础上通过岗位参与决策的程度、岗位所承担的责任、岗位的工作负荷、岗位的风险、岗位的任职资格要求等因素进行岗位价值评价，确定岗位系数。按照医院给职能科室投入的绩效工资总额和所有职能科室岗位系数总和，求出系数为 1 的岗位的绩效工资，再推算出相应岗位的绩效工资额，然后与工作职责履行情况、任务目标完成情况、关键指标考核结果等挂钩，确定每个岗位实际所得的绩效工资额。

八、科室绩效工资二级分配办法

医院院级层面所设计的绩效工资分配方案解决的是科室之间的平衡，各岗位类别人员之间的平衡。如果要想让医务人员切实地感受到付出与回报之间的对等，还必须做好二级分配。医院在二级分配的过程中，本着"科室自主、医院引导、方案报备、过程监控"的原则，通过专家的培训与指导，让科室结合本科室的实际上报二级分配方案。科室发放绩效工资后，绩效管理部门再对照方案进行核实，确保各科室按照预先制定的二级分配方案发放绩效工资。

科室二级分配的普遍原则是：以各项工作量考核为核心指标，结合技术难度、风险、夜班、带教等情况进行综合考核后发放。

九、经验与体会

医院绩效分配的核心目的是为了调动医务人员的积极性，更好地为患者提供安全优质的医疗服务，同时也让医务人员自身得到成长和进步。在推动绩效分配过程中的经验与体会如下：

1. 统一思想，形成共识很关键

绩效分配的改革可以说牵一发而动全身，除了涉及员工的切身利益外，还会涉及核算方案的调整，工作流程的优化与改进，质量考核的跟进等方方面面的工作，如果没有领导班子的共识，没有各个部门的高效执行，改革就很难推进。因此，在实施改革前，必须统一领导班子和全院员工的思想，加强绩效分配政策与相关技能方法的培训，创造推动改革的良好氛围。

2. 一定要结合医院实际

现在有各种各样的绩效分配办法，也有很多经验，但真正应用时必须结合医院实际情况。医院在不同的发展阶段，其发展理念、员工心态、不同科室的学科特色、服务水平、员工的能力与期望都是不同的，医院在确定采用何种绩效分配方法前，一定要做好充分的调研，做到既要符合员工的预期，又要不违反有关的分配政策，同时能确保医院的可持续发展。

3．分配与考核必须同步进行

绩效分配侧重于员工收入数额的计量，考核侧重于质量及综合指标的完成情况。在平衡科室、专业、岗位之间分配差距的同时，必须注重医疗质量、成本消耗、医疗风险及财务风险控制、节能降耗等因素，让医院始终处于一种良性的运行状态。

4．做好分析评价，适时纠偏

医院绩效分配是一个动态运行的过程，医院绩效管理部门至少一个季度要做一次绩效分配与考核的合理性与公正性检验与评价，对分配与考核结果进行横向比较和纵向变化分析。对关键性的核心量化指标结果，采取多因素分析，先进行标化后再对比分析，发现不合理的地方，按既定原则进行纠偏和调控。

5．医院绩效管理与分配是一项系统化的综合工程

医院在绩效管理与分配体系设计中充分考虑了医疗行业的特点，从医院层面进行统筹规划，分配重点向责任大、难度大、贡献大；技术高、风险高、效率高的科室和个人倾斜，以充分体现医疗行业知识和技术密集、核心人才稀缺的特点。在绩效管理工具的应用上揉合了目标管理、360 度考核、关键绩效指标（KPI）、平衡计分卡、以资源耗用为基础的相对价值表（RBRVS）等理念和操作办法，体现出了医院组织内不同系统、不同专业、不同岗位、不同层级人员的贡献价值，比较好地平衡了医院发展、个人回报、医疗有效之间的关系。

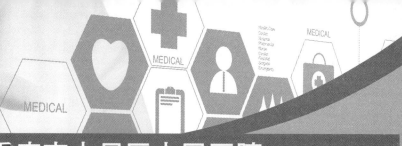

重庆市大足区人民医院的绩效分配体系

重庆市大足区人民医院成立于1941年，是大足区的医疗、教学、科研中心。是国家三级甲等综合医院，是重庆医科大学附属（非直属）大足医院，成都中医药大学附属（非直属）大足医院，重庆市全科医师规范化培训基地，华佗工程大足示范基地，国家级胸痛中心和高级卒中中心。医院占地面积285亩，建筑面积19万平方米，设置床位1500张。2019年全年完成门诊76万人次，出院6.46万人次，手术2.27万台次。全院现有市区域医学重点学科4个、市级临床重点专科8个、市级医疗特色专科4个、区级重点专科26个。医院先后荣获全国文明单位、全国卫生计生系统先进集体、重庆市卫生健康系统先进集体、重庆首批美丽医院示范单位等国家及市级荣誉62项。

按照建立现代医院管理制度和适应新医改的需要，医院于2018年与专业的医院管理咨询机构景惠管理研究院合作，系统开展了医院人力资源管理中组织架构体系设计、定岗定编、任职资格体系梳理、岗位说明书编制、科室经营绩效评价、综合绩效考核体系设计以及绩效工资体系设计等工作。在绩效工资体系设计方面，积极探索建立适应医疗行业特点的公立医院薪酬制度，通过完善考核评价机制，健全激励约束机制，以增加知识价值为导向进行分配，着力体现医务人员技术劳务价值，规范收入分配秩序，逐步实现了公立医院收入分配的规范化，增强了公立医院公益性，调动了医务人员积极性、主动性、创造性，进一步提高了医疗服务质量和技术水平。

一、医院绩效工资体系设计的总思路

1. 坚持公立医院的公益性

适应公立医院综合改革要求，建立以价值取向、社会效益、患者满意度、职工满意度等为导向的考核制度，规范医务人员收入分配秩序，强化公立医院公益性。

2. 深化编制人事制度改革

对全院现有岗位和人员配置情况进行全面梳理，按照相应原则与标准实施定岗定编，对人员配置总量进行规划，并根据工作量、技术开展情况和工作任务的变化建立动态调整机制。

3．做好人工成本总额预算和各岗位类别人员绩效工资额度预算

明确规定绩效工资的增长幅度不超过医院综合效益的增长速度。在确保医院良性运行、基本医保支出可承受、群众整体负担不增加、提高医疗服务水平的基础上，动态调整公立医院薪酬水平，与国民经济发展相协调、与社会进步相适应。妥善处理不同岗位类别、不同学科、不同资历人员之间收入分配关系。

4．抓住重点，考虑全面，效率与公平兼顾

按照医务人员培养周期、职业风险、技术难度、工作负荷、服务质量、行为规范、技术能力、成本支出、医疗效率、医德医风和患者满意度等综合因素，合理确定医务人员收入水平，做到多劳多得、优绩优酬，重点向临床一线、业务骨干、关键岗位和有突出贡献的人员倾斜，合理拉开收入差距，并建立动态调整机制。

5．医院整个绩效分配过程注重发扬民主

绩效分配办法由医院领导班子集体研究后在本院公开，采取职工代表大会讨论等形式广泛征求职工意见，方案经职工代表大会讨论通过后执行。

二、薪酬结构与绩效工资的组成

1．医院薪酬分三个部分（表 26-1）。

表 26-1　薪酬结构

项目类别	项目内容
基本工资	岗位工资、薪级工资等。
津贴补贴	国家规定的医疗卫生津贴、护龄津贴等各项津补贴，严格按照国家规定执行。
绩效工资	基础绩效（包括固定部分、奖励部分）：具体按当地事业单位工资收入水平（不含超额绩效）大体持平的原则核定。实际操作中，与当地其他事业单位各岗位等级基础绩效水平保持一致，并以此为基数，确定基础绩效总额。测算时各类别人员的工作量绩效部分相当于基础绩效额度。
	超额绩效：业务科室的超额绩效主要为运营绩效中的固定资产收益绩效、人工成本收益绩效、变动成本控制绩效等，同时包括目标绩效、履职绩效、专项奖励绩效等。

2．医院按医疗收入的 5‰ 提取"人才队伍建设费用"专项资金（不纳入绩效工资总额）

主要用于高层次人才的引进和培养，以及向做出突出贡献的高层次人才发放的激励性报酬，同时用于人才梯队建设和技术创新奖励，以有利于医院引进、留住、培养人才，推动医院人才引进和人才培养等工作的持续发展。

3．医院绩效工资方案的组成

包括一个"绩效总体方案"和四个"具体绩效实施方案"。四个具体绩效实施方案分别为《运营绩效方案》《履职绩效方案》《目标绩效方案》《专项奖励绩效方案》；重点考核科室或个人的运营效率、医疗安全与质量、工作目标任务、个人德能勤绩廉、创优争先效果的情况；分别占绩效预算总额的 90%、4%、3%、3%，各项目类别所占份额可根据国家政策、主管部门规定以及医院运营当中的具体情况作适当调整。

4．医院主要负责人绩效工资

医院主要负责人实行年薪制，每月绩效工资按本院在编在职人员绩效工资人均水平的 3 倍以内发放，根据主管部门对医院的绩效考核结果实行年度汇算。

医院主要负责人绩效考核内容由单位考核指标与个人考核指标组成。医院主要负责人绩效考核实行百分制，单位考核指标得分占分值的 60%，个人考核指标占分值的 40%。

绩效考核评价结果为优秀的，按在编在职人员绩效工资人均水平的 3 倍发放绩效工资，如果医院主要负责人绩效考核评价结果为良好的，按在编在职人员绩效工资人均水平的 2.7 倍发放绩效工资，如果医院主要负责人绩效考核评价结果为合格的，按在编在职人员绩效工资人均水平的 2.4 倍发放绩效工资。

三、绩效分配与综合绩效考核具体实施的内容及办法

1．运营绩效

运营绩效在绩效总额预算、人员编制规划的基础上确定各类别人员绩效额度，

从医院层面将医、护、技、药、管、工勤人员分类别进行考核与分配。

绩效工资测算出来后，要与综合绩效考核挂钩，综合绩效考核的重点是考核行风与医德医风建设指标，医疗质量安全指标、医疗事故发生率、院内感染发生率和报告率、抗菌药物使用率、平均住院天数、发展指标（包括事业基金提取比例、国有净资产保值增值、学科发展、人才队伍建设），社会效益指标（包括惠民措施、落实分级诊疗制度、药品收入占医疗收入比例、门诊患者人均医疗费用增幅、出院患者人均医疗费用增幅、患者满意度、职工满意度）等（表 26-2）。

表 26-2　各类别人员分配与考核指标体系

岗位类别	绩效工资分配主要构成指标
临床医师类	个人工作量绩效：门急诊诊次绩效、会诊绩效、手术绩效等。 团队工作量绩效：入院患者绩效、床日绩效、固定资产收益绩效、人工成本收益绩效、变动成本控制绩效、值班绩效等。
临床护士类	入院患者绩效、床日绩效、手术绩效、固定资产收益绩效、人工成本收益绩效、变动成本控制绩效、值班绩效等。
医技类	操作项目工作量绩效、固定资产收益绩效、人工成本收益绩效、变动成本控制绩效、值班绩效等。
药剂类	处方发药审核绩效、处方点评绩效、静配工作量绩效、成本控制绩效、值班绩效等。
管理类	岗位系数绩效、值班绩效等。
工勤类	岗位系数绩效、定额绩效、值班绩效等。

2. 目标绩效

（1）月度、季度单项考核目标绩效

月度、季度目标单项考核绩效即指各分管职能部门对临床医技医辅行后等科室的医疗质量、科研教学、运营管理、医德医风、廉政建设等情况的单项考核绩效。

（2）通过月度季度目标考核的实施同时更加注重年目标考核的全面落实，建立全过程的目标考核体系，重点考核科室的重点指标、风险管控指标的落实。

（3）年度目标绩效包括《风险工资暨年度目标考核绩效工资》和《年度单项绩效考核奖》即各类年度评优创先奖励等。

（4）通过年度目标考核，促进"国家三级公立医院绩效考核"等各级政府行政主管部门任务的全面落实，强化对科室各项管理工作的要求，促进医院可持续健康发展。

3. 履职绩效

（1）履职绩效工资主要考核中层及以上管理人员（专职管理干部）履职尽责情

况，以及党团、纪委干部、工会委员、学科建设、教学、质控等（兼职管理人员）
履职情况等。

（2）由考核办月度、季度综合考核分值结合相应标准核算。

（3）考核发放周期。分别为月度和季度考核发放。

4．专项奖励绩效

（1）专项奖励绩效主要用于医院业务发展、社会公益活动、公共卫生服务等项
目的单项考核奖励以及单位配套奖励。

（2）奖励绩效分为综合奖励绩效、业务奖励绩效、协会奖励绩效、竞赛奖励绩
效、其他专项奖励绩效 5 个类别。

1）综合奖励绩效：指由医院组织、推荐或同意，在国家、省（直辖市）、市
（区）及县（局）各类活动评比中受到表彰、奖励者。

2）业务奖励绩效：取得各级各类科研成果者，获得优秀论文、优秀著作奖励
者，评审为国家级、省级、区级特色专科和重点学科的科室。

3）群团协会奖励绩效：各级工会、共青团、妇委会等颁发的荣誉，正规机构颁
发的荣誉及各协会（学会）下设的各专业指导委员会所授荣誉。

4）竞赛奖励绩效：经医院同意选送参加的各种业务或单项竞赛，院内基本理
论、基本知识、基本技能等的竞赛活动。

5）其他专项奖励绩效：分重大事项奖励、行业作风奖励、党务工作奖励、医德
医风奖励。

（3）任何新增的专项奖励绩效均需医院讨论批准并严格控制在预算范围内，所
有专项奖励绩效总额不得超过医院年度专项奖励绩效的预算份额。

重庆市大足区人民医院绩效分配的改革实践证明，一项改革能否顺利实施，领
导层决策、决心以及重视程度是关键，职工全员参与是基础，为此，要不断加强与
职工的沟通协调，还要注重学科间、岗位类别间的协调和平衡，注意及时有效地消
除新的绩效分配体系对医院发展和管理可能带来的影响。绩效不是考核出来的，而
是管理出来的，考核是结果，抓好绩效管理的过程是保证目标实现的关键。

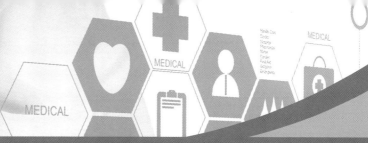

**方案与
案例27**

广东医科大学寮步医院校地
合作共建新模式的实践及成效

　　广东医科大学寮步医院是东莞市寮步镇内唯一的一所集预防、医疗、保健、康复、科研、教学为一体的二级甲等公立综合性医院，承担辖区内常住42万人口及周边区域群众的医疗服务。医院编制床位628张，可开放床位800张，职工810人（含退休职工）。2016年6月，东莞市人民政府决定，由寮步镇人民政府、东莞市卫生健康局、广东医科大学合作共建寮步医院。

一、校地合作共建的背景和目的

　　2015年，东莞市人民政府印发《东莞市城市公立医院综合改革实施方案》，将管理体制、运行机制等改革列为重点任务。2016年6月，寮步镇人民政府、东莞市卫生健康局、广东医科大学签订合作共建寮步医院协议。目的是期望通过合作，促进医疗卫生人才培养，全面提高医院综合实力，实现快速提升寮步政府区域医疗卫生规划和医疗健康服务水平的目标。在新医改形势下，创新校地合作共建医院的体制机制，建立符合国家医改方向和东莞市实际的校地共建公立医院新模式。

二、校地合作共建的模式

（一）合作模式的创新之处，保持"六个"不变

　　保持医院公立性质不变、行政隶属关系不变、财政拨款渠道不变、资产归属不变、职工身份不变、基本服务功能不变的基础上，三方发挥各自优势，合作共建"广东医科大学寮步医院"。

（二）组织管理

医院保留原寮步镇政府管理机制，医院院长及班子成员均按东莞市干部管理权限规定由组织人事部门任命。院长为医院法定代表人，主持医院全面工作。医院职能科室主任由医院领导班子程序任免，个别临床科室负责人根据专科发展需要由学校委派。

（三）人事管理

医院原有职工（含退休人员）的身份不变，专业技术职称的评定维持原有渠道不变。拟引进的高端人才由医院和学校协商共同招聘、医院人员兼职教学职称按相关规定和程序报大学审批。大学常驻医院工作人员绩效工资按医院薪酬制度执行。

（四）医院名称

在医院原有名称的基础上，共建初期，加挂"广东医科大学寮步医院"牌子，医院公章不作变更，内部文件保留东莞市寮步医院署名，医院网站和对外宣传统一使用广东医科大学寮步医院名称。达到高等医学院校附属医院标准并通过评审后，改挂"广东医科大学附属寮步医院"牌子；达到临床医学院标准后，再增挂"广东医科大学临床医学院"牌子。

（五）三方主要权利与义务

1. 寮步镇人民政府

按照东莞市公立医院财政投入政策和标准，加大对共建医院的投入，为医院引进和培养人才提供优惠政策。

2. 广东医科大学

参与医院运营和管理，将医院纳入大学的建设发展规划和年度工作计划，并组织实施。根据医院发展需要，选派人员到医院指导工作，参与科室建设，提供医疗、科研、教学方面的技术和管理支持。向医院输送优秀的毕业生。

3. 东莞市卫生健康局

负责指导、协调、监督协议的实施，为医院管理体制机制改革创新试点提供必要的政策支持。

三、校地合作共建的具体实践

（一）成立组织管理机构和制订实施方案

三方共同组建"合作共建医院管理领导小组"，领导小组由 7 人组成，其中广东医科大学提名推荐 3 人，东莞市卫生健康局提名推荐 2 人，镇政府提名推荐 2 人，领导小组组长从广东医科大学推荐人选中产生。领导小组下设办公室，挂靠广东医科大学医院管理处，办公室主任由医院管理处处长担任，副主任由医院院长担任。学校制订合作共建实施方案，医院做好总体建设发展规划及人才引进、学科建设、临床教学专项计划。按照 3-5 年扩规模、提技术，5-10 年升内涵、上台阶的目标，逐步推进合作。

（二）引进和培养人才，优化团队

一是医院向学校提供用人需要计划，学校定向推荐优秀毕业生到医院就业；二是医院借助医科大学平台，引进学科带头人等高层次人才。学校每年给予 5 个编制用于医院定向招聘高层次人才，三是大学与医院联合举办研究生班，全面提升在职人员学历和培养人才。

（三）凝练医院学科，打造特色

大学领导和医院管理处多次组织专家到医院深入调研，了解医院现状，从医院总体建设到具体的各科室建设、学科凝练，从医疗技术到教学管理、科学研究，逐一分析医院存在的困难、提出解决对策。针对医院学科建设短板，大学安排校内外临床专家，与医院相应科室对接，实行面对面指导、一对一诊断。借助学校和附属医院的特色专科优势，资源共享，帮助医院凝练学科方向，逐步打造特色专科，市级、省级重点专科。合作共建后先后委派7位学科带头人，签订目标责任书，通过办理多点执业进驻医院，担任职能部门或临床医技科室主任，参与医疗、教学、科研、人才培养，对科室的管理和日常医疗工作，定期出门诊、查房、手术和疑难病历讨论，并对青年骨干进行培养与锻炼。

（四）加强教学科研，做出成果

医院独立设置科教科，学校派驻具有丰富科研经验的人员担任科教科主任，按程序从医院临床科室选聘25名副主任医师以上职称人员兼职副教授。教学管理方面，按照高校附属医院标准规划医院的教学体系，从医院内、外、妇、儿、药剂、检验、护理等专业人员中选聘带教教师291名。在学校的指导下逐步完善教学条件、成立临床技能培训中心，健全教学管理体系，提升教学管理和教学实施能力和水平。同时，大学加强对医院的科研指导，协助或联合医院逐步申报市级、省级至国家级项目。

四、校地合作共建的成效

2016年6月签订校地合作共建协议并开始实施，2016年与2019年医院运行的相关指标统计数据见表27-1。

表27-1　2016年与2019年各项指标比较情况表

时间	2016	2019
镇财政投入基础设施（万元）	0	1420，600
镇财政投入医疗设备（万元）	0	7，600
医院医疗收入（万元）	2163，611	2880，638
医院资产总量（万元）	1900，113	2546，456

续表

时间	2016	2019
高级职称人数	85	103
中级职称人数	133	178
博士学历人数	0	4
硕士学历人数	9	15
门诊人次	673005	745937
入院人次	17613	19924
出院人次	17623	19860
手术人次	11518	13000
三级手术	2630	2803
四级手术	73	174
新技术	1	8
科研项目	5	8
重点专科	0	1
特色专科	0	1
市重点项目	0	1
省基金项目	0	1
门诊患者满意度	84.20%	89.65%
住院患者满意度	87.53%	92.36%
职工满意度	85.67%	95.89%

（一）医院基础设施和医疗设备明显改善

合作共建后，镇财政投入超过 2 亿元，改建医院门诊综合大楼和对院内原来的住院楼等进行翻新改造，业务用房面积增加 2.3 万 m^2，可开放床位 800 张。购置了飞利浦 1.5TMR、64 排 CT、胃肠机、医用磁共振成像设备（MRI）、数字化乳腺 X 线诊断系统，PCR 检验仪、高档心血管彩色 B 超、四维彩色 B 超、数字减影血管造影（DSA）、医用高压氧舱、高清电子内镜系统、四维彩色多普勒超声诊断仪、钬激光、肌电图、无创呼吸机、转运呼吸机等设备。同时，市财政投入 1000 万元成立镇街医院首个高规格技能培训中心，改建了专家楼、实习生宿舍，可容纳 200 名实习生住宿，在广东医科大学组织的中外学术交流中，获得中外师生的高度评价。

（二）医院人才队伍结构不断优化

近三年，增加高层次人才共 18 人，中级职称人员由原来 133 人增加到 178 人，博士学历 4 人，填补医院博士学历空白。硕士研究生学历增加 6 人，22 人参加合作举办研究生课程高级研修班。近三年引进高层次人才 29 人，院内 62 人评为东莞市学科骨干，获得市院长基金专项资助和奖励。

（三）医院学科建设成效显著，专科建设实现零的突破

经过三年的建设，2019 年医院皮肤科获评东莞市重点专科，肿瘤外科获评东莞市特色专科，实现了重点、特色专科的"零"的突破，填补了医院历史空白。同时独立设置了中医科和肿瘤内科，骨科、普通外科、儿科、中医科等专科建设发展初具特色。科研教学方面：省自然基金项目和 SCI 论文实现零的突破。2019 年医院成功申报东莞市科技项目 7 项，广东省自然基金项目 1 项，成为 2019 年东莞市唯一成功申报的镇街医院。近三年接收广东医科大学、东莞卫校等院校实习生、全科医师、社区卫生进修生等近 400 名。

（四）医疗服务能力显著提升

纵向比较，医院以前因技术、人才而无法开展的三四级手术得到了开展，患者在家门口享受三级医院专家的诊疗，减轻了患者往返广州等大医院的经济和时间成本，群众信任度增强，本地住院患者比例提高，转出率显著降低。据统计本地住院患者由 2016 年 3284 人次，2019 年增加 4281 人次。横向比较，门诊患者 2019 年远高于全市医疗机构的平均增幅 5.8%；出院人数同比增幅 15.95%，高于全市平均增幅 12.2%。住院患者手术次数同比增幅为 4.2%，高于全市医疗机构的平均增幅 11.4%。

（五）职工满意度和患者满意度不断提升

据第三方满意度调查，门诊患者、住院患者、出院患者的满意度均比合作共建

前提升。从问卷调查中发现，患者对医院环境、就医流程、医疗技术等满意度分别明显提高。

（六）其他成效

医院 2018 年参加广东省二级公立医院绩效考核评价，成绩名列全省第四。2019顺利通过等级医院复评，成为东莞首家通过复评的二级甲等公立医院，连续多年被市卫生健康局评为综合管理和妇幼工作优秀单位。

五、校地合作共建的体会

（一）新的模式充分调动政府主体责任，加大财政投入，保障和推动合作共建医院建设

新医改方案明确提出，政府应当加大财政补助力度和提高投入这个比例，鼓励公立医院开展科研项目，扶持重点学科建设，为医院可持续发展提供有力技术支撑和保障。这个模式创新之处，同以往的全面移交或托管等模式不同，保留了寮步镇委、政府对公立医院的主体责任，既符合现代医院管理制度的改革，更为关键是激发了政府的主体责任。政府将医院列为重要民生福祉工作，共建以后将合作共建列为每年党委、政府重点工作来抓，由党政办亲自督办落实。合作共建以来，纵向比较，政府财政对医院的投入超过了医院建院 60 多年来的总和，为医院学科建设和医疗服务能力的提升奠定了坚实的基础，搭建了附属医院要求的基本业务平台；横向比较，寮步经济处于东莞镇中上水平，但对医院的总的财政投入在镇街也前所未有。政府投入后不仅推进医院建设，同时让寮步群众感受到政府的关心，群众的获得感、幸福感增强，对企业招商引资提供更好的配套设施，政府实现三赢。

（二）破解东莞特殊行政管理模式带来的人才引进困扰

人才队伍建设是医院发展的根本动力，是医院核心竞争力的体现，也是医院可

持续发展的基础。由于受编制和东莞特殊的行政管理模式，东莞虽然属广东省地级市，但行政管理模式比较特殊，地级市直接下设 4 个街道和 28 个镇。寮步镇为全国综合实力千强镇，并地处东莞市主城区、松山湖国家级高新科技产业园等大市区核心位置。常住人口、财政收入、医院规模也是相当于县的当量。但就是因为名字为镇，很多高层次人才看到寮步镇医院望而却步。加挂大学牌子后，特别是学校给予大学编制和附属医院研究生导师遴选等同等待遇后，更是对高层次人才的虹吸效应明显，一定程度上破解了人才引进困扰。

（三）充分发挥高校资源，促进学科建设，弥补二级医院学科发展短板，突破发展瓶颈

学科建设是医院发展与改革的主题，是医院发挥医疗、教学、科研三大功能的基本平台，是打造医院核心竞争力的关键所在。寮步医院 1995 年成为东莞首批二级甲等公立医院，在发展过程中同东莞二级公立医院一样存在高水平人才短缺问题，特色和重点专科一直是空白。合作共建以来，借助大学及其附属医院学科平台优势，为医院突破天花板效应提供了政府所没有的资源支持。医院按照"一把钥匙开一把锁"的基本思路，结合医院实际，聘请大学的学科带头人，派出骨干进修，大学优质学科的资源下沉，为医院打破学科发展瓶颈提供了有力支持充足的人力资源，研究生办的举办，省编制的设置，共同招聘，借助大学的影响力和知名变，为医院突破人才引进与培养困境提供了有力支持。

（四）新的模式医院保留经营和管理权，得到职工的认同，职工参与改革的意愿较强

作为公立医院改革的主力军，公立医院及其医务人员对改革的认知和重视程度直接影响到公立医院改革的效果。其对内在动力明显不足甚至有的会因其既得利益而产生懈怠或不愿意改革。新的模式保留原来的组织管理和人事管理，原来的领导班子和中层干部没有调整，医院文化冲突较小，职工接受程度高。特别是加挂广东医科大学寮步医院牌子后，职工的工作环境的改善和收入的增加，职工的满意度明显提高。

（五）市卫生健康局的协调和对医改政策的指导，强化了医院的内涵管理

合作共建以来，市卫生健康局对医院管理体制改革提供了政策支持和指导。①医院试行薪酬制度改革，首家聘请广州景惠管理研究院制定绩效分配方案，完善医务人员收入考核体系，将服务质量、数量和患者满意度与工资收入挂钩，收入分配向临床一线、关键岗位、做出突出贡献等医务人员倾斜，部分高端紧缺人才实行"年薪制"，部分聘用人员执行在编待遇，人员经费支出占业务支出比重逐步提高，在保证公益性的基础上充分调动人员积极性。②市卫生健康局将我院作为广东省二级公立医院绩效考核评价和东莞市二级医院等级管理复评试点单位，为医院持续改进医疗质量，优化收支结构，提高运营效率，促进医院可持续发展提供了契机。2019年医院负债率、平均住院日、药占比均低于全市平均水平。

（六）需要解决的问题和前景

校地合作共建处于实践探索阶段，医院在学科建设、人才队伍等方面离附属医院的目标还有较大差距。现在镇政府每年加大财政投入力度，除购置先进设备外，准备投入进行智慧医院建设，市卫生健康局增加医院床位编制118张，并提出镇街医院向大专科、小综合转型发展。大学将结合医院的特点实行特色发展、重点突破，力争做出成效，使合作共建的工作成为校地合作的典范。相信通过三方共同努力，校地合作共建模式能达到预期目标和效果，前景乐观。

实践证明，在新医改形势下，校地共建新模式，全面提高共建医院综合实力，满足群众高质量医疗的需求。同时也为二级公立医院突破专科特色不强、疑难重症救治水平不高，硬件建设不足等发展困境探索了一条新路径。

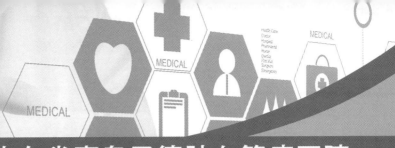

方案与案例28

山东省青岛圣德脑血管病医院医养结合模式下的人力资源管理

青岛圣德医养康复集团成立于2009年，是为失能失智老人提供"医、养、康、护"全方位、专业化系统服务的大型医疗康养机构。青岛圣德医养集团现有7家连锁医养机构，床位合计逾3200张，并拥有青岛市7家五星养老机构中的2家。其中，青岛圣德脑血管病医院于2009年12月底启用。建筑面积8000平方米，设置床位530张，是青岛市乃至全国率先全方位为长期患病卧床老人提供"医、养、康、护"相结合的民营医养结合机构，先后被授予"全国养老服务机构十大服务标杆示范单位""山东省服务名牌""青岛市五星级养老服务机构"及"青岛市敬老文明号""青岛市劳动保障守法诚信示范用人单位"等荣誉称号。青岛圣德脑血管病医院设置神经内科、心血管内科、中医科、老年病科、康复医学科、医疗专护科、临终关怀科等临床科室和放射、检验、特检、药剂等辅助科室，配有800平方米的综合康复大厅。现有员工250余人，医护人员120多人，中级以上职称者36人。护养院有护理员100多人，80%以上持证上岗，100%通过专业技能培训，可为老人提供全方位优质、高效的生活护理服务。

圣德"医、养、康、护"相结合的服务模式，既解决了常年有病卧床需反复住院老人的医疗需求，也解除了因老人反复住院需家属陪床的巨大压力。同时，大大降低了医保费用的支付额度与老人家属的经济负担，长期以来在床老人处于满员状态。圣德不仅为老人提供细致、周到的医疗、生活护理服务，而且非常重视老人的精神生活和心理慰藉。每天清晨，社工部与病区工作人员共同组织老人开展团体活动。节日期间社工部还会举办一系列主题活动，穿插日常的老人集体生日会、社工谈心、志愿者文化义演等，极大地丰富了入住老人的精神文化生活，使老人能随时感知感受生命生活的美好与人间温情。

加强人力资源管理，加强人才队伍建设，是众多行业、众多组织面临的共性问题。对于医养结合机构而言，如何克服人才瓶颈，强化人才队伍建设，加快企业发展，既需要从医养结合产业角度来考虑解决共性问题，又需要结合不同经营机构的实际来化解个性问题。同时，需要引导和帮助医养结合机构个体想方设法降本增效。在此背景下，就需要个体的医养结合机构以提高入住率为重点，在兼顾社会公益性的同时提高营收水平，加快实现经济社会效益双丰收的步伐。在此基础上，还需要持续不断的抓细抓深抓实人才队伍建设，努力克服人才管理瓶颈，加快医养结合事业发展步伐。圣德医养通过 10 年人力资源管理的探索，摸索出了一条适应本企业可持续发展的人力资源管理之路。

一、定岗定编，医、护、工合理规划配置，持续发展

圣德始终认为"人力资源是圣德医养的核心资源"。圣德打破医院、养老院人事管理常规，基于卫生健康委员会、民政部相关管理规范，结合本企业实际，根据医养床位数量、长者房间类型、长者个性化服务需求等合理优化人员配置，"医、护、工"条线化专业管理结合"科主任负责制"区域管理，双管齐下，做到专业有人管，总体有人抓。圣德医养采用人力资源规划理念，总体布局，每年对现有人力资源进行盘点，根据当年人才需求进行分析、评估及预测，制定总体人员配置计划，关注岗位与人数、责任与能力的匹配，制定重点人才和关键性岗位人才引进与培养计划。通过信息化系统管理、工作量统计、员工访谈等形式，对各个岗位工作量负荷情况进行摸底，结合长者对服务质量要求的迭代，不断优化和调整医疗、医疗护理、医技、生活护理及行政后勤人员配置标准。

目前，卫生技术人员占比 39%，生活护理专业人员占比 41%，管理人员占比 5%，行政后勤保障人员占比 15%。充分考虑圣德人才结构配置、培养和输出人才的定位及可持续发展需求，按学科发展势头合理划分了区域、科室，为圣德医养事业的不断发展奠定了人力资源基础。同时，圣德根据各个岗位的基本任职资格、能力要求和工作职责，编制了涵盖各个岗位的《圣德岗位职责汇编》，现已成为青岛多家医养机构学习的范本。

为了摆脱医养结合机构"招人难，难招人"的困境，圣德采用：一是多元化宣传。通过网站、微信、公众号、走社区、进市场、发广告等多元化企业宣传和招聘信息发布，同时关注和用好社交宣传。二是多渠道招聘。与山东省内及省外多家医疗专业院校达成合作，成为定点实习和就业基地，源源不断地为圣德培养和输送医疗相关专业优秀毕业生。适时参加人力资源、就业及卫生健康委员会主管部门、社会人才市场等组织的各类线上线下招聘活动，尝试探索"走下去"，联系多家县区和经济相对落后地

区人才市场招聘，同时开拓资源向就近村、镇、街道发布招聘需求。三是多主体协助。探索家政服务中介机构和人力资源代理招聘，深挖内部资源，鼓励全员招聘和社交招聘，动员员工同步向朋友圈发布招聘信息，通过员工内部推荐快速、批量的寻觅岗位适应性高的人才，对员工推荐人才应聘、入职给予精神和物质鼓励，提高员工参与积极性，营造广泛参与、成效共享的全员招聘氛围。圣德一直探索以不同方式持续"获取人才"，盘活内外部资源，打通内外部人才供应链，搭建圣德雇主品牌。

二、加强人才梯队建设，从内部打赢人才战争

选苗重于育才，校企合作。结合圣德实际，积极争取与省内外高校试点社会招生养老护理和老年服务与管理专业，有效保障护理专业人才的供应；与周边卫校、专业医疗院校加强校企联合，储备和及时招聘优秀的医疗和护理人才；探索"走出去"，与省内外知名职业技术学院等联系合作，拓展多专业人才的引进渠道。

关注短板能力，建立健全培训体系。圣德针对不同岗位、不同层次的员工，认真做好培训需求调查，制订合适的培训计划，建立符合医养需要、符合圣德实际、切合工作实操的一整套培训体系，满足圣德的人才开发及员工自身发展的需要。圣德坚持内训为主，开展多元化的专业培训。成立圣德医养培训学校，承接青岛"1＋X"失智等专业技能培训等，积极争取民政等部门的支持，结合圣德实际谋划打造养老实训基地，开展产教研一体化教学培训模式，为相关学校提供对应的实习岗位，促进工学结合。2020年圣德医养康复集团成功入选国家教育部第二批产学合作、协同育人项目企业名单。同时，每周邀请青岛知名特色医疗专家来院授课、查房，定期输送优秀青年骨干医护人员到青岛三甲医院学习进修，培养一批既能干又能讲的医护培训师，不断提高人才队伍的整体素质。

注重早期发展，实行新员工"师徒制"。弘扬"老带新，传帮带"理念。新人入职首月是最为关键时期，圣德结合实际情况，针对医护工不同岗位推行新员工导师制度，一对一或一对多设置导师，通过规范指引、专业管理和用心关爱，减少新员工离职率。对需要重点培养的专技人才，选配师傅，开展中、长期重点培养。同时，针对关键岗位，各科室主任根据实际情况制订后备人才培养计划，院级建立后备人才库，对入库人才给予跟踪培养，定期考核，制订有针对性的发展计划，包括培训

计划、发展规划、岗位轮换等，促使其快速成长、早日成才，形成良好的人才梯队。

突出重点岗位，以内部培养为主。通过界定关键岗位、建立关键岗位胜任力模型、绩效评估、人才盘点、制定人才发展计划等步骤，对中高层管理岗位、市场紧缺的专业岗位重点培养，对于关键岗位，首先考虑内部人才的晋升补足。现已圣德现已打造形成医养人才的"蓄水池"，让医养事业不断涌入"新鲜血液"、形成人才梯队，为圣德快速、可持续发展积聚新生资源、积淀人才力量。

三、持续提高人才薪酬福利，不断优化绩效分配

圣德人力部门每年制定薪酬预算，在人力成本预算之内，坚持每年根据岗位及年度绩效综合情况，向绩优员工倾斜，进行适当比例调薪，提高员工当前的薪酬水平，保持薪酬竞争力。并针对医养结合普遍存在的医师和护理员难招的现实难题，设置专业技术津贴（特岗津贴）、提高夜班补贴标准和设置相对较高的薪酬定档等次，提高其待遇水平，支持卫技人员职称评审，增强医师的获得感；为护理员增购商业险，为达到或超过法定退休年龄的护理员购买双重商业险，为护理员提供切实的保障，增强护理员的归属感。

绩效分配结果与过程兼顾。圣德绩效分配应用平衡计分卡这一被普遍认可的绩效评价工具，从财务、客户、内部运营和学习成长四个维度对各科室的贡献价值进行综合评价。既考虑收支结余这一结果指标，又综合考虑了医护工的工作数量、质量、成本控制、个体差异和患者满意度等因素，并细化为具体指标，将不同科室的业务内容、服务流程、风险程度、劳动强度等考核内容与经济核算和岗位绩效奖金分配有机地融为一体，通过服务效率、服务质量和经济效益等指标，科学合理地确定了各科室的绩效奖金。紧抓成本管理与控制不放松，通过绩效成本核算，持续强化成本核算理念，达到全员成本控制，建立员工经营者意识。

四、组织文化建设，文化是组织基业长青的内核力

圣德积极不断营造良好的人文环境，倡导"大爱"和"家"文化，努力构建温

馨有爱圣德大家庭，关心关爱每一位员工及其家属，想方设法提供良好的全方位的福利待遇：圣德 2017 年成立"圣德爱心基金"，主要用于圣德职工子女升学奖励、职工生活困难补助、困难老人救助等，首期启动资金 500 万元。从 2017 年 7 月至今，已经有 20 多名员工的子女领到了总额超过 10 万元的圣德爱心助学金。圣德为员工提供较好的工作餐饮服务，提供必要、温馨的加班、夜班住宿和外地人员住宿条件，每逢各类大小节日发放节日福利并组织丰富多彩的节日文娱活动，经常性举办喜闻乐见的团建活动，定期举办甜蜜温馨的员工生日会，由院领导将院长亲笔题写的生日贺词和精美的生日礼物一同送到每一位职工手中，每月举办员工恳谈会、新员工座谈会，了解员工心声、及时掌握员工思想动态、随时为员工及其家庭排忧解难，时刻向员工传递"爱自己、爱家人、爱老人、爱同事、爱圣德、爱养老事业"的思想，通过优秀员工典型事例引领，不断形成"互爱互助，团结友爱"的合作共赢的家庭氛围，有效地提高了队伍的凝聚力、向心力和员工的归属感。圣德自 2016 年起，连续多次荣获区、市级守法诚信用工企业，现已成为岛城家喻户晓最有吸引力的医养结合机构之一，圣德大爱深入每位员工心中，每位员工都能感受圣德大家庭的温暖和快乐。

圣德医养在 2009 年探索医养结合之路，在加快圣德医养发展的进程中，人才作为第一要素，如何将"医"与"养"不同管理模式有机融为一体，形成合力；医养结合人才队伍如何建设，如何能够顺应圣德医养发展且满足不同类别不同层次员工的需求；面对不同文化背景群体，如何能适应不同群体择业观念、统一思想观念，共同转化为符合圣德文化的价值观，成为圣德 10 年来人力资源管理一直不懈努力的探索之路。

基于 EAP 的医院新员工培养实践探讨

党的十八大报告明确提出"要注重人文关怀和心理疏导，培育自尊自信、理性平和、积极向上的社会心态"；《"健康中国 2030"规划纲要》提出心理健康服务是一项长期的、艰巨的系统工程，需要全社会力量参与，医务人员是不可或缺的重要力量，是实现"健康中国"战略目标的主力军。2017 年，国家卫生与计划生育委员会、中共中央宣传部等 22 部委联合印发《关于加强心理健康服务的指导意见》，指出"普遍开展职业人群心理健康服务，针对职业人员工作压力大，职业倦怠比例高的现状，要求各机关、企事业单位和其他用人单位制定实施员工心理援助计划（Employee Assistance Program，EAP）"。华润集团于 2020 年年初新冠肺炎疫情期间开展 EAP 心理援助项目，主要包括心理测评及咨询服务、定期的线上直播课程、专业顾问主动电话关怀、疫情后"健康管理"系列讲座等。

目前，医疗行业新员工的不断加入促使我国卫生人员数量逐年上升，他们也逐渐会成为医疗行业未来的中流砥柱，而新员工进入医院上岗前，面临工作环境的适应，职业发展的困惑，身心健康的担忧，家庭工作之间的平衡等诸多心理负担。2020 年 2 月，我院员工心理状况调查显示，入职 1 年内新员工失眠阳性率为 25.0%，抑郁情绪阳性率为 13.0%，强迫症阳性率为 10.8%，焦虑情绪阳性率为 10.0%，应激反应阳性率为 5.0%，所有员工心理困扰总阳性率为 44.0%。人力资源部新员工离职情况统计显示，我院 2017 年入职 1 年内离职率为 20%，入职 3 年内离职率为 14%，2018 年入职 1 年内离职率为 13%，入职 3 年内离职率为 11%，2019 年入职 1 年内离职率为 12%，入职 3 年内离职率为 12%，对医院新员工实施心理援助计划有其特殊的背景和实施的必要。

结合国内外 EAP 指导理念与本医院的实际情况，将 EAP 核心理念融入到本医院新员工培养实践中，从环境适应、职业发展、身心健康和家庭建设四个方面出发，探索了一套具有本院特色的基于 EAP 的新员工培养模式，对新员工个人而言，帮助其保持良好工作状态，改善工作效率，找到自我价值及自豪感和归属感，顺利渡过工作适应的特殊阶段；对医院组织而言，基于 EAP 的新员工培养模式提高新员工的对医院的认可度和忠诚度，改善组织氛围，增强新员工工作满意度，降低新员工离职率，积累医院人才资本，形成一个有机动态的良性循环系统，最终达到组织和谐的目的。

一、新员工团队融入与发展的总框架设计内容

为对刚踏入职业生涯的应届生做好入职培训，融入既可迅速提高他们对医院的认同度与忠诚度，又能为医院持续稳定的发展输入创新活力。以脑专科医院新员工培养体系建设为例，介绍符合医院新员工融入与发展的新员工培养实践方案。

新员工团队融入与发展的总框架设计如图 29-1 所示，新员工团队融入与发展培养实践方案主要分为两个板块：新员工岗前培训与新员工心理援助服务，两者相辅相成，相互补充，共同运作。

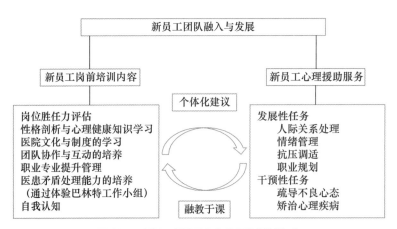

图 29-1　新员工团队融入与发展的规划体系

1. 新员工岗前培训板块设计出符合医院新员工融入与发展的新员工培养体系建设管理运作流程，构建适合医院实际情况、覆盖所有新员工培养体系建设全过程，包括岗前个人性格测评分析，医院文化与制度的学习，团队协作与互动的培养，个人职业专业提升管理的培养，ESH 安全生产与消防技能训练，医患矛盾处理能力的培养。

2. 新员工心理援助服务板块利用心理服务团队的优势，建立新员工心理援助服务（Employee Assistance Program，EAP），采用个体咨询与团体辅导相结合的模式有效监测新员工入职前后心态变化，注重人文关怀和心理疏导，提升准医护人员心

理健康水平。两目标相辅相成，共同促进促进新员工团队融入与医疗环境和谐稳定发展。

新员工团队融入与发展包括新员工培养体系建设内容与新员工心理援助服务两个板块。新员工培养体系建设板块中，课程培训导师收集好新员工的心理测评分析结果并及时记录培训过程中培训成绩及个性表现特点，对每个新员工做自我性格认知，根据其培训表现给予职业发展个体化建议。

新员工心理援助服务板块中发展性任务主要通过融教于课的形式，提高新员工未来职业中人际关系处理能力、情绪管理能量、抗压调适能力、职业规划能力。干预性任务主要通过心理咨询师针对性个体化心理干预帮助新员工融入医疗团队，适应工作环境。

二、新员工培养体系建设管理运作流程

新员工培养体系建设管理运作流程如图 29-2 所示，新员工培养体系建设管理运作联合医务处、护理部、润心患者服务中心、后勤处及心理行为科等临床科室对新

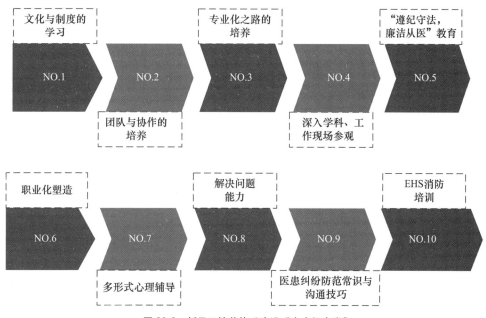

图 29-2　新员工培养体系建设"十大组合拳"

员工进行系统培训。通过培养体系建设"十大组合拳"让新员工循序渐进地学习了本医院的文化与规章制度，另外，培训过程中使用分班竞争管理制、趣味游戏评分制、象征意义的授帽、授听诊器仪式及升国旗仪式等，增强培训的仪式感和岗位的自豪性；通过外出拓展训练及新员工心理素质提升计划等，增强新员工的团队意识与可持续发展力。

三、新员工心理援助服务流程

新员工心理援助服务流程如图 29-3 所示，员工心理援助主要分为发展性任务和干预性任务，二者没有明显的界限。发展性任务心理辅导可以减少心理状态不良群体向心理疾病群体转化，从而减少干预性任务的援助人群。发展性任务是：应对全体新员工开展各种活动，培养良好心态与健康素质，帮助他们提高适应能力与心理韧性，增强心理抗压能力，同时培育积极向上的价值观与社会心态，促进医院人际关系的和谐发展。发展性心理服务的工作范围主要包括人际交往、自我个性品质分析、情绪管理、职业规划等主题。干预性任务是：对心理困扰与心理危机状态新员工进行个体心理咨询，个体心理咨询包括人际困扰，新环境适应困扰，个人或家庭问题困扰，职业困惑等。对心理障碍与心理疾病新员工进行药物与个体心理治疗综合干预，包括适应障碍，焦虑抑郁障碍，睡眠障碍等。

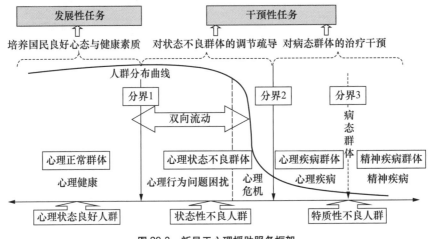

图 29-3　新员工心理援助服务框架

整个新员工团队融入与发展培养方案形成闭环管理，人力资源部做好"一人一档案"模式，档案集中存放了每位新员工的入职前心理测试结果、健康体检结果、培训课程表现评分等人事资料。入职后每 6 个月通过导师座谈会再次了解每个员工在其岗位的胜任情况，心理融入情况，并形成纸质评价材料放入档案中。对于岗位不胜任、心理疾病与精神疾病新员工进行人道主义关怀处理，及时干预治疗，干预疗效不佳的员工后续根据个人实际情况进行岗位调整，利于保证医疗安全。

四、项目的实施路径与办法

1. 联合多个行政职能部门及临床学科对新员工进行培养体系的搭建，聘请院内外心理专家及资深职业规划师进行理论授课。针对医患矛盾，培训导师设计真实案例"心理剧"，让新员工通过角色扮演及巴林特工作小组模式学会应对医患纠纷。

2. 为提升 EAP 服务效果，建立新员工 EAP 服务微信平台，工会和相关职能科室传达，以使新员工获取专业性指导意见。同时，线上及时更新发布新员工所需的院内各项培训通知和生活趣事；线下组织新员工座谈会等交流体验活动。以微信群为纽带，促使新员工之间的理解、友爱和信任，不断调整新员工健康成长的干预策略，以营造和谐的工作氛围。

3. 从 EAP 服务群中，选出"职业技能导师"和"心灵关怀导师"，对每位新员工实行"双导师制"培养。采用灵活多样的指导方式对新员工进行一对一服务，服务内容涵盖工作和生活的诸多方面，保证每位新员工入职后均有一名"职业技能导师"和"心灵关怀导师"与其对接。"职业技能导师"主要负责帮扶新员工了解适应医院环境，指导岗位专业技能，职业发展方向。"心灵关怀导师"（必须为心理行为科具有心理治疗师资质的医生担任）主要负责帮扶新员工排解心理压力，接受新员工的情感咨询或其他心理问题咨询。

4. 设计问卷调查与意见反馈表定期收集新员工对我院培养模式的体验感受。为使掌握新员工对于医院培养模式的感受与体会以及新员工入职前后心理状态的变化，针对授课课程安排、培训方式、心理帮扶，导师配置等方面，以手机在线调查问卷方式对参加培养的新员工意见收集，分析制约心理援助培养模式成效的相关因素，逐步在实践中优化新员工培养模式。

五、创新点与实施效果

近三年我院新员工培养 480 人次，巴林特工作小组新员工参与 362 人次，沙盘团体体验新员工参与 240 人次，使用新员工动态监测心理状态管理模式，对心理疾病与精神疾病阳性结果人群进行了心理干预或药物干预，近三年的阳性干预率为 100%。

本项目实施采用以下四个创新点：

1. 对新员工培养实行一体化管理，做到岗前心理测评，根据每位新员工人格特点给予工作岗位和人际处事的个体化建议。对于岗位不胜任、心理疾病与精神疾病新员工进行人道主义关怀处理，及时干预治疗，后续根据个人实际情况进行岗位调整，利于保证医疗安全。

2. 利用心理服务团队的优势，建立新员工心理援助服务，采用巴林特工作小组模式、团体沙盘干预技术、生物反馈治疗技术帮助新员工提升医患沟通技能，增强团队凝聚力，缓解工作压力。

3. 采用"双导师制"帮扶制双轨道提升新员工入职融入度，降低新员工离职率，积累医院人才资本，形成有机动态的良性循环系统，达到医疗行业职业员工和谐健康的目的。

4. 定期收集新员工心理评估数据，动态监测新员工心理状态变化，及时发现心理状态异常新员工，并反馈给其对应的"心灵导师"跟进心理干预，"心灵导师"将干预效果反馈至人力资源部。

以上 4 项举措相辅相成，共同提升准医护人员心理健康水平，促进新员工团队融入与医疗环境和谐稳定发展。